U0293989

实用牙周与牙种植骨外科学

Practical Osseous Surgery in Periodontics and Implant Dentistry

主　审　赵铱民　胡开进

主　编　Serge Dibart　Jean-Pierre Dibart

主　译　周宏志　丁宇翔　马志伟

学术秘书　郑雪妮

河南科学技术出版社

· 郑州 ·

内容提要

本书系统综述了全身疾病对牙周牙槽骨的影响,完整总结了牙周骨外科手术方法与进展,详细讨论了牙槽骨影像学分析、修复导向的种植外科、微创拔牙与即刻种植、上颌窦微创手术、牙槽嵴板间劈开、牙槽骨增量、自体块状骨移植等种植相关骨外科内容,深入说明了微创牙周手术加速正畸牙移动的原理与要点,并论述了种植牙修复的细节与要求、计算机辅助种植的优缺点、根管外科与种植牙的选择等。本书是一部以"骨"为主线的口腔临床实用参考书,旨在为不同年资口腔专科或全科医师、口腔医学生就口腔医学中与骨相关的治疗技术和基础理论知识提供必要指导。

图书在版编目(CIP)数据

实用牙周与牙种植骨外科学/(美)塞尔日·迪巴尔特,(美)让-皮埃尔·迪巴尔特主编;周宏志,丁宇翔,马志伟译. —郑州:河南科学技术出版社,2021.5
ISBN 978-7-5725-0371-9

Ⅰ.①实… Ⅱ.①塞…②让…③周…④丁…⑤马… Ⅲ.①牙槽骨—口腔外科手术 Ⅳ.①R782.12

中国版本图书馆 CIP 数据核字(2021)第 054192 号

Practical Osseous Surgery in Periodontics and Implant Dentistry
This edition first published 2011
© 2011 by John Wiley & Sons,Ltd
All Rights Reserved. Authorised translation from the English language edition published by John Wiley & Sons Limited. Responsibility for the accuracy of the translation rests solely with Henan Science & Technology Press and is not the responsibility of John Wiley & Sons Limited. No part of this book may be reproduced in any form without the written permission of the original copyright holder,John Wiley & Sons Limited.
Copies of this book sold without a Wiley sticker on the cover are unauthorized and illegal.
著作权合同登记号:豫著许可备字-2017-A-0043

出版发行:河南科学技术出版社
　　　　　北京名医世纪文化传媒有限公司
　　　　　地址:北京市丰台区万丰路 316 号万开基地 B 座 1-115　　邮编:100161
　　　　　电话:010-63863186　010-63863168
策划编辑:梁紫岩　孟凡辉
文字编辑:韩　志
责任审读:周晓洲
责任校对:龚利霞
封面设计:龙　岩
版式设计:崔刚工作室
责任印制:苟小红
印　　刷:河南瑞之光印刷股份有限公司
经　　销:全国新华书店、医学书店、网店
开　　本:787 mm×1092 mm　1/16　　印张:16.5　　　字数:374 千字
版　　次:2021 年 5 月第 1 版　　　2021 年 5 月第 1 次印刷
定　　价:218.00 元

如发现印、装质量问题,影响阅读,请与出版社联系并调换

原著者名单

主编

Serge Dibart，DMD
波士顿大学 Henry M. Goldman 牙科医学院牙周与口腔生物学系研究生部教授、主任
美国马萨诸塞州波士顿

Jean-Pierre Dibart，MD
风湿病与运动医学私人执业医师
法国马赛

参编

Rima Abdallah BDS，CAGS，DSc
波士顿大学牙科医学院牙周与口腔生物学系
美国马萨诸塞州波士顿

Fahad Al-Harbi，BDS，MSD，FACP，DScD
达曼大学牙科学院院长
沙特阿拉伯

Obadah H. Attar，BDS
牙体牙髓病执业医师，牙种植学博士后，牙体牙髓病 DScD，
波士顿大学 Goldman 牙科医学院牙体牙髓病学系住院医师
美国马萨诸塞州波士顿

Rayyan Kayal，BDS，DSc
美国牙周病学委员会专科医师
阿卜杜勒阿齐兹国王大学牙科学院牙周病助理教授、顾问
沙特阿拉伯吉达

Mohamad Koutrach，DDS
波士顿大学牙科研究与教育迪拜学院修复学助理教授
阿拉伯联合酋长国迪拜

Francis Louise，DDS
马赛大学牙科医学院牙周病学系教授、主任
法国马赛

Yves Macia,DDS,MS(anthropology)
马赛大学牙周病学系副教授
法国马赛

Luigi Montesani,MD,DMD
牙周病与口腔修复专家,私人执业医师
意大利罗马

Steven M. Morgano,DMD
波士顿大学 Henry M. Goldman 牙科医学院口腔修复学博士后部、修复科学与生物
　材料学系教授、主任
美国马萨诸塞州波士顿

Albert M. Price,DMD,DSc
波士顿大学 Henry M. Goldman 牙科医学院牙周与口腔生物学系临床副教授
美国马萨诸塞州波士顿

Ulrike Schulze-Späte,DMD,PhD
哥伦比亚大学牙科医学院牙周病科、口腔与诊断科学系助理教授
美国纽约

Saynur Vardar Sengul,DDS,PhD
波士顿大学 Henry M. Goldman 牙科医学院牙周与口腔生物学系牙周病学 CAGS
美国马萨诸塞州波士顿

Mingfang Su,DMD,MSc
波士顿大学 Henry M. Goldman 牙科医学院牙周与口腔生物学系临床副教授
美国马萨诸塞州波士顿

Ray Williams,DMD
纽约石溪大学牙科医学院院长、教授
美国纽约州石溪市

Oreste D. Zanni,DDS
波士顿大学 Henry M. Goldman 牙科医学院牙周与口腔生物学系临床助理教授
美国马萨诸塞州波士顿

Yun Po Zhang,PhD,DDS(hon)
高露洁-棕榄公司临床牙科研究主任
美国新泽西州 Piscataway 市

主译简介

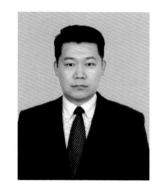

周宏志 空军军医大学第三附属医院口腔外科主任医师、副教授、硕士研究生导师，科室主任。第四军医大学口腔医学院口腔临床医学（口腔颌面外科学）博士，解放军总医院博士后，美国马里兰大学牙科学院访问学者。从事口腔颌面外科和牙槽外科医教研工作20余年，在牙槽外科手术治疗、口腔颌面部良性病变微创治疗、口腔颌面部疼痛诊治、颞下颌关节疾病诊治、口腔外科其他疑难疾病诊治等方面经验丰富，获中国博士后科学基金、国家自然科学基金、北京市自然科学基金、陕西省社发攻关基金等资助，于国际专业期刊（SCI收录）发表论文20余篇，国内核心期刊发表论文60余篇，主编参编专著9部，包括国家卫健委"十三五"规划教材、全国高等学校研究生规划教材等。参与获得军队科技进步一等奖、陕西省科技进步一等奖、华夏医学科技奖一等奖。任中华口腔医学会牙及牙槽外科专业委员会常委、中华口腔医学会口腔急诊医学专业委会常委，曾任中华口腔医学会颞下颌关节病学及𬌗学专业委员会委员、陕西省口腔医学会口腔颌面外科专委会委员。

主译简介

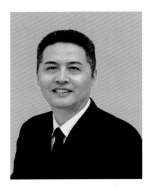

丁宇翔 空军军医大学第三附属医院口腔外科副主任医师、副教授、硕士研究生导师。第四军医大学口腔医学院口腔临床医学（口腔颌面外科学）博士，笹川奖学金获得者，日本名古屋爱知学院大学腭颜面外科访问学者。师从我国著名口腔种植学元老刘宝林教授，从事牙种植和牙槽外科医教研工作20余年，多次参加全国口腔种植大奖赛并获奖，在种植外科手术、牙槽骨缺损修复重建、复杂阻生齿拔除等临床治疗方面有丰富经验。获国家自然科学基金、陕西省科研基金等资助，发表国际专业期刊论文（SCI收录）10余篇，国内核心专业期刊论文20余篇，主编参编专著10部，参编全国研究生统编教材。参与获得陕西省科技进步一等奖。任中华口腔医学会牙及牙槽外科专业委员会委员。

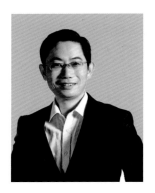

马志伟 空军军医大学第三附属医院牙周科副主任医师、副教授、硕士研究生导师，科室副主任。第四军医大学口腔医学院口腔临床医学（牙周病学）博士，丹麦奥胡斯大学分子生物学系及纳米科学研究中心访问学者。从事牙周专业医教研工作20余年，在牙周病综合诊治、自然牙保存治疗，以及牙周疑难病诊治等方面积累了丰富临床经验。主持陕西省科学技术研究发展计划项目2项，参与国家自然科学基金8项。发表专业学术论文30余篇，SCI收录6篇；主编及参编专著4部。任中华口腔医学会牙周病学专业委员会委员，陕西省口腔医学会牙周专业委员会副主任委员。

中文版序一

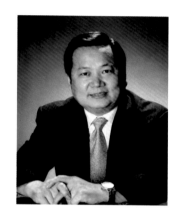

　　毫无疑问，种植牙已成为牙齿缺失最重要的修复方式，人们一直期望通过种植牙来实现自己"第三副牙齿"的梦想。这一期盼也要求口腔医师在"以修复为中心"的原则引导下，精准、高效、微创、安全地实施牙种植手术，实现缺失牙的功能重建和美学修复，这一要求又促使口腔医生在这一领域进行更加深入的探索。

　　"骨外科""牙周""种植体"这些都是口腔医生耳熟能详的词汇，每个词汇都已有了众多的相应著作，但将它们组合成一本著作的名称，就形成了它的特色和亮点。本书作者多为经验丰富的口腔种植修复专家。他们从口腔种植医师的需求出发，以临床牙周骨外科的特殊视角，以"骨"为主线，充分应用自己在牙种植、牙周组织重建方面的丰富经验，系统介绍了全身疾病对牙周骨组织的影响；详尽地总结了牙周骨科手术方法与进展；深入讨论了牙周骨影像学分析，修复导向的牙种植外科技术；对牙种植术中微创拔牙、即刻种植、上颌窦提升、牙槽嵴劈开、骨增量等较高难度的术式进行了图解诠释，是一本基础理论与临床实践密切结合，适用于口腔医学生、口腔通科医师和专科医师的临床参考书，将有助于口腔临床外科技术和基础理论的提升。

　　周宏志副教授等三位青年医师，长期工作在口腔牙周及牙槽外科第一线，已积累了较丰富的临床经验，并有较深的基础理论功底，在种植修复领域，特别是牙周骨外科方面多有心得，完成了许多出色的病例。他们不满足自身从这本书中受到教益，在繁忙中拨冗将此书译成中文，介绍给中国的口腔医师同仁，使大家一起受益，这种精神值得倡导。

　　"读书是学习，使用也是学习，而且是更重要的学习。"希望更多的医师朋友带着自己的问题来读这本书，从中找到自己需要的答案，将它们用于临床实践，不断丰富自己的经验知识，不断提升自己的临床技术水平，更好地为中国的口腔患者服务。

期待中国口腔种植事业的不断进步。

空军军医大学口腔医学院教授

中华口腔医学会名誉会长

世界军事齿科学会荣誉主席

国际颌面修复学会荣誉主席

2020 年 12 月 31 日

中文版序二

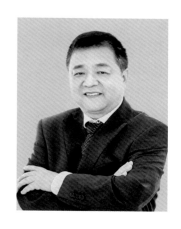

胡开进 牙槽骨是牙齿的重要支撑组织。任何原因导致的牙槽骨损伤或缺损都会影响牙齿的正常功能。严重的牙槽骨缺失不仅会导致牙齿脱落,还会引起后期的种植和修复困难,从而严重影响患者的咀嚼、发音等功能及外貌美观。因此,牙槽骨的保存与修复是近年来的关注热点及技术关键。随着微创理念的深入,以及口腔种植学迅猛发展,如何以最小的创伤拔除患牙,更好地保持邻近牙龈软组织的形态和骨壁的完整,创造足够的骨量以保证种植体的稳定性是每位口腔外科医师值得深思的问题。为解决这些问题,掌握牙槽骨相关外科手术方法、骨影像学技术、骨转换愈合机制、骨再生重建途径是基本前提。但是目前图书市场中缺乏可将基础理论、专业知识与临床技能贯穿结合的专业书,该书的出版填补了这一空缺。

该书系统化阐述了骨生理、骨病理、骨生化基础研究新理论,高度还原性地讲解了与骨相关的临床技术,以典型病例为枢纽,内容涵盖围手术期数字化影像分析、治疗规划与虚拟现实设计等,并结合大量系统化图片,将术者一步步的手术操作步骤抽丝剥茧般地呈现在读者面前,使读者既获得理论知识的充实,又获得临床技能的提升。该书的另一大特色是不仅仅讲述口腔外科领域内容,还糅合了牙周、种植、修复、正畸、牙体牙髓等专业知识和技能,并从局部与全身的关系论述了全身性系统疾病与治疗对骨代谢的复杂影响,不仅体现了以人为本、大医精诚的医疗理念,也反映了学科交叉、视角融合的发展趋势。

译者周宏志、丁宇翔、马志伟是三位高年资医师,在专业领域均有 10 年以上从业经验,而且都有长期的国外访学经历,以及较高的学术地位、深厚的临床功底和丰富的教学经验。他们原汁原味地还原了原著中的精髓及要义，赋予该书科学性、严谨性、实用性及权威性，为口腔医师、实习医师和口腔医学生提供了一部优秀的参考书。

中华口腔医学会牙及牙槽外科专业委员会首届主任委员

中华口腔医学会口腔颌面外科专业委员会副主任委员

2020 年 12 月

原著前言

　　我很高兴被邀请为本书撰写前言，这是一部牙医学亟需的实用骨外科新书，坦率地说，早应该有这样的专著了，我特别高兴的是，塞尔吉·迪巴特（Serge Dibart）和让·皮埃尔·迪巴特（Jean-Pierre Dibart）承担起了这项工作，为牙科专业提供口腔骨处理方面所需的资源。

　　当看到"bone""alveolar bone""osseous"等字词时，我禁不住微笑，这让我想起很久以前刚到哈佛大学时，在保罗·戈德哈伯（Paul Goldhaber）教授指导下进行的牙周病学研究生培训课程。直到到达波士顿，我才意识到保罗是口腔骨科学的世界权威，将开始教导我和我住院医师同学们有关骨的所有错综复杂和令人兴奋的奥秘，而那时，坦率地讲，我以为我要在哈佛学习的是"牙周袋"。记得在住院医生培训的第一个月，我和我的同学在马萨诸塞州总医院矫形外科轮转，保罗希望我们近距离亲身目睹骨科处理过程，我们观摩了髋关节、膝关节和肘关节的修复或置换手术，以及腿和手臂的肿瘤切除及随后的骨缺损移植修复手术，这是对骨外科学习的神奇经历。此后不久，回到牙科学校后，我们得到了新的 Ochsenbein 骨凿和 Schluger 充填器，并被指导如何去除和修整与牙周炎相关的牙槽骨病损，还学习了使用同种异体移植材料及组织引导膜进行骨再生的初始步骤，那是一个让我们沉浸在骨外科治疗训练的非凡时刻。

　　自从我成为牙周病住院医师以来，骨外科手术显然已经走了很长一段路，在过去的 30 年中，牙科领域发生了非同寻常的变化：切除性骨外科手术已没有过去那样流行，但是在牙周炎治疗和种植体植入方面，仍是骨缺损处理的必要手段；Piezotome（超声骨刀）等精密手术设备的出现，使骨切开和切除更加容易，并发症也更少；骨再生用于牙周病处理和种植体植入也已有很长的历史。现在，我们的处理手段中还包括使用各种信号分子，如生长和分化因子等，可以极大地增强骨再生能力，并且新的、可能是更有效的分子还在不断开发中。

　　引导骨再生原理和技术的出现，使我们能在种植体植入前按照需要再生新骨,这种在所需部位再生新骨的能力迎来了"以修复为导向的种植体植入"时代,引导骨再生结合骨移植、信号分子、组织阻隔/引导膜,已使临床医师能够预先决定骨再生位置,而不只是哪里有足量的骨那里才能种植。此外,拔牙窝愈合也得到了精心的维护,通过无创/微创拔牙技术、植骨和引导膜组合,可以确保最大限度地保护种植位点。

如今,骨外科手术还可以促进正畸牙齿移动,几年前,Wilcko兄弟通过在出版物和会议上介绍的一系列有趣案例,将牙周加速的成骨正畸治疗带到了学科最前沿。现在已经很明确,通过骨外科手术结合骨再生技术,可以促进牙齿的快速移动,更微创的外科手术技术可能会使这种牙齿移动方法更受正畸医师和患者的欢迎。

总而言之,我要说"我们很幸运",Serge和Jean-Pierre Dibart为我们提供了一部一流的著作,呈现了目前牙周病、正畸和种植学科中的骨外科最新概念和技术,看到牙科学在骨条件重塑方面所取得进展的程度和速度,我期望未来能在此类患者治疗方面持续发展,并且知道相关临床医师们将会进一步推动这一令人振奋的牙科领域。

Ray C. Williams,DMD

纽约石溪大学牙科医学院院长,教授

中文版前言

　　牙槽骨的保存与治疗、再生与重建是当代牙科各种功能与美学治疗的基础，也是口腔医学在 21 世纪得到最广泛重视和研究的内容，几乎所有口腔临床专业都可能涉及骨外科临床手术技术和骨生理病理基础理论的相关内容，特别是在近年来发展最为迅速的牙周病学、牙种植学、牙正畸学等领域，掌握口腔牙槽骨相关外科手术方法、理解临床骨影像学技术革新、了解骨转换愈合内在机制、认识骨再生重建研究进展应是必备功课。但是，按临床专业领域划分的传统教科书目，对牙科相关骨外科内容缺乏全面整理和系统阐述，一些最新理论与技术发展，受专业细化影响，呈现为碎片化知识，与其重要性不能相配，而本书的出版及时弥补了这一关键缺憾。

　　本书以"骨"为主线，首次对口腔医学中与骨相关的临床技术与基础理论进行系统梳理总结，不仅全面描述了目前口腔临床主流与前沿骨外科手术方法，以及围手术期数字化影像分析、治疗规划与虚拟现实设计等最新进展，还通过大量文献资料回顾与综述，系统归纳了骨生理、骨病理、骨生化基础研究新理论，让读者对口腔医学骨外科相关治疗知其然，还能知其所以然。书中以典型病例为导引，图文并茂进行讲解，并详细分析治疗效果呈现所必需的关键要点。译者在翻译本书的过程中，均感觉本书能以非常实用的方式为读者掌握临床操作和治疗程序提供讲义，还能以高度凝练的方式为读者强化理论系统和知识基础提供帮助。作为高年资专科临床医师，译完全书时有经历一次深入学习和全面复习的收获感，知识体系得以完善和巩固，技术方法得以充实和提高。对于年轻专科医师、口腔全科医师、口腔医学初学者，这部书更可以作为很好的学习参考书，能为他们提供口腔骨处理方面所需的综合知识与能力。

　　本书主编 Serge Dibart 教授是国际名校波士顿大学 Henry M. Goldman 牙科医学院牙周与口腔生物学系研究生部主任，组建的作者团队包含了牙周、种植、修复、正畸、牙体牙髓、牙槽外科等口腔医学各主要专业领域的专家，不仅分章节阐述了"骨外科"在不同学科应用中的个性方法技术，还贯穿全书强调了"骨科学"在所有临床治疗上的共性理论知识，并有大医学领域专家从全身与口腔的关系角度论述系统疾病与治疗对骨的复杂影响，体现了口腔医学多学科交叉联合的重要发展趋势，也反映了国际主流的专业认知及世界前沿的学术方向。本书作者分属多国著名院校，各自均有较高的学术地位、深厚的临床功底和丰富的教学经验。全书内容立论有据、撰文严谨，具有很好的全面性、实用性、权威性，是近年来关于口腔医学热点内容的一流参考书。

中华口腔医学会牙及牙槽外科专业委员会常委
中华口腔医学会口腔急诊医学专业委员会常委
2020 年 12 月　于西安

目　录

第一部分

全身与口腔的关系：影响牙科治疗、指南、预防的相关疾病及防治措施

第 1 章

体重、饮食与牙周炎

一、体重

（一）概述

体重指数（body mass index，BMI）将体重与身高联系起来，定义为体重（kg）除以身高（m）的平方。BMI 大于 30kg/m² 为肥胖，BMI 在 25～30kg/m² 为超重人群，19～25kg/m² 属于正常。肥胖是一种慢性病，有许多重要的医学并发症，肥胖的主要原因是能量摄入和能量消耗不平衡，必要的处理包括：①限制饮食热量；②增加体育锻炼；③改善营养结构，减少摄入糖类和脂肪。

肥胖症作为一种代谢性疾病在西方国家患病率有所上升，易患并发症包括心血管疾病、癌症、关节炎和糖尿病，并且可能是慢性亚健康状况（如牙周炎）的危险因素。肥胖与牙周病相关是因为脂肪组织会分泌一些与炎症过程有关的细胞因子和激素，高体重指数者常处于全身性低度炎症状态，脂肪组织会产生肿瘤坏死因子-α（TNF-α），这是一种促炎细胞因子，会导致胰岛素敏感性降低，被称为胰岛素抵抗，最终导致血浆葡萄糖水平偏高。

牙周炎特征性的牙槽骨丢失是破骨细胞吸收骨质的结果，骨形成细胞（成骨细胞）和骨吸收细胞（破骨细胞）处于激素控制之下，而脂肪细胞产生的瘦蛋白激素对骨形成构成负调控。

健康教育应鼓励更好的营养习惯以保持正常体重和预防肥胖，还应督促更好的口腔卫生习惯以预防牙周疾病（Alabdulkarim 等，2005；Dalla Vecchia 等，2005；Ekuni 等，2008；Khader 等，2009；Lalla 等，2006；Linden 等，2007；Nishida 等，2005；Reeves 等，2006；Saito 等，2001；Saito 等；2005；Wood，Johnson 和 Streckfus，2003；Ylostalo 等，2008）。

（二）体重指数

高体重指数是牙周炎的危险因素，每增加 1kg/m² 体重指数，牙周炎风险会增加 16％。体重指数也与社区牙周指数评分显著相关（Ekuni 等，2008）。总体重与牙周炎有关，17 至 21 岁的青少年每增加 1kg 体重，牙周病风险会增加 1.06 倍（Reeves 等，2006）。体重指数与牙周炎存在显著相关性，且具有剂量效应关系（Nishida 等，2005）。肥胖是牙周炎的危险因素，高体重与牙周感染存在关联（Ylostalo 等，2008）。高体重指数与牙周炎显著相关，优势比（Odds ratio，OR 值）为 2.9（Khader 等，2009）。体重指数大于 30kg/m² 的肥胖与牙周炎显著相关，OR 值为 1.77（Linden 等，2007）。

以下人群中肥胖患者发生牙周炎的风险高出 1.86 倍：

- 40 岁以上者，OR 值为 2.67。
- 女性，OR 值为 3.14。

· 不吸烟者，OR 值为 3.36（Alabdulka-rim 等，2005）。

体重指数与牙周炎之间存在正相关性，女性患病率明显更高，肥胖女性患牙周炎的概率可显著增高 2.1 倍（Dalla Vecchia 等，2005）。肥胖也与牙周袋深度有关，平均牙周探诊深度最深的前 1/5 患者与高体重指数/高体脂显著相关（Saito，2005）。高体重指数与牙周病患牙数量显著相关。肥胖可导致全身性轻度炎症状态（Lalla 等，2006）。高体重指数和上腹部脂肪含量较高的人群患牙周炎风险显著增加（Saito 等，2001）。

牙周病与身体组成有相关性，牙周炎与高体重指数和高腹部内脏脂肪含量显著相关（Wood、Johnson 和 Streckfus，2003）。体重正常的人群中有 14% 患有牙周炎，而超重人群牙周炎发病率为 29.6%，肥胖人群发病率高达 51.9%。高体脂含量（人体总脂肪除以体重）与牙周疾病显著相关，OR 值为 1.8（Khader 等，2009）。

（三）体育活动

坚持体育活动与牙周疾病之间为线性反比关系，体育活动的增加可以提高胰岛素敏感性、改善葡萄糖代谢。牙周炎风险随着平均体育活动的增加而降低，根据体育活动量分组，活动量最高的前 1/5 男性较最低的后 1/5 男性患牙周炎风险可显著降低 13%。坚持体育活动者，平均影像学牙槽骨丢失量可显著减少（Merchant 等，2003）。

（四）腰臀比和腰围

高腰臀比是牙周炎的重要危险因素。上身肥胖根据腰臀比或腰围测量判定，与腹部内脏脂肪过多有关，而脂肪组织可引起全身性炎症和胰岛素抵抗，是 2 型糖尿病和心血管疾病的危险因素。高腰臀比患者出现牙周炎的风险显著增加（Saito 等，2001），大腰围和高腰臀比患者中牙周炎是常见病，大腰围与牙周炎相关的 OR 值为 2.1（Khader 等，2009）。17 至 21 岁的青少年腰围每增加

1cm，患牙周病的风险会增加 1.05 倍（Reeves 等，2006）。腰臀比反映腹部内脏脂肪，在统计学上与牙周炎显著相关，在身体组成和牙周病的关系中，腰臀比是最为显著的牙周炎相关因素（Wood、Johnson 和 Streckfus，2003），高腰臀比与平均牙周探诊深度最深的前 1/5 患者有显著相关关系（Saito 等，2005）。

（五）脂肪因子

脂肪细胞产生细胞因子或脂肪因子，是肥胖与其他疾病之间的联系。肥胖者脂肪组织中的脂肪细胞产生大量瘦素（瘦蛋白激素），能调节能量消耗和体重（Nishimura 等，2003）；脂联素（adiponectin）和抵抗素（resistin）则是导致肥胖者全身性炎症和胰岛素抵抗的脂肪因子，牙周炎患者血清抵抗素水平高于健康人，牙周炎患者单个牙或多个牙牙周探诊深度大于 6mm 时，其血清抵抗素水平是无牙周炎受试者的两倍（Furu-gen 等，2008），抵抗素和脂联素由脂肪细胞分泌，抵抗素在炎症过程中有重要作用，抵抗素水平偏高与牙周炎显著相关（Saito 等，2008）。

（六）实验研究

实验研究中，限制饮食热量证实可以产生抗炎作用，低热量饮食能显著降低结扎诱导牙周炎实验动物的牙龈指数、探测出血、探诊深度和附着水平丧失，动物牙周破坏程度明显减轻（Branch-Mays 等，2008）。口腔感染牙龈卟啉单胞菌后，饮食诱发的肥胖小鼠牙槽骨损失水平明显增高，细菌接种 10 天后骨丧失增加 40%，同时，肥胖小鼠显示免疫应答异常，牙龈卟啉单胞菌的细菌计数增加（Amar 等，2007）。

（七）代谢综合征

代谢综合征的典型表现有：

· 向心性内脏性肥胖。

· 高三酰甘油血症、高密度脂蛋白胆固醇降低。

- 高血压。
- 胰岛素抵抗。

腹型肥胖的特征是腰围增大。

动脉粥样硬化性血脂异常定义为:三酰甘油偏高,高密度脂蛋白胆固醇偏低,载脂蛋白 B 偏高,高密度脂蛋白胆固醇微粒和低密度脂蛋白胆固醇微粒。

高血压的特征是血压慢性升高。

胰岛素抵抗或胰岛素敏感性降低与心血管疾病高风险和糖尿病高风险相关。

促炎症反应状态通常会出现血清 C 反应蛋白偏高,这是因为脂肪组织释放出炎性细胞因子导致 C 反应蛋白升高。

血栓前状态的特征是:血清纤溶酶原激活物抑制剂水平偏高,纤维蛋白原含量偏高(Grundy 等,2004)。

代谢综合征与严重牙周炎相关,此类患者出现代谢综合征的可能性增加 2.31 倍,代谢综合征在不同人群的患病率为:

- 无牙周炎或轻度牙周炎患者,18%。
- 中度牙周炎患者,34%。
- 重度牙周炎患者,37%(D'Aiuto 等,2008)。

二、营养

(一)ω-3 多不饱和脂肪酸

ω-3 多不饱和脂肪酸(二十碳五烯酸和二十二碳六烯酸)存在于动物体内,尤其是鲑鱼、金枪鱼和鲭鱼等鱼类体内,还存在于许多蔬菜和坚果(α 亚麻酸)中,例如核桃和杏仁,能够降低促炎细胞因子水平(Enwonwu 和 Ritchie,2007)。

富含 ω-3 多不饱和脂肪酸,尤其是二十碳五烯酸和二十二碳六烯酸的鱼油,可以防止类风湿关节炎或牙周炎等慢性炎性疾病引起的骨质流失。

实验研究中发现,富含鱼油的饮食能抑制牙龈卟啉单胞菌感染导致的牙槽骨吸收,

饲喂 ω-3 多不饱和脂肪酸的大鼠,牙龈卟啉单胞菌感染后能够保持与健康动物相同的牙槽骨水平。膳食补充 ω-3 多不饱和脂肪酸可以调节牙周炎性反应,减少牙槽骨吸收(Kesavalu 等,2006)。

(二)自由基、活性氧和抗氧化剂

自由基引起组织损伤和抗氧化防御机制是炎性疾病的重要因素,高活性氧活态和低抗氧化防御能力会导致炎性疾病,如牙周炎。

活性氧过量产生与抗氧化防御之间的不平衡导致氧化应激,活性氧是指:

- 超氧阴离子。
- 羟基自由基。
- 过氧自由基(Nassar、Kantarci 和 van Dyke,2007)。

牙龈卟啉单胞菌诱导炎性细胞因子如白介素-8 和肿瘤坏死因子-α 释放,进而导致多形核细胞活性增加。细菌抗原刺激活化的多形核细胞,会产生活性氧(Sculley 和 Langley,2002)。

全身性炎症加速维生素和矿物质等抗氧化剂的消耗,活性氧生成增加,对抗氧化剂元素如锌、铜和硒的需求增大。硒具有氧化还原能力,硒依赖性谷胱甘肽酶对于减少有害脂质是必需的(Enwonwu 和 Ritchie,2007)。牙周炎局部和患者血清中都存在氧化应激,血清抗氧化剂浓度降低,牙周炎危险性增高,低血清总抗氧化剂浓度与严重牙周炎呈负相关(Chapple 等,2007)。

蔬菜(特别是西红柿)含有番茄红素,是抗氧化剂类胡萝卜素。牙周炎患者中,血清番茄红素水平与 C 反应蛋白之间、每月番茄摄入量与白细胞计数之间均存在显著负相关关系。每月番茄摄入量与充血性心力衰竭风险之间也存在反比关系,每月适量食用番茄,充血性心衰风险率为 3.15,每月番茄摄入量偏低的患者风险率为 3.31,每月番茄摄入量极低的患者风险率为 5.1,而无牙周炎且血清番茄红素水平适中者,充血性心

衰的风险率为 0.25（Wood 和 Johnson，2004）。种植体周围炎由细菌感染引起，表现为炎症和组织破坏，自由基和活性氧对此有诱发作用，种植体周围炎患者唾液中总抗氧化剂状态、尿酸和抗坏血酸等抗氧化剂浓度显著降低，而健康人总抗氧化剂状态及尿酸和抗坏血酸浓度较高（Liskmann 等，2007）。慢性牙周炎患者龈沟液和血浆总抗氧化能力明显降低，而有效的牙周治疗可以显著提高龈沟液总抗氧化能力（Chapple 等，2007）。牙周炎患者龈沟液抗氧化剂浓度显著降低，可能因全身性炎症导致血浆总抗氧化能力降低，并可能导致牙周破坏（Brock 等，2004）。

融合杆菌激活多形核细胞引起活性氧释放，可导致高度脂质过氧化（Sheikhi 等，2001），牙周炎患者脂质过氧化水平显著增高，而唾液中总抗氧化能力显著偏低，氧化应激和抗氧化能力之间的不平衡可能是牙周病的原因（Guentsch 等，2008），氧化剂和抗氧化剂活性之间的不平衡导致活性氧产生，是牙周组织破坏的原因。

牙周炎患者龈沟液的脂质过氧化水平显著偏高，唾液抗氧化剂谷胱甘肽浓度较低，脂质过氧化水平较高，而牙周治疗可以明显降低脂质过氧化，并显著增加谷胱甘肽浓度（Tsai 等，2005）。牙周炎患者龈沟液总抗氧化能力显著降低，平均血浆抗氧化能力偏低，由于谷胱甘肽合成减少和局部降解增加，龈沟液中具有抗氧化活性的谷胱甘肽浓度偏低（Chapple 等，2002）。由于活性氧作用增强，牙周炎患者唾液总抗氧化剂浓度显著降低，反过来又使牙周组织中活性氧作用增强（Chapple 等，1997）。

超氧化物歧化酶是中和超氧化物自由基的抗氧化酶，铜、锌和超氧化物歧化酶是抗氧化剂，保护性对抗感染引起的氧化作用（Balashova 等，2007）。

在细菌抗原刺激下，多形核细胞产生超氧自由基，白细胞数量和活性增加，会导致重要活性氧释放，对牙周组织和牙槽骨有损害作用。抗坏血酸、白蛋白和尿酸盐是血浆抗氧化剂成分，尿酸盐还是唾液的主要抗氧化剂（Sculley，Langley-Evans，2002），在炎性反应期间，白细胞产生活性氧，牙周袋内抗氧化剂和氧化剂活性不平衡，活性氧的氧化作用导致细胞外基质蛋白聚糖降解，继而发生牙周破坏（Waddington，Moseley 和 Embery，2000）。

（三）营养状况

1. 营养　营养不良损害吞噬功能、细胞免疫、补体系统，以及抗体和细胞因子产生，蛋白质能量营养不良导致免疫力下降，是口腔厌氧病原体繁殖的原因。

炎症发生时，需要更多的维生素和矿物质，需要有足够的能量和营养用于急性期蛋白质合成、炎症介质和抗氧化剂产生。

2. 钙和维生素 D　钙和维生素 D 是骨代谢的两个重要元素，钙和磷是羟磷灰石晶体中的主要矿物质，维生素 D 调节钙和磷的代谢和内部吸收，钙和维生素 D 的饮食摄入对于牙周炎患者的骨健康至关重要，女性髋部骨质疏松症患者后牙区牙周牙槽骨损失量是无病症女性的 3 倍以上，钙和维生素 D 的药物补充对于骨质疏松症的治疗和预防始终是必需的（Kaye，2007）。

3. 全谷物　随着饮食中全谷物摄入量的增加，牙周炎可能会改善，每天四份全麦食品可以降低牙周炎风险，按全谷物摄入量分组，前 1/5 的男性相较后 1/5 男性罹患牙周炎的可能性降低 23%（Merchant 等，2006）。

4. 合理饮食　接受一年计划营养的代谢综合征患者，龈沟液显示出以下重要变化：
- 临床探诊深度减少。
- 牙龈炎减轻。
- 白细胞介素-1β 水平降低。
- 白细胞介素-6 水平降低（Jenzsch 等，2009）。

5. 蔓越莓　从蔓越莓汁提取的蔓越莓抗氧化剂可以抑制聚合杆菌放线菌引起的白介素-6、白介素-8 和前列腺素 E_2 等炎症介质产生,并且抑制环氧化酶-2 等炎症性酶的表达(Bodet,Chandad,Grenier,2007)。

6. 绿茶　儿茶酚是源于绿茶的抗氧化剂,能够降低胶原酶活性、减少组织破坏。在快速进展性牙周炎患者,绿茶儿茶酚可以抑制龈沟液中胶原酶活性。酚没食子酸和茶素没食子酸酯是绿茶儿茶酚中最重要的抑制成分(Makimura 等,1993)。绿茶儿茶酚可能有助于牙周疾病治疗,其对革兰阴性厌氧菌(如牙龈卟啉菌和普氏杆菌)具有杀菌作用,牙周袋经刮治和绿茶儿茶酚局部应用后,袋深和革兰阴性厌氧菌比例可显著降低(Hirasawa 等,2002)。

7. 大蒜　大蒜能够对抗牙周病原菌及其产生的酶,大蒜具有针对牙周病原体的最低抑菌浓度和最低杀菌浓度,大蒜能抑制牙龈卟啉单胞菌的胰蛋白酶活性和总蛋白酶活性(Bakri 和 Douglas,2005)。

8. 洋葱　洋葱提取物可能对某些口腔病原体具有杀菌作用,例如变形链球菌、远缘链球菌、牙龈卟啉单胞菌和中间致病菌(Kim,1997)。

(四)维生素

1. 维生素 C　维生素 C 水平降低与牙周附着丧失之间存在显著关联,维生素 C 缺乏症患者相较血清维生素 C 水平正常者附着丧失更为严重(Amaliya 等,2007)。血清维生素 C 水平与附着丧失呈负相关,血清维生素 C 水平偏低的患者临床附着丧失可增加 4%(Amarasena 等,2005)。血清维生素 C 水平与牙周炎特别是严重牙周炎呈负相关,血清维生素 C 浓度较高者牙周炎程度较轻,OR 值为 0.5(Chapple,Miward,Dietrich,2007)。慢性牙周炎患者血浆维生素 C 水平明显偏低,饮食摄入葡萄柚维生素 C 两周后,血浆维生素 C 水平显著上升,探诊出血指数降低(Staudte,Sigush,Glockmann,2005)。牙龈卟啉单胞菌感染与血清维生素 C 水平偏低有关,血浆维生素 C 与抗牙龈卟啉单胞菌抗体水平呈高度显著负相关,高滴度抗放线菌抗体和抗牙龈卟啉单胞菌抗体与低维生素 C 水平相关,特别是维生素 C 浓度低于 4mg/L 时(Pussinen 等,2003)。

2. 维生素 B　慢性牙周炎患者补充多种维生素 B 药物后,临床平均附着水平明显降低(Neiva 等,2005)。

(五)酒精摄入

高饮酒量与临床平均附着丧失和平均探诊深度等牙周参数之间存在显著正线性关系(Amaral,Luiz,Leao,2008)。

探诊深度与高饮酒量显著相关,OR 值为 7.72(Negishi 等,2004),饮酒与临床附着丧失严重程度显著相关,OR 值分别为:

- 每周饮酒 5 杯,1.22。
- 每周饮酒 10 杯,1.39。
- 每周饮酒 15 杯,1.54。
- 每周饮酒 20 杯,1.67(Tezal 等,2004)。

饮酒与牙周探诊深度和附着丧失显著相关,每天饮酒 15~29.9g 时,患者牙周探诊深度大于 4mm 的患牙比例可超过 35%,OR 值显著增大达 2.7(Shimazaki 等,2005)。饮酒是牙周炎的独立危险因素,饮酒者患牙病风险如下:

- 每天摄入酒精 0.1~4.9g,相对风险为 1.24。
- 每天摄入酒精 5~29.9g,相对风险为 1.18。
- 每天摄入酒精超过 30g,相对风险为 1.27(Pitiphat 等,2003)。

长期饮酒导致肝损害时,血清 γ-谷氨酰转肽酶水平偏高,严重酗酒导致血浆 γ-谷氨酰转肽酶高于 51 U/L 时,各种牙周参数如菌斑指数、龈缘水平、牙龈指数、探诊深度和附着丧失均显著异常（Khocht 等，2003）。

长期饮酒会引起活性氧水平偏高，导致牙周炎加重、高氧化损伤、肿瘤坏死因子-α浓度偏高。在结扎诱导牙周炎的实验大鼠，喂食乙醇会降低还原型谷胱甘肽比例，饮酒会增加多形核白细胞浸润、肿瘤坏死因子-α产生和牙龈氧化损伤（Irie 等，2008）。

第 2 章

糖尿病与牙周炎

一、概述

(一)定义

高血糖症是糖尿病的特征性代谢紊乱表现,糖尿病患者以血液中葡萄糖水平慢性升高为特征,空腹血糖达到 126mg/dl 或更高时,可诊断为糖尿病。糖尿病是因胰脏中胰岛 B 细胞产生胰岛素减少导致葡萄糖代谢失调所致。

糖尿病是成人和儿童都可能罹患的慢性疾病,有两种类型:

1. 1 型糖尿病　主要发生在青年时期,也可任何年龄段发生。

2. 2 型糖尿病　是最普遍的糖尿病类型,主要发生在超重人群中。

血糖水平偏高持续数月可引起糖化血红蛋白(HbA1c)偏高,HbA1c 是评价长期血糖水平的良好指标,血清糖化血红蛋白正常水平在 4% 和 6% 之间(Ship,2003),超过 9% 为重度偏高,7%~9% 之间为轻度偏高(Madden 等,2008)。

血糖控制要基于以下要点:

- 加强营养。
- 减肥。
- 自我监测血糖水平。
- 预防和治疗感染(Madden 等,2008)。

(二)并发症

血糖控制不佳是血管性并发症的主要原因,糖尿病有两种类型的心血管并发症:

(1)大血管病变,增加心肌梗死、周围动脉疾病、卒中等风险。

(2)微血管病变,包括:

- 视网膜病变和视网膜血管损伤。
- 肾病,伴有肾功能衰竭、肾功能不全和终末期肾脏疾病。
- 周围神经病变。
- 伤口愈合不良。
- 感染风险增加。
- 牙周病。

糖尿病性微血管病变可导致营养物质向组织输送受阻,以及代谢产物清除不畅。糖尿病大部分并发症都发生在血管,包括大血管病变和微血管病变。

糖尿病未受控制、血糖控制不良是严重牙周炎的危险因素,而治疗牙周炎能改善血糖控制(Boehm 和 Scannapieco,2007)。平均晚期牙槽骨丧失与眼血管并发症(视网膜病变)有显著相关关系,OR 值为 8.86(Negishi 等,2004),牙龈卟啉单胞菌能侵入内皮细胞,引起血管损伤,同时,感染会使血糖控制恶化,诱发高血糖,增加微血管和大血管病变的严重程度(Grossi 等,2001)。

(三)患者治疗

牙周炎症和血糖水平不受控制时,会影

响糖尿病的严重程度，而牙周治疗可以帮助控制糖尿病，进行健康教育以鼓励更好的口腔护理是非常必要的，可以减少人群中糖尿病发病率，或减少其并发症发生率。

对于牙医而言，了解糖尿病的一般表现及口腔症状是必要的，牙医必须能够应对糖尿病相关的紧急情况：

- 低血糖或低血糖症（是最常见并发症）。
- 高血糖或高血糖症可能导致的酮症酸中毒或昏迷。

牙医应了解可能引起高血糖的情况，如感染、使用皮质类固醇、手术、压力和药物等，以及可能引起低血糖的情况，如饮食不当、治疗不当，以及一些相关药物等（Ship，2003）。

糖尿病患者保健应注意个人血糖监测与血液测试，定期检测与血糖水平相关的实验室信息，包括：糖化血红蛋白检测用于血糖控制，白细胞计数用于感染控制，C反应蛋白检测用于炎症控制，肌酐检测用于肾衰竭控制，在进行任何口腔手术前，必须检查空腹血糖和糖化血红蛋白（Taylor，2003）。

口腔手术术前可使用抗生素预防或治疗口腔感染，糖尿病控制不良时，发生机会性感染的概率增高。

牙髓和牙周病变与高血糖症有关，可能需要临时增加胰岛素用量以调节葡萄糖水平至正常范围，但是在牙体、牙周治疗完成后，胰岛素用量应恢复到基线水平（Schulze，Schonauer，Busse，2007）。

（四）糖尿病和牙周炎

糖尿病人群牙周炎患病率是健康人群的2倍（Grossi等，2001），糖尿病是牙周病病情改善或加重的影响因素，严重牙周炎患者常同时患有糖尿病，牙周炎也会加重糖尿病病情，并使代谢控制复杂化。牙周炎是细菌感染和宿主反应两因素相互作用的结果，感染和晚期糖基化终产物介导的细胞因子反应可引起牙周组织破坏，牙周病范围和严重程度

受到宿主对感染反应的影响。糖尿病和牙周炎均可刺激炎性细胞因子长期产生，所以糖尿病会增加牙周炎患病率和严重程度，同时，牙周炎引起的炎性细胞因子升高，可诱发胰岛素抵抗并导致胰岛B细胞破坏，从而使糖尿病患病率增加（Duarte等，2007；Grossi，2001；Iacopino，2001；Kuroe等，2006；Nassar，Kantarci，van Dyke，2000；Nibali等，2007；Nishimura等，2003；Novak等，2008）。口腔疾病常与糖尿病相关，牙周炎是血糖控制不良和糖尿病并发症的危险因素，同时，牙周炎也可能是糖尿病的首发临床表现（Lamster，Lalla，Borgnakke，2008）。糖尿病家族成员的牙周探诊深度、附着丧失和牙齿脱落等牙周指数显著偏高（Meng等，2007），糖尿病与牙周探诊深度和牙槽骨吸收程度存在显著相关（Negishi等，2004），牙周感染导致慢性炎症，牙周组织破坏、组织修复能力受损（Iacopino等，2001）。

（五）牙周治疗

有效的牙周抗感染治疗有助于2型糖尿病代谢控制和血糖调节。促炎细胞因子，如肿瘤坏死因子-α（TNF-α）由过量脂肪细胞等产生，可导致胰岛素敏感性降低，称为胰岛素抵抗，引发高血糖症。牙周抗感染治疗能改善胰岛素抵抗和血糖控制（Grossi等，1997；Katz，2005；Lalla，Kaplan等，2007；Madden，2008；Navarro-Sanchez，Faria-Almeida，Bascones-Martinez，2007；Medden，O'Connell，2008）。糖尿病和牙周炎均继发于慢性炎症、宿主变态反应或胰岛素抵抗，牙周炎与全身炎症状态和高血糖风险增加有关，牙周治疗可以减少口腔细菌负荷，抑制牙周和全身炎症，改善血糖控制（Mealey和Rose，2008）。

二、2型糖尿病患者

（一）牙周治疗

预防性牙周治疗应彻底，以改善炎症状

态,降低糖化血红蛋白水平。牙周炎治疗应包括洁牙、根面平整、口腔卫生指导、洗必泰冲洗处理(Madden 等,2008)。经过全口洁治、根面平整等非手术牙周治疗,可观察到牙周探诊深度明显减少、血糖控制改善、糖化血红蛋白水平降低(Rodrigues,Taba,Novaes,2003)。糖尿病患者经过全口龈下洁治,许多种类的龈下细菌显著减少,如牙龈卟啉单胞菌、福赛斯坦纳菌、牙密螺旋体和中间普氏菌等,而糖化血红蛋白水平偏高且血糖控制较差的患者,更常检测到牙龈卟啉单胞菌(Makiura 等,2008)。经过洁牙、根面平整和强力霉素用药等牙周治疗后,牙周探诊深度可显著减少 1.1mm,糖化血红蛋白水平降低 1.5%,血清炎症介质如白介素-6(IL-6)和粒细胞集落刺激因子减少(O'Connell 等,2008)。经过龈下洁治和根面平整后,患者龈沟液总量、IL-1β 和 TNF-α 水平显著降低,治疗后 3 个月和 6 个月,血糖代谢控制得到改善,糖化血红蛋白显著降低(Navarro-Sanchez,Faria-Almeida,Bascones-Martinez,2007)。牙周炎可能是糖尿病患者血糖控制不佳的原因,牙周炎病菌引发宿主反应产生 IL-6、IL-1β 和 TNF-α,会影响葡萄糖代谢,牙周治疗有助于血糖控制,糖尿病患者应定期接受口腔检查治疗以预防牙周炎(Taylor,2003)。全口龈下洁治后,巨噬细胞释放 TNF-α 显著降低 78%,高敏 C 反应蛋白显著降低 37%,可溶性 E 选择素降低 16.6%(Lalla,Kaplan 等,2007)。多西环素(强力霉素)用药等牙周治疗后,探诊深度显著减少,龈下牙龈卟啉单胞菌浓度显著降低,牙周炎症减轻,血糖控制改善,平均糖化血红蛋白水平显著降低约 10%(Grossi 等,1997)。糖尿病患者每周一次牙周袋局部给予米诺环素,持续 1 个月后,血清 TNF-α 水平显著降低,平均降幅 0.49pg/ml(Iwamoto 等,2001)。

(二)晚期糖基化终产物

晚期糖基化终产物是葡萄糖与蛋白质氨基酸发生非酶促反应产生的一类不可逆分子,这些分子累积会促进炎性反应和活性氧产生,活性氧与抗氧化防御不平衡引起氧化应激,导致蛋白质、脂质、DNA 损伤和组织破坏。高血糖状态下,晚期糖基化终产物和活性氧产生增多,会导致氧化损伤引起的血管并发症。糖基化终产物可以直接相互作用,或通过晚期糖基化终产物受体间接作用,诱导产生活性氧和炎症介质,引起继发炎症(Nassar,Kantarci,van Dyke,2007)。糖尿病患者蛋白质和脂质的糖基化和氧化反应,导致晚期糖基化终产物形成和牙周组织氧化应激增强,牙龈对晚期糖基化终产物的免疫反应性提高(Schmidt 等,1996)。糖尿病性血管并发症的发生与血糖偏高导致不可逆的晚期糖基化终产物产生有关,这些分子诱导炎症介质和组织破坏性酶产生,激活晚期糖基化终产物受体,导致炎症加重和组织破坏。糖尿病患者牙周膜中晚期糖基化终产物慢性积累,也会导致炎症和破坏(Lalla 等,2000)。糖尿病增强牙龈血管退行性变化,血糖控制不良时,血管变性随糖尿病持续时间延长而恶化。高血糖症可引起牙龈胶原蛋白变性,由于氨基酸非酶促糖基化反应,产生晚期糖基化终产物修饰胶原,组织愈合能力下降。晚期糖基化终产物诱发氧化应激,激活相关受体,产生组织酶、细胞因子和炎症介质(Ryan 等,2003),与牙周炎恶化显著相关(Takedo 等,2006)。糖尿病牙周炎患者的牙龈组织中高表达晚期糖基化终产物受体,晚期糖基化终产物及其受体与牙周炎的发病机制有关,晚期糖基化终产物受体表达与 TNF-α 水平呈正相关(Meng,2007),人牙周膜中存在晚期糖基化终产物受体,晚期糖基化终产物与受体相互作用,对糖尿病牙周炎患者的牙龈组织产生破坏作用(Katz 等,2005)。

(三)葡萄糖耐量降低

口服葡萄糖耐量试验显示糖耐量受损可

能是糖尿病前期状态。葡萄糖耐量受损与牙周炎和牙槽骨丧失显著相关，有深牙周袋的患者大多有葡萄糖不耐受病史，牙槽骨丧失最为显著的前 1/3 患者中，糖耐量受损者比例显著增加（Saito 等，2006）。新诊断糖尿病患者人群与葡萄糖耐量正常人群相比，牙槽骨损失增加 3.28 倍（Marugame 等，2003）。实验性高脂饮食牙周炎大鼠出现更为严重的胰岛素抵抗，并且更早出现葡萄糖耐量受损（Watanabe 等，2008）。糖尿病前期牙周炎大鼠，葡萄糖耐量受损增加，糖尿病前期大鼠的牙周炎与空腹血糖增高及胰岛素抵抗增加相关（Pontes Andersen 等，2007）。

（四）糖化血红蛋白

糖尿病牙周炎患者表现出显著增高的糖化血红蛋白水平（Jansson 等，2006），牙周炎与糖化血红蛋白值偏高（＞9％）相关，OR 值为 6.1，晚期平均牙槽骨丧失与糖化血红蛋白水平偏高相关，OR 值为 4.94，平均牙槽骨丧失超过 50％、两牙以上牙周探诊深度大于 6mm 的重度牙周炎患者，糖化血红蛋白值显著偏高（Negishi 等，2004）。高血糖症会诱导炎性细胞因子产生，引起牙周炎症，糖化血红蛋白大于 8％时，与龈沟液 IL-1β 水平升高显著相关，而龈沟液 IL-1β 水平与牙周探诊深度、附着水平、探诊出血、随机血糖值等显著相关（Engebretson 等，2004）。糖化血红蛋白水平高于 9％的患者，重度牙周炎患病率显著增加，OR 值为 2.9（Tsai，Hayes，Taylor，2002）。牙周治疗可以改善 HbA1c 水平，经全口洁治和根面平整等治疗后，糖化血红蛋白水平显著降低（Rodrigues 等，2003），牙周袋局部给予米诺环素也可以显著降低血清糖化血红蛋白水平，平均下降 0.8％（Iwamoto 等，2001）。

（五）全身性炎症

牙周炎牙龈组织中的 IL-1β、IL-6、IL-8 和干扰素 γ 水平偏高，糖尿病牙周炎病例中，IL-1β 和 IL-6 偏高（Duarte 等，2007），糖尿病高血糖与炎性细胞因子 TNF-α、IL-1β 和 IL-6 偏高相关，是炎症发生进展以及牙周病严重程度的责任因素（Nassar，Kantarci，van Dyke，2007）。肥胖患者脂肪组织中的脂肪细胞产生循环 TNF-α，导致胰岛素抵抗，TNF-α 浓度与牙周炎严重程度、附着丧失、龈沟液 IL-1β 水平等显著相关（Engebretson 等，2007）。TNF-α 由脂肪细胞、巨噬细胞和单核细胞产生，在肥胖患者中偏高，并随体重减轻而降低，是胰岛素抵抗引起高血糖症的原因（Nishimura 等，2003）。TNF-α、IL-1β 和 IL-6 水平持续偏高会导致肝细胞受损、急性期蛋白释放、血脂异常、及胰腺 B 细胞受损（Grossi，2001）。糖尿病患者血脂异常表现为低密度脂蛋白胆固醇和三酰甘油酯水平偏高，牙周炎也可导致低密度脂蛋白胆固醇和三酰甘油水平偏高，牙周病菌引起全身性菌血症，血清 IL-1β 和 TNF-α 水平升高，加重代谢紊乱和血脂异常（Iacopino，2001），牙周炎局部产生 TNF-α，加重葡萄糖调节异常和胰岛素抵抗（Iwamoto 等，2001）。

（六）临床指标

糖尿病与牙结石形成、牙齿脱落和牙周炎严重程度增加相关，糖尿病患者相较于非糖尿病患者，平均附着水平和探诊深度大于 6mm 的牙数可高出 3 倍，附着水平大于 3mm 的部位也显著增多（Novak 等，2008），糖尿病患者有以下表现：

- 牙周炎患病率显著增加。
- 存留牙数显著减少。
- 牙周探诊深度大于 4mm 和牙周袋深度大于 4mm 的牙显著增加。
- 与探诊出血有显著相关关系。
- 与菌斑有显著相关关系。
- 与牙龈卟啉单胞菌和福赛斯坦纳菌检出有显著相关关系（Campus 等，2005）。

严重广泛性牙周炎与全身性低度炎症、血液白细胞计数增加显著相关。

在代谢改变中，血脂异常以高密度脂蛋

白胆固醇显著降低和低密度脂蛋白胆固醇显著偏高为特征,非空腹血糖水平显著偏高(Nibali 等,2007),糖尿病患者牙周感染严重程度与血脂呈正相关,特别是低密度脂蛋白胆固醇水平偏高与抗牙龈卟啉单胞菌抗体滴度显著相关(Kuroe 等,2006)。

三、1 型糖尿病

(一)临床指标

1 型糖尿病患者易患牙周炎,儿童和青少年罹患 1 型糖尿病时,表现出更明显的牙菌斑和牙龈炎,牙周炎与 1 型糖尿病相关,OR 值为 2.78,牙周破坏严重程度与平均糖化血红蛋白值以及糖尿病病程显著相关,牙周病患病率取决于糖尿病持续时间、血糖控制和牙龈炎情况(Dakovic 和 Pavlovic,2008)。6—11 岁的 1 型糖尿病患者,牙周破坏增加,在 12 岁以后更是如此,糖尿病是牙周炎的重要危险因素,特别是对于 12—18 岁的青少年,1 型糖尿病儿童牙菌斑、牙龈炎和附着丧失显著增加(Lalla,Cheng 等,2006),牙周破坏取决于血糖代谢的控制情况,平均糖化血红蛋白水平和牙周病之间存在显著正相关,OR 值为 1.31(Lalla,Cheng 等,2007),牙周病与 1 型糖尿病平均病程密切相关,糖尿病与龈下菌斑检出牙龈卟啉单胞菌偏高显著相关,糖尿病牙周炎患者血清抗牙龈卟啉单胞菌免疫球蛋白 G 抗体水平显著升高(Takahashi 等,2001)。1 型糖尿病孕妇牙菌斑指数、牙龈炎、平均探诊深度和平均临床附着水平显著偏高(Guthmiller 等,2001)。

(二)慢性炎症

高血糖诱导氨基酸糖基化,产生晚期糖基化终产物,促进炎性反应并释放 TNF-α 和 IL-6。糖尿病患者龈沟液中前列腺素 E_2 和 IL-1β 含量显著偏高。1 型糖尿病患者对牙龈卟啉单胞菌的脂多糖成分有异常的单核细胞炎性分泌,单核细胞分泌更多的前列腺素 E_2、TNF-α 和 IL-1β(Salvi,Beck,Offenbacher,1998);在牙龈卟啉单胞菌脂多糖诱导下,糖尿病患者表现出显著偏高的单核细胞 TNF-α 分泌,单核细胞 TNF-α 分泌表型上调与这些患者更为严重的牙周疾病相关(Salvi 等,1997)。

(三)牙周治疗

牙周治疗有助于 1 型糖尿病患者的血糖控制,对于此类患者,牙周炎的治疗与预防是有效代谢控制的必要条件(Taylor,2003)。年轻糖尿病患者应定期进行牙周炎治疗与预防,以阻止牙周炎进展和牙周破坏(Lalla 等,2006),每三个月进行一次全口灭菌治疗可显著改善牙周状况和血糖控制,经过全口灭菌治疗,1 型糖尿病成年牙周炎患者牙菌斑指数显著降低,探诊出血和探诊深度减少,并能获得临床附着(Schara,Medvesck,Skaleric,2006)。

第 3 章

颌骨骨坏死

颌骨骨坏死是一种罕见疾病,通常为癌症患者或骨质疏松患者使用双膦酸盐药物治疗诱发,其病因病理包括:

- 骨转换抑制过度。
- 血管生成受损。
- 骨感染。

大多数颌骨骨坏死病例与癌症治疗使用静脉注射双膦酸盐有关,少数病例与骨质疏松症治疗有关。颌骨骨坏死主要发生于局部创伤或手术后,也有个别未使用双膦酸盐类药物而自发发生骨坏死的情况。双膦酸盐的作用是抑制骨吸收,可导致颌骨血管不足和骨转换(更新)能力不足,发生机械性损伤或感染后,不再能够正确修复而发生骨坏死。

一、临床症状

颌骨骨坏死通常表现为以下临床症状:

- 坏死骨暴露,下颌骨常见,也可发生于上颌骨或上腭部。
- 难以愈合的坏死性病变。
- 肿胀,有疼痛或无疼痛。
- 骨感染,如骨髓炎。

颌骨骨坏死通常发生于在双膦酸盐长期治疗后,平均药物治疗时间为 38.7 个月。放射成像或磁共振成像可确认颌骨骨坏死部位。发病机制是:双膦酸盐治疗抑制正常骨吸收和骨形成周期,导致骨改建能力异常(Raje 等,2008)。

二、风险因素

颌骨骨坏死的风险因素包括:

- 癌症。
- 持续的双膦酸盐治疗。
- 牙病或感染。
- 使用皮质类固醇。
- 高龄。
- 牙科手术或拔牙。
- 静脉使用双膦酸盐。
- 放疗。
- 化疗。
- 吸烟。
- 口腔卫生差。
- 酗酒。
- 糖尿病。

三、骨质疏松治疗

因骨质疏松症接受双膦酸盐治疗的患者,发生颌骨骨坏死的概率较低,主要为下颌骨受累,其次是上颌骨,通常发生于女性绝经后骨质疏松患者,年龄超过 60 岁,经历牙科手术或口腔创伤(Pazianas 等,2007)。骨质疏松症治疗后颌骨骨坏死病例占所有骨坏死病例的 5%,在接受双膦酸盐治疗的骨质疏松症患者中,发生颌骨骨坏死的估算概率低于每年 1/10 万(Khan 等,2009)。

四、肿瘤治疗

约 94% 的骨坏死病例发生于肿瘤治疗患者,多发性骨髓瘤或癌症骨转移接受大剂量静脉内双膦酸盐治疗时,发生颌骨骨坏死的风险很高,常见于下颌骨外科手术后,病理机制是双膦酸盐治疗过度抑制骨转换(Woo,Hellstein,Kalmar,2006)。颌骨骨坏死取决于药物治疗剂量和治疗时间,在接受双膦酸盐治疗 36 个月的患者中,发生率为 1% 到 12% 不等(Khan 等,2009)。多发性骨髓瘤患者发病率约为 3.2%。骨坏死的其他显著相关危险因素有:较长时间的帕米膦酸治疗(静脉注射双膦酸盐)、拔牙、环磷酰胺治疗(化疗)、泼尼松治疗(皮质类固醇)、促红细胞生成素治疗、低血红蛋白水平、肾透析和高龄(Jadu 等,2007)。

五、双膦酸盐

双膦酸盐可分为两类:

1. 含氮双膦酸酯或氨基双膦酸酯　主要作为骨吸收抑制剂有效预防骨折,包括阿仑膦酸盐、利塞膦酸盐、伊班膦酸盐、帕米膦酸盐和唑来膦酸盐,是临床常用药,能干扰法尼基焦磷酸合成酶等,其中,静脉给药帕米膦酸和唑来膦酸与颌骨骨坏死有统计学相关意义(Aapro 等,2008)。

2. 不含氮双膦酸酯　包括依替膦酸酯、替洛膦酸酯和氯膦酸酯,由于效果不佳而很少用于临床治疗,常用于掺入含三磷酸腺苷的化合物中以抑制细胞功能(Aapro 等,2008)。

六、骨坏死处理

(一)预防

在开始使用双膦酸盐治疗骨质疏松症,特别是癌症之前,应先对患者进行牙科检查,所有的口腔感染都必须得到治疗;双膦酸盐治疗开始后,应告知患者骨坏死风险,敦促其遵循定期牙科保健计划,严格预防和治疗所有口腔感染;治疗期间,应尽可能避免各种侵入性治疗(Shenker 和 Jawad,2007)。双膦酸盐治疗前应对所有潜在感染部位进行处理(Woo 和 Hellstein,Kalmar,2006)。牙种植手术需要骨预备和骨再生过程,因而也有骨坏死风险,应尽量采用牙周、牙髓治疗或非种植方法给予替代,如通过牙髓治疗避免拔牙,采用冠桥修复代替种植修复。如果手术不可避免,应采用保守微创技术,术前术后采用洗必泰冲洗和漱口,如果手术过程繁杂或存在其他骨坏死危险因素,可以使用抗生素(Expert Panel,2006)。

通过以上预防措施,可使骨坏死发生率从 3.2% 降低到 1.3%,在接受双膦酸盐治疗的癌症患者中,定期牙科检查和预防措施可以显著降低颌骨骨坏死发生率(Ripamonti 等,2009),预防应侧重于双膦酸盐治疗期间保持良好的口腔卫生(Khan 等,2006)。

(二)治疗

双膦酸盐具有长效作用,可以在骨细胞中保留数月甚至数年。诊断颌骨骨坏死后,应立即停用双膦酸盐。

诊断颌骨骨坏死后,以下治疗是必要的:

· 保守的死骨清创术。

· 良好的疼痛控制。

· 有效的抗感染治疗。

· 抗菌冲洗剂和抗生素。

· 排出双膦酸盐(Woo,Hellstein,Kalmar,2006)。

治疗通常应侧重于保守的外科手术(Khan 等,2006)。

第4章

牙周炎与心血管疾病

一、概述

心血管疾病是西方国家最常见的疾病之一，慢性感染和慢性炎症是心血管疾病发病的两个重要危险因素。

牙周病菌斑引起的慢性微生物感染和慢性炎症可能使患者容易罹患动脉粥样硬化。口腔炎性疾病如牙龈炎和牙周炎由牙菌斑微生物引起，牙周病严重时可引起全身性慢性低度炎症，牙周细菌可迁移至大体循环，引起周期性全身性菌血症并损害血管细胞。牙周炎高发与心血管疾病相关，包括动脉粥样硬化、心肌梗死和卒中等，周围动脉疾病以及亚临床动脉粥样硬化（由颈动脉内膜厚度测量所定义）也与严重牙周炎有关。

动脉粥样硬化与牙周炎之间的联系主要归因于两个机制：全身性炎性反应的综合作用，牙周细菌对血管宿主组织的特定作用。

牙周炎和心血管疾病的辅因子有：

- 高血压。
- 糖尿病。
- 吸烟。
- 脂代谢异常，包括低密度脂蛋白胆固醇偏高、高密度脂蛋白胆固醇偏低和甘油三酸偏高。
- 高体重指数。
- 缺乏体育锻炼。
- 基因遗传。
- 压力。
- 长期酗酒。

牙周病患者发生动脉粥样硬化的危险因素包括：

- 慢性炎症状态。
- 微生物感染或全身菌血症导致的直接损害，微生物抗原引起的间接交叉反应。
- 血浆脂蛋白氧化损伤或脂质过氧化。
- 血管内皮功能障碍。
- 血小板活化。

(一)慢性炎症

牙周炎与全身性炎症状态升高及心血管疾病如动脉粥样硬化、心肌梗死和卒中风险增加有关（Mealey 和 Rose，2008），全身性炎症可能促进脂质在血管壁堆积并发生动脉粥样硬化。

牙周炎局部进行性发展，导致支持组织破坏和牙槽骨丧失，引起全身性炎症，产生更多血清细胞因子和炎症介质，大多数患者全身炎症标志物水平升高，如 C 反应蛋白、IL-6 和纤维蛋白原（Amabile 等，2008；Amar 等，2003；Bizzarro 等，2007；Chen 等，2008；D' Aiuto 2004；Karnoutsos 等，2008；Linden 等，2008；Meurman 等，2003；Smith 等，2009）。

(二)感染

慢性感染是心血管疾病发病的危险因

素。有两个重要的致病机制。

1. 微生物感染后循环系统内和血管壁内细菌的直接作用 血管外科切除的某些动脉粥样硬化病变中可检测到来自牙周病原体的 DNA,患者的动脉粥样斑块和牙周袋中都检出放线杆菌,表明牙周细菌可能在动脉粥样硬化发病中发挥作用(Padilla 等,2006)。

2. 微生物抗原对自身抗原的交叉反应或分子模拟诱发的自身免疫 牙周炎可导致口腔细菌全身性暴露,并产生引起动脉粥样硬化和冠心病的炎症介质,而拔牙、牙周手术和洁治等治疗可能导致细菌进入全身循环,前列腺素 E₂、白介素-1β(IL-1β)和肿瘤坏死因子-α(TNF-α)等促炎细胞因子的作用以及细菌内毒素可引起内皮细胞中毒。

牙周感染或宿主对感染的反应可能在冠心病发病中发挥作用。牙周病原体的血清抗体与冠心病表现出关联关系:所有抗体水平都与颈动脉内膜中层厚度测量值呈正相关,表明牙周病原体血清抗体与亚临床动脉粥样硬化有关,进而与未来的冠心病发病相关。牙龈卟啉单胞菌感染会增加心肌梗死风险,抗牙龈卟啉单胞菌 IgA 类抗体高水平可以独立预测心肌梗死,并不受其他心血管危险因素影响(Pussinen 等,2003,2004,2005;Yamazaki 等,2007)。

(三)血脂异常

牙周感染与动脉粥样硬化脂蛋白血浆水平升高相关,由于代谢改变,慢性感染引起全身性疾病的风险增加。牙周炎是心血管疾病的独立风险因素,这是因为牙周炎可引起系统性炎性反应和高脂血症。牙周炎患者中,脂蛋白相关磷脂酶 A2 的血清水平升高,这是一种血脂异常标志物,并与心血管疾病风险相关(D'Aiuto 等,2006;Katz 等,2002;Losche 等,2005;Nibali 等,2005;等,2007;Rufail 等,2005,2007)。

(四)内皮功能障碍

内皮功能障碍作为发病机制之一,与炎

症一起,共同导致动脉硬化。内皮功能障碍可通过血流介导肱动脉扩张测试进行诊断。牙周疾病相关的慢性全身性炎症可导致血管内皮功能受损,牙周细菌还可与血管组织直接相互作用,所引起的内皮功能障碍是动脉粥样硬化发病机制中的重要因素。

牙周治疗可改善内皮功能,减少炎症标志物。通过牙周治疗消除口腔感染后,血流介导肱动脉扩张测量表明内皮功能得到改善(Amar 等,2003;Elter 等,2006;Seinost 等,2005;Tonetti 等,2005,2007)。

(五)血小板活化

牙周炎由革兰阴性细菌引起,而革兰阴性细菌慢性感染是血栓栓塞事件的危险因素。牙菌斑及其产物中的细菌会播散到血循环中,增加心血管疾病相关血栓栓塞事件。牙周炎患者由于经常发生细菌播散,更多血小板被激活,纤溶活性受损,导致血栓形成前状态。牙周疾病患者纤溶酶原激活物抑制剂-1 的血浆水平升高,为血栓前状态的标志物,炎性磷脂介质血小板活化因子在炎性牙龈组织、龈沟液和唾液中含量增加(Antonopoulou 等,2003;Bizzarro 等,2007;McManus,Pinckard,2000;Renvert 等,2006;Sharma 等,2000)。

(六)患者治疗

口腔感染可能是系统性疾病的重要危险因素,预防全身病情,必须控制口腔疾病。预防心血管疾病,通过健康教育鼓励和保持更好的口腔卫生是重要内容,牙周炎患者可通过强化牙周治疗受益,抑制冠状动脉疾病进展。

牙医和内科医生应预防处理心血管疾病相关危险因素,包括:

- 动脉硬化。
- 血脂异常。
- 高血压。
- 糖尿病。
- 吸烟。

- 高体重指数和高腰臀比。
- 牙周病。
- 缺乏体力活动。
- 压力。

牙医和内科医生还应就心血管疾病与牙周炎的关系对患者进行，鼓励他们戒烟、低脂饮食、定期运动和保持良好口腔卫生。对于心血管疾病患者，牙医在进行口腔治疗前，应缓解患者压力，检查血压，查阅患者所有医疗处方。

二、慢性炎症状态

(一)炎症标志物和细胞因子

炎症标志物包括：

- C 反应蛋白。
- 红细胞沉降率（血沉）。
- 白细胞计数。
- 纤维蛋白原。
- 血清淀粉样蛋白 A。

炎性细胞因子如下：

- 血栓素 A_2。
- IL-1β。
- IL-6。
- 前列腺素 E_2。
- TNF-α。

1. 炎症标志物

(1)C 反应蛋白：重度牙周炎患者血清高敏 C 反应蛋白水平明显偏高（Amar 等，2003)，冠心病患者也显示出较高水平的血清 C 反应蛋白（Meurman 等，2003）。牙周炎与 C 反应蛋白升高正相关，患者 C 反应蛋白浓度大于 3mg/L 时，罹患重度牙周炎的风险高出 2.49 倍（Linden 等，2008）。牙周炎等慢性感染导致炎症状态，血清 C 反应蛋白水平高于健康人（Bizzarro 等，2007），健康人血清 C 反应蛋白中位水平为 1.42mg/L，而牙周炎患者中位值为 2.19mg/L（Briggs 等，2006）。血清 C 反应蛋白偏高与牙脱落率增加相关，OR 值为 2.17（Linden 等，2008）。对于有冠状动脉病变的牙周炎患者，应更为重视系统性炎性反应，此类患者平均牙周袋深度大于无冠状动脉病变患者，平均袋深与高敏 C 反应蛋白以及冠脉病损血管造影评分显著相关（Amabile 等，2008）。

血清 C 反应蛋白水平与牙周治疗结果显著相关，牙周非手术治疗可以显著降低全身性炎症血清标志物，并显著降低 C 反应蛋白水平（D'Aiuto 等，2004），强化牙周治疗可显著减少炎症标志物，治疗后 1～2 个月，血清 C 反应蛋白显著降低（D'Aiuto 等，2006）。

(2)红细胞沉降率（血沉）：牙周炎等慢性感染引起全身性炎症状态，红细胞沉降率偏高（Bizzarro 等，2007），冠心病患者也表现出较高水平的血红细胞沉降率（Meurman 等，2003）。

(3)白细胞：牙周炎导致炎症状态，白细胞计数升高（Bizzarro 等，2006）。患者处于全身性低度炎症状态时，血液白细胞计数显著增加（Nibali 等，2007），牙周炎引起的慢性低度炎性反应以血液中性粒细胞和单核细胞水平升高为特征（Smith 等，2009）。

(4)血清淀粉样蛋白 A 和纤维蛋白原：牙周炎与纤维蛋白原等血清炎症标志物水平升高相关（Linden 等，2008），同时患有牙周炎和冠状动脉病变的患者，平均牙周袋深度与血清淀粉样蛋白 A 及纤维蛋白原水平显著相关（Amabile 等，2008）。冠心病患者也显示较高的血清纤维蛋白原浓度（Meurman 等，2003）。

2. 炎性细胞因子　炎症介质如 TNF-α、IL-1β 和前列腺素 E_2 可能对冠心病和动脉粥样硬化有重要作用，牙周组织中的单核细胞，可对菌斑病原体脂多糖成分产生反应，分泌炎症介质：

- TNF-α。
- IL-1β。
- 前列腺素 E_2。

·血栓素 A_2。

这些介质可在局部牙周组织和全身血管中产生作用。炎性细胞因子促进胆固醇在单核细胞积聚，促进血管平滑肌增生和血管增厚，导致动脉粥样硬化发生。牙周炎患者炎症介质如环氧合酶 2、TNF-α 和 IL-1β 上调（Smith 等，2009），这是因为牙周炎可引起口腔病原体全身性暴露，并产生与心血管疾病发病相关的炎症介质，口腔细菌产生细胞因子和脂多糖进入循环系统，细胞因子具有直接作用，促进动脉粥样硬化，而脂多糖会诱导炎症介质如 TNF-α、IL-1β 和前列腺素 E_2 产生（Karnoutsos 等，2008）。牙周炎导致血清 TNF-α 和 IL-6 水平升高（Chen，Umeda 等，2008），牙周非手术治疗可显著减少炎症介质，降低 IL-6（D'Aiuto 等，2004），强化的牙周治疗后可在治疗后 1～2 个月显著降低血清 IL-6 浓度（D'Aiuto 等，2006）。

（二）临床表现

1. 冠心病　冠心病患者常表现出更多的牙科感染迹象，存留牙及支持组织常呈病态，缺牙可能性显著增加（Meurman 等，2003）。冠心病患者存留牙数目显著减少，且病理性牙周袋显著增多，缺牙和佩戴义齿的情况更为常见（Buhlin 等，2005），牙周袋和缺牙平均数量显著增加，松动牙、出血部位、牙周袋的比例显著增加（Geerts 等，2004）。冠状动脉疾病患者牙周袋显著加深，附着丧失显著增大（Nonnenmacher 等，2007），牙周袋袋深数值与美国心脏病学会/美国心脏协会的冠状动脉造影评分值显著相关（Amabile 等，2008），38% 的冠心病患者存在明显的牙周病风险，这些患者的菌斑部位与数量、探诊出血部位与程度，以及探诊深度超过 4mm 或 6mm 的部位都显著增加（Briggs 等，2006）。

牙龈炎患者罹患冠状动脉疾病的风险增高 3.37 倍（Meurman 等，2003），牙周炎与冠心病患病率之间存在线性正相关，通过影像学分析牙槽骨丧失或探诊检查牙周袋深分组牙周病人群，最高组别人群的冠状动脉疾病发病率是最低组别人群的 2.12 倍（Dietrich 等，2008）。牙周炎患者的冠状动脉疾病风险可高出 1.14 倍。一项前瞻性队列研究表明，存留牙少于 10 颗的患者出现冠状动脉疾病的风险显著增高 1.24 倍。一项病例对照研究指出，牙周炎患者冠状动脉疾病风险显著增高 2.22 倍；一项横断面研究发现，牙周炎患者的冠状动脉疾病患病率显著增加 1.59 倍（Bahekar 等，2007）。平均探诊深度大于 2mm 时，心电图异常风险可增加 1.6 倍；平均附着丧失大于 2.5mm 时，心电图异常风险增加 1.7 倍。心肌扩张引起左心室肥大并出现心电图异常，冠状动脉疾病出现 ST 段压低，这些异常与平均探诊深度、平均附着丧失、存留牙数量、牙菌斑指数等均显著相关（Shimazaki 等，2004）。

2. 卒中　牙周炎和卒中风险之间的相关性很高，非致命性卒中与附着丧失大于 6mm 相关，OR 值为 4（Sim 等，2008）。牙周炎是非出血性卒中和全脑血管意外的重要危险因素，其中非出血性卒中相对风险如下：

·牙龈炎 1.24。

·缺牙 1.41。

·牙周炎 2.11。

全脑血管意外（出血性和非出血性）的相对风险如下：

·牙龈炎 1.02。

·缺牙 1.23。

·牙周炎 1.66（Wu 等，2000）。

无心血管疾病的患者，牙龈卟啉单胞菌全身性暴露会增加卒中风险，牙龈卟啉单胞菌 IgA 血清检测阳性的男性，发生卒中的多变量优势比为 1.63，牙龈卟啉单胞菌 IgA 血清阳性的女性，发生卒中的多变量优势比为 2.3（Pussinen 等，2007）。

3. 动脉粥样硬化　超声检查常用于测量颈动脉内膜中层厚度，一般采用高分辨率

B 超在颈总动脉做检查测量。

严重牙周炎与心血管风险增加相关。牙周炎患者颈动脉内膜中层平均厚度显著大于健康人群，而颈动脉内膜中层增厚是亚临床动脉粥样硬化的诊断依据，即，牙周炎与亚临床动脉粥样硬化相关（Cairo 等，2008）。颈总动脉或颈内动脉斑块也可使用高分辨率超声多普勒测量，按牙缺失或临床附着丧失数据分组，牙缺失或临床附着丧失最少的前 1/3 患者相较于最多的后 1/3 患者，颈动脉斑块患病率有 10% 的显著差异（Desvarieux 等，2004）。女性牙周炎患者颈总动脉内膜中层平均厚度显著偏高，亚临床动脉粥样硬化与牙菌斑数量、牙龈炎、探诊出血、牙周袋袋深有相关关系（Soder 和 Yakob，2007）。

三、感染

（一）血管病变中的细菌检测

接受血管外科手术治疗的患者中，在颈动脉或股动脉的动脉粥样硬化斑块内检测到来自牙周病原体的 DNA，以普氏杆菌 DNA 常见，变黑普氏菌和牙龈卟啉单胞菌 DNA 偶见（Fiehn 等，2005）。可在同一患者的血管粥样斑块和牙周袋中分离出放线杆菌（Padilla 等，2006）。外周动脉术后，52% 的血管粥样硬化病变样本中可检测到牙周细菌，严重外周动脉疾病患者，在动脉粥样斑块中检出牙龈卟啉单胞菌的概率更高，牙周炎可使周围动脉疾病风险增加五倍（Chen 等，2008），冠心病患者中，中间普氏菌平均计数显著增高（Nonnenmacher 等，2007）。实验研究中，动物接种牙龈卟啉单胞菌后，动脉粥样硬化血管病变更为严重，接种牙龈卟啉单胞菌的小鼠，主动脉近端病变面积显著增大（Li 等，2002）。

（二）脂多糖

感染是动脉粥样硬化和血栓栓塞的危险因素。革兰阴性细菌外膜中的脂多糖具有内毒素属性（Nonnenmacher 等，2007），急性冠脉综合征患者的口腔细菌总含量显著偏高，特别是牙龈卟啉单胞菌、福赛斯坦纳菌和密螺旋体（Renvert 等，2006），牙周病原体与冠状动脉疾病之间存在显著相关性，OR 值为 1.92，牙周袋内伴放线放线杆菌数量与冠脉疾病之间也存在显著相关性，OR 值为 2.7（Spahr 等，2006）。牙龈卟啉单胞菌可通过一般性炎症反应及对宿主组织特异性作用诱导动脉粥样硬化病变，在低密度脂蛋白参与作用下，牙龈卟啉单胞菌脂多糖可诱导巨噬细胞形成泡沫细胞（Kuramitsu，Kang，Qi，2003）。微生物病原体可通过激活炎症标志物或炎症介质，以及对血管的直接损害作用诱导动脉粥样硬化。牙周细菌能损害脉管系统，如牙龈卟啉单胞菌可侵袭上皮和内皮细胞；牙周炎还可能是远位组织器官炎症反应的病因，实验性牙周炎动物的主动脉有更为严重的脂质沉积，且牙周炎严重程度与血管脂质沉积程度呈正相关（Jain 等，2003）。

（三）牙龈卟啉单胞菌及其抗体滴度升高

口腔细菌可能促进动脉粥样硬化，牙周感染伴血清抗体滴度升高与冠脉疾病之间存在关联，其中以抗牙龈卟啉单胞菌抗体应答最为常见（Yamazaki 等，2007）。冠心病患者抗牙龈卟啉单胞菌 IgA 和 IgG 抗体血清阳性率较非冠心病患者显著增高（Pussinen 等，2005）；抗牙龈卟啉单胞菌 IgG 抗体血清阳性者，冠脉疾病发病率显著增高（Pussinen 等，2003）。抗牙龈卟啉单胞菌 IgA 抗体水平可独立预测心肌梗死危险，不受其他心血管风险因素影响，心肌梗死发病率随抗体水平四分位数的增加而显著增高，与抗体水平最低的第一个四分位数相比，心肌梗死 OR 值分别为：

- 第二个四分位数 2.47。
- 第三个四分位数 3.3。
- 第四个四分位数 3.99（Pussinen 等，2004b）。

牙龈卟啉单胞菌感染与卒中相关,有卒中或冠心病病史的患者,抗牙龈卟啉单胞菌IgA抗体血清检测多为阳性;并且,牙龈卟啉单胞菌血清检测阳性的患者,二次卒中危险增大,OR值为2.6(Pussinen等,2004a)。

(四)伴放线放线杆菌

抗伴放线放线杆菌和牙龈卟啉单胞菌结合抗体应答增高时,患者更常见冠状动脉疾病,OR值为1.5(Pussinen等,2003),男性心梗患者伴放线放线杆菌IgA血清检测阳性率显著升高,总抗体水平与颈动脉内膜中层厚度和亚临床动脉粥样硬化也呈正相关(Pussinen等,2005)。伴放线放线杆菌感染也与卒中相关,患者伴放线放线杆菌IgA血清检测阳性时,卒中危险增大,多变量优势比为1.6(Pussinen等,2004a)。

四、脂蛋白指标

牙周炎与代谢性改变风险增加有关,严重牙周炎与心血管疾病的代谢性风险因素相关:牙周炎患者存在可引起动脉粥样硬化的血脂异常,保护性的高密度脂蛋白胆固醇血浆水平显著降低,而有害的低密度脂蛋白胆固醇血浆水平则显著升高(Nibali等,2007)。患者发生广泛侵袭性牙周炎时,存在以下表现:

- 大、中、小分子极低密度脂蛋白血浆水平显著偏高。
- 中等密度脂蛋白血浆水平显著偏高。
- 小分子低密度脂蛋白血浆水平显著偏高。
- 大分子低密度脂蛋白血浆水平显著偏低。

患者循环系统有大量低密度脂蛋白,并且其平均分子大小显著偏低(Rufail等,2005)。牙周感染与引起动脉粥样硬化的脂蛋白种类升高有关,平均牙周袋袋深与极低密度脂蛋白水平呈正相关。引起动脉粥样硬化的脂蛋白表型-亚型B类别(subclass pattern B),其特点是以小而致密的低密度脂蛋白为主要成分,在不同人群的分布为:

- 健康人8.3%。
- 局部侵袭性牙周炎患者33.3%。
- 广泛侵袭性牙周炎患者66.6%(Rufail等,2007)。

牙周袋可能与血脂水平升高和动脉粥样硬化相关,与总胆固醇偏高和低密度脂蛋白胆固醇偏高呈正相关(Katz等,2002)。缺牙患者更常见致动脉粥样硬化性血脂状况,呈保护性高密度脂蛋白胆固醇血浆水平偏低,而女性缺牙患者总胆固醇和甘油三酸酯水平显著偏高(Johansson等,1994)。牙龈卟啉单胞菌可在血管细胞培养时导致泡沫细胞形成,其外膜囊泡和脂多糖能诱导低密度脂蛋白改变,低密度脂蛋白改变又导致胆固醇和脂质在血管壁中沉积(Kuramitsu等,2002)。抗伴放线放线杆菌和牙龈卟啉单胞菌的结合IgG抗体水平与血浆高密度脂蛋白胆固醇水平呈显著负相关(Pussinen等,2003)。

脂蛋白相关磷脂酶A_2是心血管疾病的危险因素,脂蛋白相关磷脂酶A_2和低密度脂蛋白胆固醇水平又与牙周炎临床指数显著相关,局部牙周治疗可以显著降低脂蛋白相关磷脂酶A_2血浆水平约10%(Losche等,2005),强化牙周治疗后2个月和6个月,血浆总胆固醇水平显著降低,弗雷明汉心血管风险评分也显著降低(D'Aiuto等,2006)。

五、血管内皮功能障碍

(一)发病机制

内皮功能障碍是血管疾病发病的重要因素(D'Aiuto等,2007)。牙周疾病的慢性炎症可导致血管内皮功能受损(Elter等,2006),牙周炎是动脉粥样硬化和血栓栓塞的危险因素。内皮功能在动脉粥样硬化发病机制中发挥重要作用,血流介导肱动脉扩张试验观察随血流增加发生的内皮依赖性动脉舒张，可定量分析内皮功能。

炎性细胞因子刺激内皮细胞会导致内皮细胞抗血栓和舒张血管特性丧失，牙周病原体可能通过两种机制影响内皮细胞：菌血症和侵入血管壁中细菌的直接作用，诱导全身性炎症的间接作用（D'Aiuto 等，2007）。

通过测量血流过程中肱动脉直径评估内皮功能，并检测炎性介质水平、凝血标志物和内皮激活标志物（Tonetti 等，2007），重度牙周炎患者血流介导肱动脉扩张显著偏低，口腔病原体诱发内皮功能障碍和全身性炎症，内皮功能障碍与出现心血管症状之前的冠脉疾病相关（Amar 等，2003）。

（二）治疗

牙周病损减少可以改善内皮功能，强化牙周治疗后，血流介导肱动脉扩张显著增强，而内皮功能障碍标记物（如血浆可溶性 E-选择素）则显著降低（Tonetti 等，2007）。通过牙周治疗消除口腔慢性感染，血流介导扩张测量证实内皮功能改善，血流介导动脉扩张增加，血浆炎症介质如 IL-6 等显著减少（Elter 等，2006）。重度牙周炎治疗后可以逆转内皮功能障碍，有效的牙周治疗显著增加血流介导肱动脉扩张，并显著降低血浆 C 反应蛋白等炎症标记物（Seinost 等，2005），血浆 C 反应蛋白水平与血流介导肱动脉扩张呈负相关（Amar 等，2003）。牙周强化治疗 2 个月后，收缩压也显著降低（D'Aiuto 等，2006）。

六、血小板激活

牙周炎患者的血小板激活更明显，激活的血小板和白细胞可能导致血栓性疾病增加。牙周病原体促使血小板聚集和泡沫细胞形成，刺激宿主反应可导致血管损伤和血栓性疾病（Renvert 等，2006）。牙龈卟啉单胞菌囊泡能在体外诱导小鼠血小板聚集，血链球菌也能在体外诱导血小板聚集，口腔菌斑细菌及其产物可播散到循环系统，促使血栓栓塞，可能导致心肌梗死和卒中（Sharma 等，2000）。

血小板活化因子是具有促炎作用的磷脂，牙周病患者唾液中血小板活化因子增加，并且与炎症程度相关。牙周炎患者牙龈组织和龈沟液中的血小板活化因子增加，其相关信号系统可引起急性炎症和血栓栓塞（McManus 和 Pinckard，2000）。发炎的牙龈组织、唾液和龈沟液血小板活化因子升高，龈沟液中含有羟基血小板活化因子类似物，作为一种生物活性磷脂在口腔炎症中发挥作用，血小板活化因子及羟基血小板活化因子类似物可能是炎症和血栓栓塞导致心血管疾病增加的原因（Antonopoulou，Tsoupras 等，2003）。纤溶酶原激活物抑制剂 1 的活性是血栓前状态标志，严重牙周炎患者血浆纤溶酶原激活物抑制剂 1 活性血浆水平显著升高（Bizzarro 等，2007）。

第5章

牙周炎、关节炎和骨质疏松

一、概述

(一)发病机制

1. 临床指标 关节炎是一般人群常见疾病,女性更易受到影响。类风湿关节炎是一种慢性多关节炎,表现为滑膜炎、疼痛、肿胀、压痛、滑膜肥大和关节积液,韧带、肌腱、囊膜组织发生退化时可导致关节破坏。类风湿关节炎患者的血清通常含有类风湿因子,为自身抗体,高滴度的类风湿因子是侵袭性风湿病并出现关节外临床症状的指征。血清抗瓜氨酸肽自身抗体(ACPA)是类风湿关节炎更具特异性的标志物,但不如类风湿因子敏感。由于全身性炎症,血清急性期反应物如血沉、C反应蛋白和纤维蛋白原升高。磁共振成像和X线片常见关节软骨退化、骨侵蚀和近关节骨丢失。判断疾病严重程度的指征包括:

- 肿胀关节数量。
- 高血沉。
- 高滴度类风湿因子。
- 骨侵蚀。
- 人类白细胞抗原 HLA DRB1 * 0401 基因和 HLA DRB1 * 0404 基因表型。

药物治疗通常包括止痛药、非甾体类抗炎药、皮质类固醇、可缓解疾病的抗风湿药物(DMARDS)。

2. 慢性炎症 自身免疫性疾病与B淋巴细胞介导的体液免疫应答、T淋巴细胞和单核细胞介导的细胞免疫应答,以及巨噬细胞和白细胞的吞噬作用等相关。

病原体的免疫应答有T淋巴细胞和B淋巴细胞、巨噬细胞、自然杀伤细胞、嗜中性粒细胞、嗜酸性粒细胞和嗜碱性粒细胞参与,包含多个阶段:

- 白细胞向抗原迁移。
- 巨噬细胞识别病原体。
- T淋巴细胞和B淋巴细胞识别抗原。
- 效应细胞放大反应。
- 通过吞噬作用或细胞毒性破坏抗原。

感染性微生物可能是慢性关节炎的病因,这种现象有多种机制解释,例如持续慢性感染时,微生物抗原和某些关节分子之间存在病理性交叉免疫反应。持续存在的某种微生物抗原,如衣原体改性自身抗原丝蛋白、免疫球蛋白或热休克蛋白,可能引起变态免疫应答,关节组织出现大量CD4阳性T细胞、B细胞与抗体生成浆细胞浸润,滑膜成纤维细胞产生破坏性酶如胶原酶和组织蛋白酶,CD4阳性淋巴细胞诱导干扰素γ产生,巨噬细胞产生白介素-1(IL-1)和肿瘤坏死因子-α(TNF-α)等细胞因子,细胞因子激活和调节免疫系统及炎症反应,细胞因子种类很多,如IL-2、干扰素、IL-10、IL-1α、IL-1β、IL-18、IL-17、趋化因子和IL-8,随活性氧和细胞因子产生，滑膜组织中白细胞迁移增加，IL-1 和 TNF-α 诱导胶原酶产生和破骨细胞活化，破骨细胞导致骨吸收。

3. 主要组织相容性复合体　主要组织相容性复合体由人类白细胞抗原 HLA Ⅰ类和Ⅱ类基因组成，在许多自身免疫性疾病中具有一定作用。Ⅱ类主要组织相容性等位基因 HLA-DR4 是类风湿关节炎的遗传危险因素，并且相关等位基因 HLA-DRB1 * 0401 和 HLA-DRB1 * 0404 预示更高的疾病风险。HLA 分子在 T 淋巴细胞活化中起作用，可与抗原肽结合并呈递给 T 淋巴细胞以诱导免疫反应。Ⅰ类基因由不同的等位基因组成：HLA-A、HLA-B 和 HLA-C，Ⅱ类基因由不同区域组成：HLA-DR、HLA-DQ 和 HLA-DP，HLA 基因型差异决定其病原抵抗力，某些 HLA 等位基因与自身免疫性疾病有关（Kasper 等，2008）。

Ⅰ类等位基因 HLA-B27 与脊椎关节炎相关，HLA-Cw6 与牛皮癣相关，Ⅱ类等位基因 HLA-DRB1 基因座和 HLA-DPB1 基因座与青少年特发性关节炎有关，HLA-DRB1 * 0401 和 HLA-DRB1 * 0404 基因与类风湿关节炎相关，这些基因编码 DRB 分子的独特序列，称为共享表位，是疾病严重性的风险因素。

HLA DR4 抗原与牙周炎和类风湿关节炎都有相关性（Fauci 等，2008）。

（二）牙周炎和关节炎

风湿病和牙周炎都是常见的炎症性疾病。自身免疫性疾病包括结缔组织的免疫性和炎性改变，滑膜产生多种细胞因子：TNF-α、IL-1、IL-6、IL-8、前列腺素和基质金属蛋白酶引起结缔组织破坏。

风湿病包括：

· 类风湿关节炎。

· 不同起源的强直性脊柱炎和脊椎关节病。

· 干燥综合征。

· 幼年特发性关节炎。

类风湿关节炎是滑膜组织慢性炎性疾病，并具有某些关节外症状。类风湿关节炎、幼年特发性关节炎和某些时期的舍格伦综合征可能与牙周炎有关。类风湿关节炎是全身性自身免疫性疾病，慢性炎症引起关节破坏和滑膜增生，严重类风湿关节炎患者的牙周炎风险增加，而牙周炎患者也呈现较高的关节炎患病率。

牙周炎和类风湿关节炎的炎症反应有相似特征，如牙周炎导致牙周韧带破坏和牙根周围骨破坏，关节炎导致关节骨组织、韧带和软骨破坏，患者都可能出现炎症反应调节异常。慢性关节炎继发并发症会影响口腔健康，如风湿病患者有时会出现唾液流速和唾液成分改变，这些患者需要牙科定期诊查以预防牙周炎，关节炎引发牙周病时，类风湿关节炎患者出现更高的血清炎症标志物，口腔局部感染引起牙周组织炎症，破骨细胞吸收骨导致骨丧失，牙周炎和关节炎骨丧失都是骨过度吸收的结果，组织破坏表现也相似，都由白细胞介导，过多的中性粒细胞激活、过度脱粒和释放活性氧（如超氧化物自由基），继而导致牙周组织损伤或关节破坏。牙周炎也会向大体循环系统播散病原体，存在于循环系统中的细菌产物、细胞和酶引起免疫应答，在血清或牙龈液产生更高水平的抗体和细胞因子。

关节炎和牙周炎之间存在相似之处，其一疾病的治疗措施可能会影响另一疾病病情演化（Mercado，Marshall，Bartold，2003）。牙周病治疗可能有益于关节炎临床和生物学指标控制，伴有严重牙周炎的类风湿关节炎患者，经牙周治疗后，全身风湿性疾病指标得以改善；关节炎经过抗炎治疗后，龈沟液中炎性标志物水平也会降低（Abou Raya 等，2007；Abou Raya，Naim，Abuelkheir，2007；Al Katma 等，2007；Bartold，Marshall，Haynes 2005；Ebersole 等，1997；Havemose-

Poulsen 等，2006；Kasser 等，1997；Mercado 等，2000；Miia 等，2005；Miranda 等，2003；Moen 等，2005；Ribeiro，Leao，Novaes，2005；Welbury 等，2003；Zhang 等，2005）。

二、牙周炎与关节炎

（一）牙周炎与类风湿关节炎

1. 临床表现　牙周炎和类风湿关节炎有相似之处，类风湿关节炎患者常有口腔表现，如有多个牙缺失、多部位深牙周袋（Mercado 等，2001），他们罹患牙周疾病并导致缺牙的可能性更大（de Pablo，Dietrich，McAlindon，2008），探诊深度大于 4mm、附着丧失大于 2mm、放射影像学分析牙槽骨丧失大于 2mm 的部位比例更高，这些参数与血清 IgM 和 IgA 类风湿因子水平有相关关系（Havemose-Poulsen 等，2006）。牙周炎患者的类风湿关节炎患病率显著增加，同时，类风湿关节炎患者也常见更为严重的牙周疾病（Mercado 等，2000）。类风湿关节炎患者伴发牙周炎时，C 反应蛋白水平、血沉、纤维蛋白原和 TNF-α 含量升高（Abou Raya，Naim，Abuelkheir，2007），同时患有牙周炎和类风湿关节炎的患者，表现出更高的红细胞沉降率、高敏感性 C 反应蛋白、纤维蛋白原和 TNF-α（Abou Raya 等，2007），类风湿关节炎患者常见伴发牙周疾病，以下关节炎临床症状与中到重度牙槽骨丧失有相关关系：

- 关节晨僵时间更长。
- 红细胞沉降率加快。
- C 反应蛋白升高（Zhang 等，2005）。

类风湿关节炎患者产生过量炎性细胞因子和基质金属蛋白酶，常伴发更严重的牙周炎，牙槽骨和关节破坏明显（Bartold，Marshall，Haynes，2005）。风湿性疾病的某些临床表现，如口腔卫生保持能力下降、口干、颞下颌关节疾病，以及某些治疗药物如皮质类固醇或免疫调节剂的副作用，可能会影响口

腔和牙科保健（Treister，Glick，1999）。类风湿关节炎和高龄是牙周炎的两个重要预测指标，类风湿关节炎患者罹患牙周疾病的 OR 值显著增高 8.05 倍，并且牙周附着丧失也显著增加（Pischon 等，2008），类风湿关节炎患者牙龈出血较多，并且牙脱落和牙槽骨丧失更多，牙周炎严重程度与关节炎病程、疼痛肿胀关节数量、血清 C 反应蛋白水平以及血沉有相关关系，牙槽骨丧失也与关节侵蚀百分比有相关关系（Abou Raya，Abou Raya，El Kheir，2004）。类风湿关节炎与结缔组织破坏、骨软骨侵蚀相关，活动性类风湿关节炎常出现：

- 更高的牙周炎患病率。
- 更高的牙龈出血比例。
- 更大的探诊深度和附着丧失。
- 更多的缺牙数量（Kasser 等，1997）。

2. 病理生理学　类风湿关节炎和牙周炎之间存在关联，两者均为慢性炎症性疾病，可能有相同的病理学特征（Abou Raya 等，2007）。

（1）遗传因素：遗传因素可能影响类风湿关节炎严重程度，特别是 HLA-DR 抗原和共享表位基因。腕部破坏与牙周骨质退化有相关关系，口干综合征与更严重的手腕和牙周骨破坏相关，HLA-D 共享表位阳性表达可导致腕部和牙周骨质破坏更严重（Marotte 等，2006）。

（2）微血管循环：一些自身免疫性疾病可能涉及微血管循环，如全身性硬化症或类风湿关节炎，通过毛细血管镜评估毛细血管循环，类风湿关节炎患者的牙周毛细血管镜检显示口径缩小、数量增加，类风湿关节炎导致毛细血管和微循环改变，可能加剧牙周炎病情发展（Scardina，Messina，2007）。

3. 慢性炎症　自身免疫性疾病或牙龈微生物感染继发免疫应答失调可导致骨破坏，IL-1、IL-6 和 TNF-α 升高会诱导基质金属蛋白酶产生，导致关节破坏、牙周破坏和牙

槽骨丧失。核因子κB配体的受体激活剂被活化，基质金属蛋白酶产生，是组织破坏的原因（Golub等，2006）。炎症诱导细胞因子产生，细胞因子和激肽能激活前列腺素合成，导致骨吸收。类风湿关节炎和牙周疾病中，核因子κB配体表达的受体激活剂增加，刺激细胞因子和激肽，导致炎症反应和骨吸收（Bernhold Brechter，2007）。龈沟液中骨代谢标志物碱性磷酸酶水平与探诊深度和牙龈指数有相关关系，成骨标志物骨钙素浓度也与牙龈指数有相关关系（Nakashima，Roehrich，Cimasoni，1994）。核因子κB受体激活剂及其配体可激活破骨细胞骨吸收活动，反之，骨保护蛋白对破骨细胞活性有抑制作用，牙周炎组织中核因子κB配体的受体活化剂水平升高，骨保护蛋白水平降低，牙槽骨丧失增加（Crotti等，2003）。口腔组织破坏导致牙周炎，滑膜炎引起关节组织破坏导致关节炎，由于过度的全身性炎症，以及两种疾病之间可能的相互作用，关节炎常与牙周炎伴发（Chieko等，2003）。关节炎患者血清中有时会检出抗磷脂抗体，是自身免疫性疾病特别是狼疮疾病中血管血栓栓塞的原因，其中之一是抗心磷脂自身抗体，在慢性或广泛性牙周炎患者滴度增加，抗心磷脂抗体与牙周袋深度增加和附着丧失增大有相关关系（Schenkein等，2003）。

基质金属蛋白酶

基质金属蛋白酶（MMP）是导致细胞外基质降解的胶原酶，其抑制剂称为组织金属蛋白酶抑制剂（TIMP）。进展期牙周炎基质金属蛋白酶-13水平升高，而组织金属蛋白酶抑制剂-1水平降低（Hernandez等，2007）。基质金属蛋白酶使结缔组织降解，基质金属蛋白酶-3的作用由IL-1和TNF-α介导，可导致牙周炎和关节炎病损中蛋白聚糖和IV型胶原的降解，进而加重牙周组织和骨破坏（Borghaei，Sullivan，Mochan，1999）。类风湿关节炎和牙周炎都受到细胞因子、白介素、趋化因子和干扰素调节，能激活成纤维细胞产生基质金属蛋白酶，IL-1能刺激成纤维细胞产生基质金属蛋白酶-1或胶原酶，以及基质金属蛋白酶-3或溶血素，导致关节炎和牙周炎中的结缔组织降解（Thornton等，2000）。

4. 类风湿关节炎的微生物病原学　关节炎可能由某些细菌胞壁碎片或DNA引起的免疫应答触发，检测类风湿关节炎患者滑液样本，可发现有较多细菌种群处于较高浓度（Moen等，2005）。牙周病菌特别是卟啉单胞菌和普氏杆菌、EB病毒、细小病毒B19等病原体，可能在类风湿关节炎相关的免疫应答触发过程中起作用，类风湿关节炎患者的关节滑液中抗福塞斯杆菌和中间普氏菌IgG抗体水平偏高。吡啶酚交联I型胶原蛋白羧基端肽（CTX1）是骨吸收标志物，牙周炎患者血清CTX1水平升高，并与微生物病原体如中间普氏菌、变黑普氏菌、普氏密螺旋体、牙龈卟啉单胞菌和福塞斯杆菌等相关（Palys等，1998）。微生物的DNA、蛋白质或毒素被捕获后，可诱发免疫应答并产生炎性介质，类风湿关节炎患者的血清和滑液中口腔病原体抗体水平升高，表明类风湿关节炎与牙周炎之间可能存在联系（Moen等，2003）。类风湿关节炎患者血清抗伴放线放线杆菌DNA抗体IgG滴度升高，可能是发病诱因之一（Yoshida等，2001）。类风湿关节炎患者抗牙龈卟啉单胞菌抗体滴度常在800以上，抗牙龈卟啉单胞菌抗体与血清C反应蛋白水平显著相关，与抗环瓜氨酸化多肽抗体显著相关，而抗环瓜氨酸化多肽（ACPA）抗体是类风湿关节炎的特异性抗体，表明抗牙龈卟啉单胞菌抗体在关节炎发病和发展中可能具有重要作用（Miklus等，2009）。关节炎患者关节滑液中检出口腔细菌的种群平均数量增高，可以确认有牙龈卟啉单胞菌、福赛斯坦纳菌和中间普氏菌，滑液中细菌DNA浓度升高表明口腔病原体与关节炎之间可能存在联系（Moen 等，2006）。高浓度口腔细菌 DNA 存在于关节滑液中，可能导致关节过度炎症反应，已发现关节炎患者关节滑液中放线菌、坦氏菌、真杆菌、链球菌、普氏菌和放线杆菌 DNA 浓度升高（Moen 等，2005）。口腔病原体触发自身免疫的可能机制是：牙龈卟啉单胞菌具有肽基精氨酸脱亚氨酶，可引起纤维蛋白脱氨基，激活抗瓜氨酸肽自身抗体，而这是类风湿关节炎的特异性抗体。纤维蛋白脱氨基可诱发针对关节组织的自身免疫反应，产生 ACPA，以及类风湿关节炎特有的关节破坏（Rosenstein 等，2004）。

5. 治疗　牙周病治疗有益于控制类风湿关节炎患者的炎症标志物水平。全口洁治和根面平整可显著降低血红细胞沉降率水平（Ribeiro，Leao，Novaes，2005）。刮治、根面平整和菌斑控制可改善类风湿关节炎病情，口腔卫生保健后，大多数关节炎患者病情相关的临床和生物学指标都得到改善，疾病活动性指数 DAS28 改善，并且血沉水平降低（Al Katma 等，2007）。刮治、根面平整并进行牙周手术后，血清 C 反应蛋白和 TNF-α 水平降低（Chieko 等，2003）。牙周治疗可减轻全身性炎症，减少血清炎症标志物，非手术牙周治疗后，血清 C 反应蛋白和 IL-6 水平降低（D'Aiuto 等，2004）。

关节炎治疗也可以改善牙周炎，类风湿关节炎得到治疗后，龈沟液炎症标记物如 IL-1β 水平降低（Miranda 等，2007）。金盐是治疗类风湿关节炎的老药，实验研究中，接受金盐治疗后，牙槽嵴结缔组织炎症浸润面积显著减小，附着丧失减轻，牙槽骨丧失较少（Novak，Polson，Freeman，1984）。ω-3 脂肪酸有时作为膳食补充成分列入心血管疾病和炎性疾病如牙周炎或类风湿关节炎患者处方，ω-3 脂肪酸有 3 种：鱼油中的二十碳五烯酸和二十二碳六烯酸，蔬菜中的 α-亚麻酸，这些脂肪酸是前列腺素和脂蛋白的前体，具

有抗炎作用和抗血栓形成作用。ω-3 脂肪酸可以调节炎症过程，可能有益于牙龈炎和骨破坏控制，Resolvins 是 ω-3 脂肪酸衍生的抗炎药，Resolvin E1 衍生自二十碳五烯酸，可以阻断活性氧作用，如白细胞产生的超氧自由基，在口腔手术部位使用 Resolvin E1 进行局部治疗，可防止牙周破坏和骨质丧失（Hasturk 等，2006）。

（二）牙周炎与干燥综合征（Sjögren 综合征）

干燥综合征是一种影响唾液腺的自身免疫性疾病，其特征是口干症。干燥综合征分为两类：原发性干燥综合征和继发性干燥综合征。原发性干燥综合征患者经常出现口干症，进而伴发多种口腔症状（Pers 等，2005）。继发性干燥综合征可能与一些自身免疫性疾病相关，口腔临床表现包括口干、低唾液流速、龋齿增加。牙周炎常见于关节炎患者，并出现唾液改变，白蛋白、蛋白质、IgG 和 IgM 浓度增加（Miia 等，2005）。一些干燥综合征患者除口干、唾液分泌减少以外，牙缺失比例升高（Jorkjend 等，2003）。

（三）牙周炎与青少年特发性关节炎

青少年特发性关节炎是影响儿童和青少年的关节炎，青少年特发性关节炎患者应注意加强口腔卫生教育，否则，由于免疫功能低下，口腔卫生不良会引起许多牙科问题。青少年特发性关节炎患者口腔卫生状况普遍较差，龋齿和牙缺失增多（Welbury 等，2003）。青少年特发性关节炎常伴发口腔健康状况恶化（Walton 等，2000），表现出更高的菌斑指数，更多的附着丧失部位（Reichert 等，2006）。青少年特发性关节炎患者与牙周炎患者有一些相同的人类白细胞抗原，HLA-DRB3 在女性青少年特发性关节炎和慢性牙周炎患者中常见，HLA-A01 和 HLA-A01-DRB3 与附着丧失增加相关（Reichert 等，2007）。青少年特发性关节炎患者附着丧失大于 2mm 的比例更高，探查深度大于 4mm 的部位更多（Miranda 等，2003）。有附着丧失

情况时，患者 IL-1β 和 IL-18 水平显著升高，可能是青少年特发性关节炎患者罹患牙周炎时早期发生附着丧失的原因（Miranda 等，2005）。

三、牙周炎与骨质疏松症

全身性骨质疏松症、口腔骨丧失与牙周病是有关联的疾病。骨质疏松症以骨骼骨量降低和骨折发生率增加为特征，牙槽骨丧失与牙周病相关，牙周局部炎症导致骨吸收及全身性炎症，有现象表明牙周组织炎症可加剧骨质疏松，进而颌骨矿物质密度降低，牙槽骨丧失加速。牙周炎症诱导炎性细胞因子产生，并与 IL-1、核因子 κB 配体受体激活剂，以及 TNF-α 相互作用，反过来又加速骨吸收。骨量取决于成骨细胞骨形成与破骨细胞骨吸收的动态转换过程，可通过检测骨形成和骨吸收相关生物标志物对骨转换进行评估。

诊断下颌骨骨质疏松时，可通过 X 线全景片测量下颌皮质骨形状和宽度评估下颌骨骨密度。诊断全身性骨质疏松时，一般通过双能 X 线吸收仪（DEXA）评估椎骨和髋骨矿物质密度，T 评分和 Z 评分是骨质疏松症所必需的诊断依据，FRAX 评分也可以对诊断有所帮助（Krejci，Bissada，2002；Lerner，2006a；Lerner，2006b；Reddy，2002；Taguchi 等，2003；von Wovern，2001；Wactawski 等，1996）。

四、牙周炎与绝经后骨质疏松症

牙周炎和绝经后骨质疏松都是常见病，发病率随年龄增长而增加，牙周病与骨骼矿物质密度偏低存在相关性，绝经后妇女骨质疏松症严重程度与牙槽骨高度丧失和牙脱落数量有相关关系（Wactawski 等，1996）。骨质疏松症导致口颌骨矿物质密度偏低，并促

进牙周病发展，而通过治疗骨质疏松症可改善口颌骨矿物质密度并减少牙槽骨丧失（Reddy，2002）。绝经后骨质疏松症可导致临床附着丧失增大和牙周炎发生率增加（Krejci 和 Bissada，2002），牙周病的慢性炎症引起局部骨吸收过度、牙槽骨丧失增加。绝经后骨质疏松症患者雌激素缺乏，引起全身性骨吸收过程加速，破骨细胞活跃，也会导致牙槽骨丧失增加（Lerner，2006）。雌激素缺乏是骨量减少的重要原因，其机制包括炎症过程上调和骨吸收加速，骨质疏松患病率随年龄增长而增加，进而可能促进牙周病发展（Lerner，2006）。

确诊颌骨骨质疏松症需要测量颌骨矿物质密度或骨矿物质含量，有专门用于口腔骨质疏松诊断的放射影像学设备，应注意存在牙周骨丧失或牙种植体时，可能会改变骨矿物质密度测量值（von Wovern，2001）。牙科全景 X 线片可以辅助诊断绝经后骨质疏松症，可通过测量下颌皮质骨形状和宽度进行骨矿物质密度评估。下颌皮质骨侵蚀与全身性骨质疏松症相关，与 DEXA 吸光光度测量椎骨矿物质密度偏低相关，并与血清骨转换标志物偏高相关。使用全景 X 线片测量的下颌下缘皮质骨宽度与吸光光度法测量的椎骨矿物质密度相关（Taguchi 等，2003）。

（一）维生素 D

维生素 D 具有一定免疫调节和抗炎作用，可以减轻牙龈炎。血液检测血清维生素 D（称为 25-羟基 D3）含量，含量最高的患者，探诊出血减少（Dietrich 等，2005）。维生素 D 还能改善骨矿物质密度，进而影响牙周状态，循环系统维生素 D 或 25-羟基 D 含量水平与牙周附着丧失成反比。维生素 D 改善骨矿物质密度及增强免疫力的作用，也可以解释牙周炎患者低维生素 D 血清含量与牙周病发病的正相关现象（Dietrich 等，2004）。

(二)双膦酸盐治疗

双膦酸盐是骨质疏松症的常用治疗药物,能通过抑制破骨细胞作用调整骨吸收。双膦酸盐可以增加牙槽骨密度,改善牙松动度和牙周袋深度,由于其对骨吸收的抑制作用,可能有益于牙周病治疗。但不幸的是,双膦酸盐也可以在某些患者中诱发颌骨坏死,特别是那些癌症患者(Takaishi 等,2001)。

第二部分

牙周治疗中的骨外科手术

第6章

切除性骨外科手术

一、回顾

作为牙周病医生,我们现在有很多治疗选择。

目前,我们有了过去没有的新技术,如种植牙、骨再生和骨增量、上颌窦提升等,特别是种植治疗,已成为一种效果可期和成功率相当高的方法。这些进步扩大了我们的治疗选择,然而有时由于各种原因,这些技术模式无法应用,掌握其他选项就非常重要,毕竟,我们的主要目标一直是,只要可行,保持病人的自然牙列处于健康状态。本章旨在阐述一种特别的治疗方法,我们可以使用这种方法来达到保持健康牙周组织的目的。

骨外科手术在牙周治疗中一直存在争议。然而最近,波士顿大学 Henry M. Goldman 牙科医学院使其获得了复兴。通过翻瓣手术显露牙槽骨的概念是没有争议的,但是手术是否去骨却一直存在争议。1884 年,Robicsek 首先描述了一种能够显露骨的方法(Stern、Everett、Robicsek,1965)。20 世纪 20 年代,Zentler、Zemsky 和 Neuman 报道说,有必要取出坏死或感染的骨(Zentler,1918;Zemsky,1926)。Kronfield(1935)则报道,骨既没有坏死也没有感染。Orban 在 1939 年介绍了牙龈切除术,然而,

牙周袋复发仍经常被观察到。Schluger(1949)的经典文章定义了骨外科的原则,他概述了牙周手术中骨组织切除的基本原则,最终目标是对骨进行塑形,使其具有理想的结构形态。因此,手术目的是重建骨生理轮廓,并形成浅的牙龈袋。Lindhe 和 Nyman 发表了 75 例晚期牙周病患者 1620 颗牙的 5 年治疗研究结果,这些患者接受了牙周袋消除手术(Lindhe 和 Nyman,1975),作者的结论是,牙周袋消除手术加上良好的口腔卫生维护,可保持牙周健康。Becker 等(1988)比较根面平整与刮治、骨切除手术,以及改良 Widman 翻瓣术的结果。得出结论,改良 Widman 翻瓣术和骨切除手术 1 年后能有效减少牙周袋。

刮治对于减少袋深的效果有限,虽有大量研究认为手术和非手术治疗都是可行的治疗方法,然而研究结果也显示,牙周袋越深,去除菌斑的效果越差(Waerhaug,1978)。Waerhaug 发现最可靠的菌斑控制方法是消除病变牙周袋,对于中等牙周袋或深牙周袋,如果以最大限度地减少牙周袋为牙周治疗主要目标,那么就需要进行手术而不仅是刮治(Knowles 等,1979,1980)。另一项研究(Olsen Simmons,1985)比较了不进行骨外科治疗的翻瓣清创术与合并进行骨外科治疗的翻瓣清创术,研究采用口腔双侧自身对照随机分组,结果表明,不进行骨

外科治疗的翻瓣清创术术后,袋深又恢复到术前水平;术前牙周袋越深,骨外科手术在减少和维持牙周袋深度方面越有效。他们的研究证实,如果以尽可能减少牙周袋深度为临床治疗目标,就应该选择骨切除手术,骨切除术可能是牙周袋减少预后最为确定的治疗方法。

二、定义

如 Friedman(1955)所作分类,骨外科手术是骨切除术和骨成形术的结合,手术目的是消除骨缺损和消除牙周袋,以使该区域更适于自洁性维护和患者自我维护。骨缺损的骨壁及表面被覆的牙龈会阻碍根向牙面的有效清洁,患者自我物理维护时,无法抵达骨缺损相邻牙面。骨成形术的定义是,在不去除支持性骨组织的前提下,重塑牙槽骨,使其更接近生理性形态;骨切除术则就是切除骨组织(美国牙周病学会,1992)。这两种手术都是在做减法,骨成形术不去除支持骨,而骨切除术确实会切除支持骨,有批评者认为骨外科技术可能导致过度的骨丢失。Selipsky 报道平均支持骨质丢失达到0.6mm 的(Selipsky,1976),并且骨外科手术后,牙齿松动度明显增加,但在术后 1 年时逐渐恢复到术前水平以下,他还指出,重塑加厚的边缘并没有减少任何牙周附着,因此,这些方法的应用需要良好的临床判断。所有骨外科手术都是为了使患者自身能充分清除牙菌斑,这是预防牙周病的关键,事实上,作者的观点是,当时间证明手术技术是长期有效时,不应放弃手术治疗而选择非手术的药物治疗。

Ochsenbein 和 Bohannan(1964)对凹坑状骨缺损(osseous crater)进行了分类;第 1 类是 2～3mm 骨凹的凹坑状缺损,颊壁和舌壁相对较厚,此类采用腭侧斜坡法治疗;第 2 类是 4～5mm 骨凹、开口宽阔、壁薄的骨缺损,根据具体情况采用颊侧或腭侧斜坡法治疗;第 3 类是 6～7mm 骨凹,治疗时同时形成腭侧和颊侧斜坡;第 4 类为缺损深度不一致、颊腭侧骨壁薄的骨缺损,骨切除术可用于治疗浅(1～2mm)至中等(3～4mm)深度的骨内缺损和半中隔缺损(Goldman,Cohen,1958;Cohen,1958;Ochsenbein,1969,1986;Ariaudo,Tirrell,1957)。骨成形术一般用于治疗颊舌侧骨突、颊舌侧骨内微小病变和早期根分叉病变(Ariaudo,Tirrell,1957;Friedman,1955;Ochsenbein,1958,1977;Pritchard,1961),骨成形术连同根向复位瓣手术,可在缝合后获得更好的组织顺应性。骨切除术的最终结果是消除骨下袋,与颊侧瓣根向复位及腭侧瓣削薄联合应用也是必要的(Ochsenbein,1958)。骨性牙周手术是模拟正常或生理性骨形态,结合采用骨切除术和骨成形术重塑骨轮廓,术后,牙间牙槽骨要位于颊舌侧根面牙槽骨的冠方(Ochsenbein,1986)。

三、影响手术操作的因素

牙周炎患者同时存在骨吸收、结缔组织根向退缩,以及结合上皮根向迁移(Page 和 Schroeder,1976),这就形成牙根与骨之间的缺损,相对位于冠方的周围骨质形成缺损的骨壁(构成一种骨内缺损)。相对的,如果牙根周围牙槽骨很薄,就会导致全层骨缺损,牙龈边缘将缺乏骨面支持(Oschenbein,1958;Goldman 和 Cohen,1958),基于软组织厚度,可形成骨上袋,或者更常见的情况是,牙龈边缘出现退缩。正常情况下,结缔组织和上皮附着的平均宽度为 2mm,位于骨边缘冠方,或骨内缺损基部的根方、缺损骨壁的冠方等骨边缘邻近部位(Oschenbein,1958,Goldman 和 Cohen,1958;Gargiulo,Wentz,Orban,1961)。骨外科手术目的是消除骨缺损骨壁并将牙龈结构置于更向根方的位置。切除性骨外科手术包括切除支持骨（骨切除术）、切除非支持骨（骨成形术），并结合应用根向复位瓣的手术，软组织瓣的最终位置应在牙槽骨嵴顶部，为保证黏膜瓣位置精确，需要形成颊侧断层瓣和腭侧削薄瓣，并通过骨膜缝合固定黏膜瓣。牙

周袋探诊深度和附着龈宽度将决定黏膜瓣设计的初始切口，如果附着龈足够宽，初始切口距龈缘距离相当于患牙与邻牙探诊深度的差距，黏膜瓣根方复位后，龈缘能与骨嵴重合（图 6-1）。

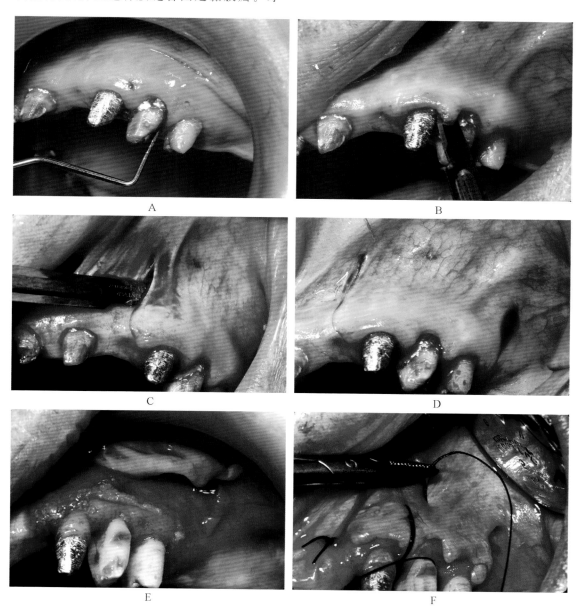

A

B

C

D

E

F

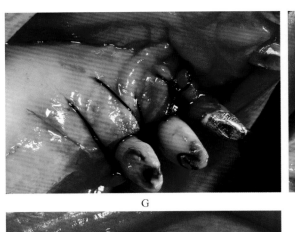

G

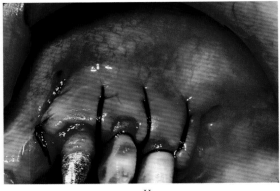

H

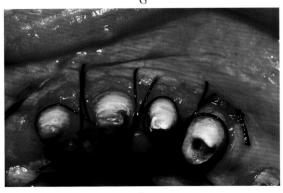

I

图 6-1　断层黏膜瓣：A. 探诊牙周袋深度；B. 龈沟内切开，切口须锐利以保证解剖劈开黏骨膜；C. 开始垂直松弛切口；D. 完成近远中松弛切口；E. 翻起断层黏膜瓣；F. 开始骨膜缝合；G. 腭侧缝合；H. 颊侧缝合；I. 咬合面图显示颊腭侧黏膜瓣置于骨嵴根方，以增加附着龈宽度

四、骨缺损消除技术

如前所述，切除性骨外科手术是为了重塑由牙周炎引起的异常骨结构，重建更加生理性的牙槽骨解剖形态。了解健康牙周组织形态是进行骨治疗的先决条件。对手术区域局部解剖的充分认识，以及良好的临床感觉，对确定骨切除数量和位置至关重要。在口腔大部分区域，牙龈和牙槽骨有相同的结构模式。颊舌侧牙槽骨与牙连接的骨边缘通常较薄，而牙间隔区骨边缘位于颊舌侧骨边缘的冠方，形成扇形外观。因此，在牙间隔区牙槽骨（也称为牙间牙槽骨）中部出现凹陷骨缺损时，就存在颊舌侧两个骨壁，如将骨缺损底部选作术后间隔骨嵴的顶部，则在这种情况下，颊侧和舌侧骨壁都需要行骨切除术。如果只

去除骨缺损一侧骨壁，骨支持所受影响将大为减小，骨切除术只需在一侧进行，完成后，间隔骨嵴位于牙邻接的颊侧或舌侧。然而，牙的舌倾角度和骨缺损的位置可能决定骨切除只能以一种不对称的斜坡方式进行，例如，下颌磨牙通常是舌向倾斜的，舌侧根分叉和釉牙骨质界（CEJ）比颊侧更靠近根方，下颌磨牙间隔骨缺损更多见于舌侧，因此，如果间隔牙槽骨出现距离舌侧较近的凹坑状骨缺损，应去除更多舌侧骨壁，以形成颊侧向舌侧的"斜坡"。在上颌，常用腭侧入路完成类似情况的治疗，Ochsenbein 和 Bohannan 提出上颌磨牙骨缺损腭侧入路（Ochsenbein 和 Bohannan，1964），我们常见的情况是，牙间隔区有凹坑状骨缺损而颊侧和腭侧却没有深牙周袋，如果试图消除骨缺损凹陷，则可能在颊侧造成反波浪形牙龈外形，并且，如果为避

免出现反波浪形牙龈外形而去除颊侧骨壁，根分叉暴露就可能成为一个问题。腭侧入路斜坡手术可以避开上颌磨牙颊侧薄弱骨壁，也减少了颊根分叉暴露的可能性。

其他需要考虑的因素还包括牙间牙槽骨的形状，切牙区牙间牙槽骨呈凸起状，而在磨牙区，牙间牙槽骨呈平坦状。O'Connor 和 Biggs 研究了 118 个头骨的牙间牙槽骨的颊舌向骨轮廓（O'Connor 和 Biggs，1964），他们注意到，磨牙区域牙间牙槽骨的凸度明显减少（更为平坦），随着牙位靠前，凸度增加。还有许多其他因素决定着牙间组织的形态，包括牙排列、牙大小与颌骨大小的比例、牙倾斜、骨突、牙釉突等，熟悉这些影响和决定牙槽骨形态的因素是非常重要的，必须强调，在开始任何骨外科手术之前，临床医生应做六分法分析。

五、骨外科手术后的长期愈合

Selipsky（1976）报道骨外科手术后平均骨丢失为 0.6mm，牙松动度增加，但在术后一年恢复到术前水平，他声称，骨壁重塑和骨边缘加厚并没有减少牙周附着状态。Wilderman 的结论是平均牙槽骨丢失为 0.8mm（Wilderman 等，1970）。Moghaddas 的结果是牙间牙槽骨丢失为 0.23mm、根间牙槽骨丢失为 0.55mm、根分叉区骨丢失为 0.88mm（Moghaddas 和 Stahl，1980）。两位作者都认为骨厚度是决定术后骨丢失的重要因素。Olsen（Olsen，Ammons，van Belle，1985）比较了根向复位瓣合并或不合并骨外科手术的差别，5 年后，合并骨外科手术的牙周袋减少程度高出 67％，牙周袋越深（＞4mm），骨外科手术在减少牙周袋深度和维持效果方面就越有效，他的结论是，虽然骨外科手术有很小数量的骨丢失，但在减少牙周袋深度和维持结果方面更加有效。图 6-2 总结了翻瓣合并或不合并骨外科手术，术后愈合过程中骨嵴骨吸收丢失的情况。

翻瓣合并或不合并骨外科手术，术后愈合过程中骨嵴骨吸收丢失的情况		
作者	全厚瓣	全厚瓣合并骨外科手术
Aeschlimann等	0.16mm	0.28mm
Moghaddas & Stahl		0.23～0.88mm
Smith等	0.2mm	0.2～0.3mm
Donnenfeld等		0.6～1.00mm
Wood等	0.62mm	
Friedman & Levine	无	0.25～0.3mm

图 6-2　骨外科手术比较表

最近，我们开始使用超声骨刀（piezosurgery）进行骨外科手术（图 6-3）。目前有限的研究报道中，Vercellotti 和他的同事进行了一项动物实验，表明超声骨刀手术可能会轻微增加骨组织（Vercellotti 等，2005），与传统碳钢车针和金刚砂车针相比，超声骨刀手术可能有更好的骨反应。在骨切除术中使用超声骨刀仍处于研究的早期阶段。

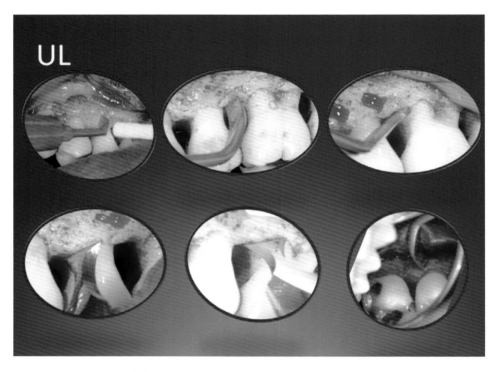

图 6-3　用超声骨刀代替高速碳钢或金刚砂车针用于骨外科手术。左下和中下图片使用传统手动工具进行比较

六、骨外科手术的临床步骤

如前所述,骨外科手术的目的是消除骨缺损并提供合适的软组织轮廓,使其能够方便患者进行充分的自我清洁。牙间牙槽骨的骨嵴通常位于根面骨边缘的冠方,用来描述这种骨形态结构的术语包括:生理轮廓、积极轮廓、平坦轮廓的和理想轮廓。如果骨外科手术成功完成,可以使用"确切治疗"这个术语,如果没有,则使用"折中治疗"或"非确切治疗"。牙间隔区骨丧失可能造成与理想轮廓相反的情形,被称为反向轮廓或负向轮廓。在进行骨外科手术时,我们希望缺损的基底成为术后牙间隔区的高嵴,我们之前讨论的骨缺损形态决定了我们能否重建正常的轮廓,临床医生需要做出正确而审慎的判断,以避免切除太多的支持骨而导致牙支持力太

弱,可切除骨量取决于前一节列出的众多因素。

七、手术程序

临床医生在翻瓣术前了解瓣下方骨的情况对于正确设计黏膜瓣是很重要的。在六分法分析阶段,临床医生必须尽可能获得各种间接信息,如果判断一个骨缺损是可以治疗的,以下步骤可以作为一个适当的指南。

(一)垂直开槽

垂直开槽是为了减少牙根两侧骨的厚度。牙间牙槽骨的颊侧和舌侧去骨,形成垂直的凹槽(也称为槽道),使牙相对于牙间牙槽骨变得更加突出,这第一步可以确立牙槽骨的基本厚度和下一步形态,垂直槽也有利于黏膜瓣的顺应,去骨量需要在临床仔细研判,临床医生要避免去骨太多影响到牙的支

持,手术不应该影响美观或增大牙松动度,换言之,骨外科手术要有一定的限度。这种垂直槽(槽道)通常使用高速车针形成,可使用碳钢车针或金刚砂车针去骨,使用这些高速切割工具时,必须注意充分冲洗手术部位(图6-4)。

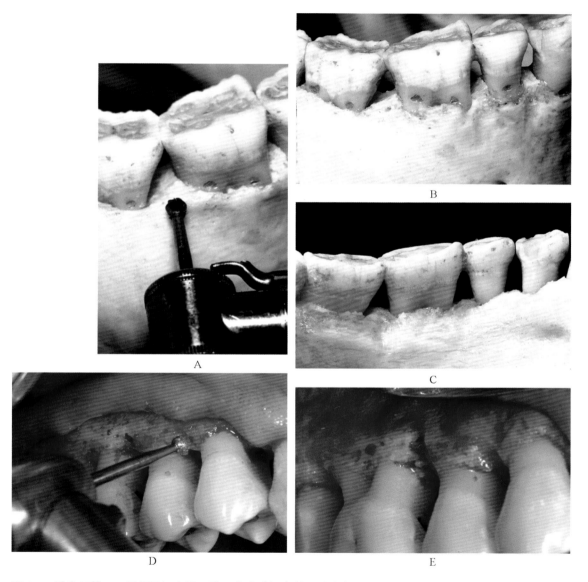

图 6-4　垂直开槽:A. 干颅骨标本用于演示高速碳钢车针开始在颊侧形成槽道;B. 显示已完成颊侧开槽的干颅骨标本;C. 有舌侧开槽的干颅骨标本;D. 临床使用高速金刚砂车针开始形成槽道;E. 形成槽道的临床病例

（二）根方协调

下一步根方协调是垂直开槽的延续,这样做是为了使牙槽骨表面与垂直槽融合协调,获得生理性形态,并使黏膜瓣有更好的顺应性(图 6-5)。显然,如果根面骨很薄或有穿孔,则无需此步骤,所以临床研判很重要。垂直开槽与根方协调两个步骤本质上是骨成形术,并没有去除支持骨。对于牙间凹坑状骨缺损较浅、根面骨壁较厚,以及 1 类和早期 2 类根分叉病变,这两个步骤通常就足够了。

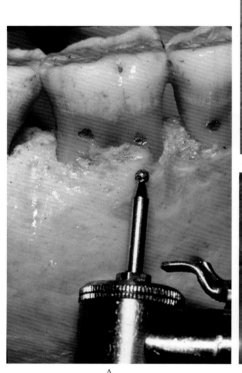
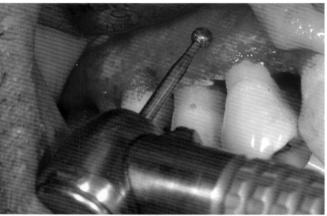
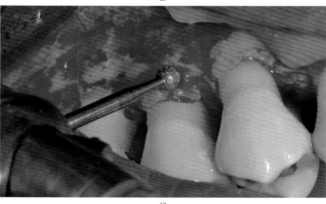

图 6-5　根方协调:A. 干颅骨标本用于示范高速金刚砂车针用于根方协调;B. 临床使用高速金刚砂车针开始根方协调;C. 完成根方协调的临床情况

（三）消除牙间隔区凹坑状骨缺损

如有必要,接下来的步骤是消除牙间隔区凹坑状骨缺损(图 6-6)。这样做是为了使牙间牙槽骨重新位于根面牙槽骨更向冠方的位置。由于这一步骤涉及骨切除术,如前所述,临床医生的理念是非常关键的。如果牙间隔区的两壁凹坑状骨缺损更偏近舌侧,那么就需要更多去除舌侧骨壁而不是颊侧骨壁,术后形成自颊侧向舌侧根方倾斜的间隔骨嵴(也称为斜坡)。使用高速车针完成此步操作。

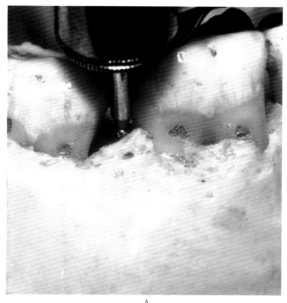
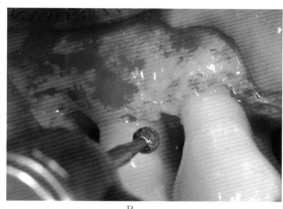

图 6-6　消除牙间隔区凹坑状骨缺损；A. 干颅骨示范用高速车针消除牙间隔区凹坑状骨缺损；B. 临床使用高速金刚砂车针处理牙间隔区凹坑状骨缺损

（四）边缘骨协调

最后一步是小范围的骨切除术，这一步通常使用手工器械完成，包括但不限于骨凿（如Ochsenbein 骨凿、Wedelstaedt 骨凿、Rhodes 骨凿，背向及侧向）、骨锉、咬骨钳等。应尽可能减少去骨量，但同时必须足以防止牙周袋复发，牙边缘小的不协调骨质（也称为额头发尖）必须去除，否则，牙龈组织在这些点位的附着，会使其保持在高于骨基底的水平，将导致牙周袋复发。与前三个步骤一样，需要在临床谨慎研判与操作，以免划伤或凿伤牙根，导致牙根敏感和菌斑滞留（图 6-7 和图 6-8）。

八、局限性

正如我反复强调的，骨外科手术需要良好的临床研判，如果根面骨壁菲薄，临床医生是不愿在此实施骨外科手术的，垂直开槽，特别是根方协调必须做出调整。同样，医生不希望因为过多去骨或造成根分叉开放而损害牙稳定度预后，手术不应该成为牙松动度增加的原因，也不应该成为牙列远期损害的原因。因此，骨外科手术有其局限性，例如，如果按理想轮廓对上颌磨牙进行骨外科手术会累及腭侧根分叉，会造成根分叉开放，导致根分叉病变进一步恶化，就必须做出一些妥协，或者也许截根术或改为种植治疗将是更好的选择（图 6-9）。

上下颌磨牙根分叉可视为两颗独立的牙（如两颗前磨牙），骨成形术在这种情况下会产生双扇形外观，通常称为双抛物线（图 6-10）。

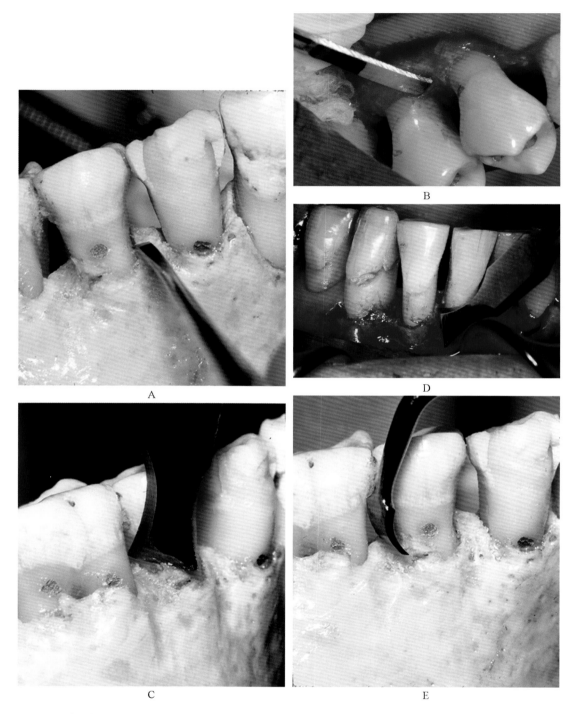

图 6-7 边缘骨协调：A. 干颅骨标本演示使用 Wedelstaedt 骨凿去除边缘骨（额头发尖），必须谨慎操作以避免损伤根部表面；B. 临床使用 Wedelstaedt 骨凿；C. 干颅骨标本演示使用 Ochsenbein 骨凿；D. 临床使用 Ochsenbein 骨凿，要时刻注意避免骨凿刃部切到牙根；E. 干颅骨标本演示使用 Rhodes 背向骨凿

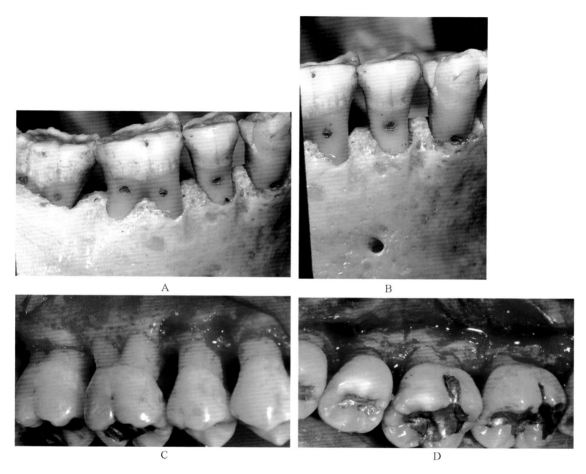

图 6-8　骨外科手术完成后：A. 干颅骨标本演示骨外科手术完成后，显示磨牙区生理性轮廓的恢复；B. 干颅骨标本演示骨外科手术完成后，显示前磨牙区生理性轮廓的恢复；C. 临床病例演示颊侧骨外科术后积极性轮廓的恢复；D. 临床病例演示手术完成后腭侧外观

因此，当缺损较为严重，限制了可矫正骨量是，采用部分消除或不完全消除骨缺损形成较浅的牙周袋（折中治疗）可能就成为治疗选择。人们可以由此意识到，在判断预后时，外科医生可能是一个关键因素。患者菌斑控制是长期效果的另一个关键因素，Rosling 和 Nyman 证实，骨外科术后，有良好家庭护理和维持治疗的患者能保持长期稳定（Rosling 等，1976；Nyman，Lindhe，Rosling，1977），而家庭护理不足的患者则延续了进行性牙周炎的表现。

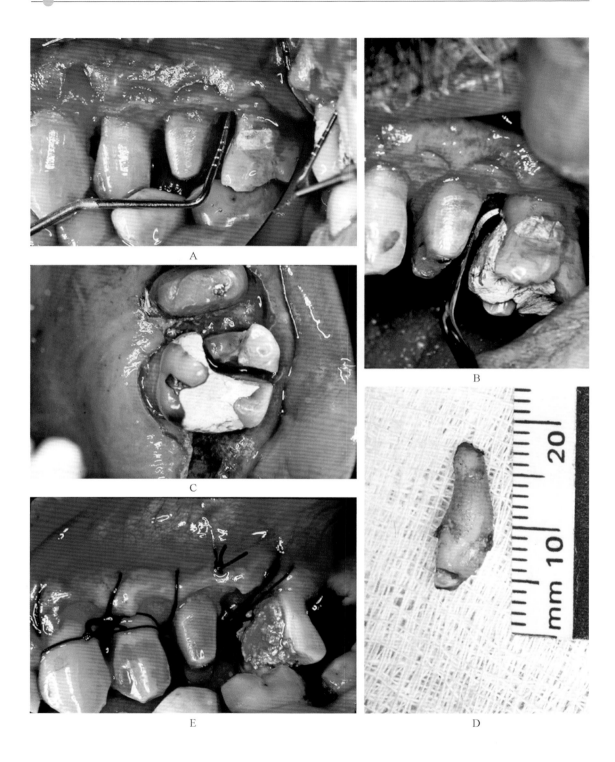

A

B

C

D

E

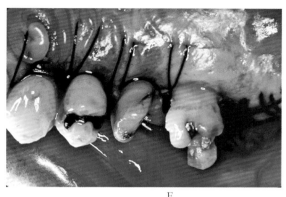
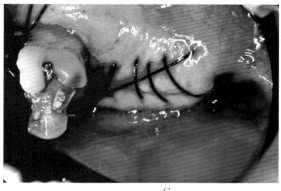

图 6-9　截根术：A. 牙周探诊确定牙周袋深度并证实凹坑状骨缺损；B. 显示凹坑状缺损累及根分叉，近中颊根分叉贯通；C. 近颊根分根，不能遗留根分叉部分；D. 去除分开的颊根；E. 黏膜瓣根向复位，以形成更多的附着龈并消除牙周袋；F. 在嵴顶缝合腭侧瓣；G. 远端楔形开口的缝合

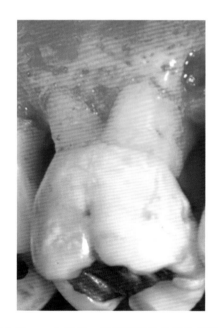

图 6-10　上颌第一磨牙双抛物线的临床表现

九、术后管理

骨外科手术治疗完成后，应再次检查手术部位，仔细清洁，并在黏膜瓣复位前冲洗术区。通过精准的缝合（包括骨膜缝合）将黏膜瓣定位于骨嵴顶，有时为增加附着龈宽度，黏膜瓣可以做根向复位，如在翻瓣前设计半层黏膜瓣切口，这是很容易做到的。缝合后，手术部位覆盖牙周塞制剂，7～10 天后拆除牙周塞制剂和缝合线，此时，再次冲洗手术区域并检查是否充分愈合，待有足够的临床愈合后，患者恢复正常的口腔卫生维护，通常也是7～10 天。

十、小结

进行骨外科手术是为了消除骨缺损和减少牙周袋，重建生理性轮廓以利于患者自我维护。本章概述了临床医生在选择特定治疗路径时需考虑的各种因素，必须始终牢记，要想骨外科手术取得成功，就必须在术前充分了解相关知识和控制所有的病因因素，建议采用六分法分析，应在术前确定黏膜瓣设计和类型。临床医生本身是一个关键因素，具体指导方针并不是一成不变，只要使用得当，切除性骨外科手术在减少牙周袋方面一直有最为可靠的预后。翻瓣手术结合骨轮廓重建可以重塑软硬组织外形达到正常（生理性）形态，使患者容易获得足够的口腔保健，而患者自身充分的口腔护理是绝对必要的。我们这些强调骨外科手术的医生并不认为长结合上皮具备足够的抵抗能力，因为上皮与牙的附着力是较弱的，更为可靠和稳定的结果是形成浅的龈沟。有研究表明，中度牙周袋可以通过精心的家庭护理和频繁的复诊来维持稳定（牙周袋消除的利弊，Weeks，1980），然而，零牙周袋（即消除牙周袋）可以完全清除所有刺激物，而且，事实上并不存在充分的、最好的口腔家庭护理。正如我们之前所列出的，有大量研究表明这种手术的疗效，我想在最后引用我以前的导师 Gerald M. Kramer 博士的一份参考资料，"骨切除病例，一种被时间验证的在特定牙周部位的治疗模式，Kramer，1995"，他在这篇文章中指出：尽管骨切除术已经被大量的研究证明是一种有效减少牙周袋的方法，一些临床医生仍然质疑它的优点，本研究检查了 870 份骨切除术部位 X 线片，时间跨度为 5～30 年，再次证明骨切除术是一种有效的、结果可预测的技术，可在牙周炎特定部位阻断进一步附着丧失。在领会这一章之后，希望你也会发现一些这种治疗方式的优点。

第7章

再生性骨外科手术：生长因子增强的骨移植物应用

生长因子是细胞分泌的蛋白质，作用于适合的靶细胞或中介细胞，具有特定活性，其功能涉及一个庞大的细胞通信网络，会影响细胞分裂、基质合成、组织分化等关键过程。实验研究表明，生长因子在骨和软骨形成、骨愈合、骨再生过程中有重要作用。随着重组蛋白的出现，应用生长因子治疗骨损伤、实现骨增量的技术引起了人们的极大兴趣，生长因子开始作为治疗药物进入临床，外科医生应了解其生物学特征和潜在临床价值。

一、生长因子活性生物学

（一）生长因子及其活性作用简述

生长因子通过三种不同方式引起细胞反应：自分泌、旁分泌和内分泌。

1. 自分泌 生长因子作用于其产生的细胞，或相同表型的细胞（例如，成骨细胞产生的生长因子影响另一成骨细胞的活性）。

2. 旁分泌 生长因子作用于与其来源细胞不同的相邻或邻近细胞（例如，成骨细胞产生的生长因子刺激未分化非亲缘细胞的分化）。

3. 内分泌 生长因子影响与其来源细胞不同、且位于远处解剖部位的细胞（例如，中枢神经系统中神经组织产生的生长因子刺激成骨细胞活性）。

因此，生长因子可以对多种细胞类型发生作用，并在不同组织中诱导多种细胞功能

（Lieberman，Daluiski，Einhorn，2002；Barnes等，1999）。

（二）生长因子诱导细胞应答机制

生长因子通过与靶细胞上的特定受体结合而起作用，这种结合称为配体-受体相互作用，一旦生长因子与靶细胞受体结合，该受体就会通过其构象变化而激活。受体具有细胞外结构域与配体结合，以及细胞内结构域激活信号转导系统，转导系统激活引发转录因子调控，转录因子是细胞内蛋白质，参与构成整个信号通路，活化转录因子到达细胞核并与 DNA 结合，诱导特定 mRNA 转录，引起新的基因或基因组表达，这些新基因表达最终改变特定细胞的特性（Lieberman，Daluiski，Einhorn，2002）。

二、骨代谢涉及的生长因子

骨愈合过程中重要的信号分子可分为三类：

1. 促炎细胞因子，例如白介素-1（IL-1）、白介素-6（IL-6）和肿瘤坏死因子-α（TNF-α）。

2. 转化生长因子（TGF-β）超家族，特别是骨形态发生蛋白（BMP）、血小板衍生生长因子（PDGF）、成纤维细胞生长因子（FGF）和胰岛素样生长因子（IGF）。

3. 血管生成因子，例如血管内皮生长因子（VEGF）、血管生成素、基质金属蛋白酶（MMP），MMP 降解骨和软骨，从而使血管能

够长入(Dimitriou，Tsiridis，Giannoudis，2005)。

细胞因子 IL-1、IL-6 和 TNF-α 早期参与修复级联反应，由存在于骨膜中的巨噬细胞和间充质细胞分泌，对损伤做出反应，并在24 小时内出现表达峰值，而且在愈合重建阶段，这些细胞因子也很活跃。此外，这些细胞因子可以对炎症细胞产生化学趋化活性，增强细胞基质合成，并刺激血管生成(Dimitriou 和 Tsiridis，2005；Kon 等，2001)。

TGF-β 由成骨细胞产生，刺激骨基质蛋白表达，并抑制基质金属蛋白酶和其他酶的降解活性。TGF-β 还诱导成骨细胞增殖、分化，同时抑制破骨细胞前体形成，并且在高浓度下，TGF-β 可能对成熟的破骨细胞产生抑制作用。BMP 是 TGF-β 超家族的一个亚类，参与细胞生长、迁移和分化，并对成人机体的组织稳态及修复有调节作用(Overall，Wrana，Sodek 1991；Wrana 等，1988；Kingsley，1994)。

PDGF 是间充质细胞的强效有丝分裂原，由血小板、单核细胞、巨噬细胞、内皮细胞和成骨细胞产生，在骨愈合早期，PDGF 是炎症细胞的强效趋化因子，以及成骨细胞和巨噬细胞的激活剂。另一个参与骨愈合的生长因子是FGF，由单核细胞、巨噬细胞、间充质细胞、软骨细胞和成骨细胞产生，FGF 对于软骨形成和骨吸收很重要，靶细胞是间充质细胞和上皮细胞，以及软骨细胞和成骨细胞(Dimitriou，Tsiridis，Giannoudis，2005；Hollinger 等，2008)。

IGF 在骨形成中的作用一直存在争议，IGF 来源于骨基质、内皮细胞、成骨细胞和软骨细胞，有两种亚型：IGF-1 和 IGF-2，IGF-1 更为有效地参与骨基质形成(Lieberman，Daluiski，Einhorn，2002；Barnes 等，1999；Fowlkes 等，2006)。

在骨愈合后期和骨重建阶段，软骨和骨会被 MMP 降解，从而允许血管生成因子通过 VEGF 依赖性途径或血管生成素依赖性途径调节血管长入，VEGF 已发现有四种亚型(A、B、C 和 D)，巨噬细胞、平滑肌细胞和成骨细胞等多种细胞可以产生这种蛋白质(Gerstenfeld 等，2003)。表 7-1 列出各种生长因子在骨和细胞中的功能。

表 7-1　生长因子对骨形成和重建的影响

生长因子	来源细胞	骨内功能
TGF-β	血小板，成骨细胞，骨髓基质细胞，软骨细胞，内皮细胞，成纤维细胞，巨噬细胞	1. 未分化间充质细胞增殖 2. 成骨细胞前体募集 3. 成骨细胞和软骨细胞分化 4. 骨基质产生 5. 破骨细胞前体募集
BMP	骨祖细胞，成骨细胞，软骨细胞，内皮细胞	1. 间充质细胞分化为软骨细胞和成骨细胞 2. 骨祖细胞迁移和分化为成骨细胞 3. 影响骨型形成 4. 诱导基质合成
PDGF	血小板，成骨细胞，内皮细胞，单核细胞，巨噬细胞	1. 骨祖细胞迁移 2. 增殖和分化
IGF	成骨细胞，软骨细胞，肝细胞，内皮细胞	1. 骨祖细胞增殖和分化 2. 成骨细胞增殖 3. 骨基质合成 4. 骨吸收
FGF	巨噬细胞，单核细胞，骨髓基质细胞，软骨细胞，成骨细胞，内皮细胞	1. 软骨细胞成熟 2. 成骨细胞增殖和分化 3. 抑制未成熟成骨细胞凋亡 4. 诱导成熟骨细胞凋亡 5. 骨吸收

本章重点介绍与骨形成和成熟相关的一组生长因子，包括 TGF-β、BMP、PDGF、FGF 和 IGF。

（一）转化生长因子

TGF-β 生长因子超家族包含 30 多个成员，对于发育和体内平衡至关重要。配体及其下游途径成分调节多种细胞功能，如生长、黏附、迁移、凋亡和分化（Wu 和 Hill，2009）。

TGF-β 超家族配体分泌时，为由前结构域和 C 端成熟多肽组成的前体，前结构域是通过二硫键形成二聚体的必要区域，前结构域被蛋白酶切后，配体被激活，配体二聚体结合并激活 I 型和 II 型受体的异聚复合物，激活的受体使细胞内介质磷酸化（Smads），相互结合及与其他蛋白结合形成复合物，调控细胞核中靶基因的转录（Wu 和 Hill，2009）。

TGF-β 超家族成员需要 I 型和 II 型两种不同的丝氨酸/苏氨酸激酶受体来发出信号，人类基因组中有七个 I 型受体（ALK 1-7）和五个 II 型受体。配体将受体聚集在异源四聚体复合物中，其中 II 型受体磷酸化并激活 I 型受体。对于 TGF-β 受体，配体-受体相互作用是高度合作的，通过配体结合的高亲和力 II 型受体募集低亲和力 I 型受体，并受配体-II 型复合物界面的 I 型-II 型受体直接相互作用促进，配体-受体复合物完成组装（Wu 和 Hill 2009；Groppe 等，2008）。

TGF-β 超家族受体下游信号通路中得到最多研究的是 Smad 通路，Smads 是一组细胞内信号分子，包括受体调节的 Smads（R-Smads）Smad1、2、3、5 和 8，co-Smad、Smad-4，以及抑制性 Smads，Smad-6 和-7。在配体刺激下，R-Smads 被 I 型受体磷酸化，并与 Smad-4 形成同聚和异聚复合物，在细胞核中积累并直接调控靶基因转录。尽管 Smads 是 TGF-β 超家族受体最被了解的下游信号传感器，但是其他信号通路也可以直接响应 TGF-β 而激活，例如 ERK MAP 激酶（MAPK）信号通路，JNK 和 p38 MAPK 信号通路，以及激酶 PAK2（Kinglsey，1994；

Wu 和 Hill，2009）。

TGF-β 有三种亚型：TGF-β1、-β2 和-β3，所有三种亚型都可以在骨骼中检测到，但 TGF-β1 亚型的蛋白含量最为丰富。新生儿骨骼中，可以在软骨内成骨和膜内成骨部位检测到三种亚型，但表达方式不同：软骨内成骨部位，TGF-β1 和 TGF-β3 在增生和肥大区软骨细胞内被检测到，TGF-β2 在所有软骨区域被检测到；膜内成骨部位，TGF-β1 和-β2 存在于矿化区域，而 TGF-β3 分布更为广泛。破骨细胞也大量表达 TGF-β，主要为 TGF-β1。值得注意的是，所有三种 TGF-β 亚型在骨折愈合过程中的表达均上调，表明其作用不仅限于胚胎期骨发育，还延伸至成年期骨重建（Ai-Aql 等，2008；Janssens 等，2005）。

TGF-β1 增加成骨是通过募集成骨细胞祖细胞并刺激其增殖，从而增加定向成骨细胞数量，并促进早期分化。另一方面，TGF-β1 阻断晚期分化和矿化，这些晚期阶段受其他生长因子（例如 BMP）调节。TGF-β1 还可以阻断成骨细胞凋亡，并在其分化为骨细胞的过程中促进活性维持。有趣的是，骨环境募集破骨细胞前体、分化为成熟破骨细胞、骨吸收和破骨细胞凋亡等也受到 TGF-β1 的直接调节或通过成骨细胞的间接调节（Janssens 等，2005）。

（二）骨形态发生蛋白

1965 年，Marshall R. Urist 观察到在大鼠模型的肌肉袋中植入脱矿骨基质后可以形成新骨，他意识到骨骼中存在一种可以诱导新骨形成的物质，他称这种现象为骨诱导原理，并随后确定了引起这种作用的蛋白质，将其命名为骨形态发生蛋白。1988 年，Wozney 等鉴定了 BMP 的基因序列，并进一步识别其各种亚型，利用这些遗传信息，现在已可以使用重组基因技术生产各种 BMP。（Urist，1965；Wozney 等，1988）。

BMPs 是 TGF-β 超家族成员，到目前为止，已有至少 30 个单独分子获得鉴定，其中，BMP-2 至 BMP-8 具有较高的成骨潜能，已知 BMP-2、-4 和-7 在骨愈合中起关键作用，能刺激间充质细胞分化为一个成软骨细胞谱系，体外研究表明，间充质干细胞显示大量的 BMP 受体。间充质干细胞还合成 BMP 拮抗剂如头蛋白、乳蛋白、叶抑素和硬化蛋白，能够在间充质干细胞分化为成骨细胞时，阻断成骨。在骨形成和重建过程中，成骨细胞通过精细的调节机制分泌 BMP 及其拮抗剂，BMP 从细胞分泌后，具有以下几种命运：即刻在局部发挥作用；或被 BMP 分泌部位的细胞外拮抗剂所束缚；或与细胞外基质蛋白相互作用，隔离或增强 BMP 活性，这些蛋白通过锚定 BMP 使其更易被靶细胞利用（Barnes 等，1999；Abe，2006；Rosen，2006）。

BMP 使用相同的丝氨酸/苏氨酸激酶受体复合物启动细胞信号转导，BMP 受体根据序列同源性分为Ⅰ型或Ⅱ型，已鉴定出三种Ⅰ型 BMP 受体：Alk3、Alk6 和 Alk2，细胞内信号的特异性主要由 BMP Ⅰ型受体决定，显示 BMP 结合的Ⅱ型受体是 BMP RⅡ、Act RⅡ和Ⅱb。与 TGF-β 受体不同，BMP 受体复合物不能协同组装，这意味着Ⅰ型和Ⅱ型 BMP 受体均可在无其他受体存在的情况下结合 BMP，同样，与其他 TGF-β 家族成员相反，各个受体的胞外结构域之间也没有直接联系。BMP 配体与Ⅰ型受体结合，触发Ⅰ型和Ⅱ型受体的细胞内结合，使组成性磷酸化的Ⅱ型受体能够磷酸化Ⅰ型受体。Ⅰ型受体激活后，可以识别并磷酸化通路特异性 R-Smads，并与 Smad 4 结合，R-Smad/Smad4 复合体随后转移到细胞核，在细胞核中募集 DNA 结合转录因子、协同激活因子和协同抑制子，形成一个单基因位点，提供一种可让多种核成分与 Smads 相互作用的方式，对基因表达产生正向和负向调节（Wu 和 Hill，2009；Rosen，2006）。

BMPs 在细胞生长和骨形成中起关键作用，缺乏 BMP-2、-4 和-7 的小鼠会在胚胎发育早期或出生后不久死亡，缺乏 BMP-2 的小

鼠有颅骨、后肢和肾脏发育异常，缺乏 BMP-5 的小鼠有短耳畸形，而 BMP-7 缺乏与后肢多指畸形和肾脏发育不全相关（Lieberman，Daluiski，Einhorn，2002；Barnes 等，1999）。

尽管不同的 BMPs 在结构和功能上密切相关，它们在骨愈合过程中呈现不同的表达时间模式。在鼠骨折愈合研究中，BMP-2mRNA 的表达在损伤后 24 小时内达到最高水平，表明该 BMP 在修复性级联反应的启动中发挥作用，与这一发现一致，最近研究表明 BMP-2 是产后骨修复所必需的，在基因水平与正常骨量维持相关。骨髓基质干细胞分化的体外检测研究表明，BMP-2 控制其他几种 BMP 的表达，当其活性被阻断时，骨髓基质干细胞无法分化为成骨细胞（Lieberman，Daluiski，Einhorn 2002；Barnes 等，1999；Ai-Aql 等，2008）。

（三）血小板衍生生长因子

PDGF 生长因子家族包括 PDGF-A、-B、-C 和 D，由位于不同染色体上的四个基因编码。PDGF-A 和 PDGF-B 可以同时形成同二聚体和异二聚体，而 PDGF-C 和 PDGF-D 为同二聚体。PDGF 在血液循环中的半衰期约为 30 分钟，提示这种生长因子的成功应用需要通过局部输送（Hollinger 等，2008；Alvarez，Kantarjian，Cortes，2006）。

骨损伤和出血后，凝血级联反应被激活，并在受伤部位形成血凝块，血小板聚集并释放包括 PDGF 的细胞因子进入正在形成的血凝块，PDGF 在伤口愈合过程的早期发挥作用，可吸引并激活嗜中性粒细胞和巨噬细胞，这些细胞是早期组织修复的关键细胞介质，并随后成为 PDGF 和其他引起肉芽组织形成的生长因子的持续来源，而肉芽组织形成是软骨内成骨修复第二步。PDGF 局部释放还可以实现多种间充质来源细胞的趋化和有丝分裂，包括成纤维细胞、成骨细胞、软骨细胞和平滑肌细胞（Hollinger 等，2008；Gerstenfeld 等，2003）。

PDGF 分子通过两个细胞表面酪氨酸激酶受体转导信号，分别称为 PDGFR-α 和 PDGFR-β，能够形成同二聚体或异二聚体，PDGF 不同亚型对两种受体有不同的结合特异性，PDGFR-α/二聚体结合 PDGF-AA、-AB、-BB 和 -CC；PDGFR-β/二聚体结合 PDGF-BB 和 DD，这使得不同细胞类型可以根据两种受体的表达水平对不同的 PDGF 亚型产生应答强度的差别。PDGF-BB 可以结合所有已知 PDGF 受体型别，所以被认为是通用 PDGF（Alvarez，Kantarjian，Cortes，2006）。

成骨祖细胞对 PDGF 配体结合的响应是通过激活 Src 酪氨酸激酶以及激活 AKT 蛋白激酶和 Grb2 介导的细胞外调节激酶信号，随后，PDGF 能同时通过趋化诱导和促有丝分裂作用增加损伤部位成骨细胞数量（Hollinger 等，2008）。

PDGF 还通过增加 VEGF 等血管生成因子、肝细胞生长因子 HGF 和促炎细胞因子 IL-6 等表达间接影响骨再生。局部应用 PDGF-BB 能吸引周细胞或血管平滑肌细胞而使血管不稳定，其原理可能为 PDGF 梯度趋化作用，这使血管"萌芽"，并使新脉管丝状网络长入肉芽组织。角膜和缺血性肢体血供重建时，PDGF-BB、VEGF 和 FGF 显示有相互依赖作用，其机制包括：PDGF 受体-α 和-β 通过 b FGF 上调，导致内皮细胞存活率提高、平滑肌细胞增殖增加，进而稳定新形成的毛细血管；此外，PDGF-BB 可以增加壁细胞中 VEGF 表达，VEGF 又可诱导靶细胞内皮细胞发生血管生成反应（Hollinger 等，2008；Alvarez，Kantarjian，Cortes，2006）。

在骨骼中，PDGF 可以调节成骨细胞对 BMP 的反应，其机制包括增加 BMP 抑制蛋白 gremlin 表达及增强 IGF 信号转导；成骨细胞对 PDGF 的应答也可以通过炎性细胞因子白介素-1 调节，其可以抑制人成骨细胞 PDGFR 表达（Hollinger，2008）。

（四）成纤维细胞生长因子

FGFs 是九个结构相关的多肽构成的家族，其特征是与糖胺聚糖肝素具有亲和性，并在血管生成和间充质细胞有丝分裂中起关键作用。正常成人组织含量最丰富的 FGFs 是酸性成纤维细胞生长因子（FGF-1 或 α-FGF）和碱性成纤维细胞生长因子（FGF-2 或 β-FGF）。FGF-1 和 FGF-2 都能促进多种细胞的生长和分化，包括上皮细胞、肌细胞、成骨细胞和软骨细胞，FGF-1 在软骨细胞增殖中发挥作用，而 FGF-2 一般较 FGF-1 具有更强的功效，对软骨细胞成熟和骨吸收非常重要（Lieberman，Daluiski，Einhorn，2002；Barnes 等，1999）。

FGF 多肽家族通过一组四个包含不同跨膜酪氨酸激酶的受体转导信号，这些受体与 FGF 家族不同成员显示出不同的亲和力，除骨以外，还在其他多种类型组织表达，受体通过响应配体结合的二聚作用激活，主要下游信号转导通路包括 RAS/RAF（逆转录病毒相关 DNA 序列/因子）通路、MEK（MAP 激酶激酶）通路和有丝分裂原激活蛋白激酶（MAPK）通路，FGF 受体突变与软骨内成骨和膜内成骨异常相关（Lieberman，Daluiski，Einhorn，2002；Barnes 等，1999）。

骨愈合早期阶段可发现 FGF-1 和 FGF-2 活性表现，肉芽组织中巨噬细胞和其他炎性细胞都有 FGFs 表达，是最可能的来源细胞，随后，间充质细胞、软骨细胞和成骨细胞也有 FGFs 表达，并且成骨细胞中 TGF-β 的表达增强，这些因子与血管生成、软骨细胞和成骨细胞活化相关，其增强骨修复的能力已引起很多应用研究兴趣（Barnes 等，1999）。

（五）胰岛素样生长因子

约 50 年前，Salmon 和 Daughaday 发现了由生长激素诱导的、具有胰岛素样特性的可溶性因子，随后，这种因子被确定为 IGF。现已鉴定出两种 IGFs：IGF-1 和 IGF-2，IGF-2 是骨骼中含量最丰富的生长因子，但 IGF-1 具有更强的功效，并在大鼠和人类骨折愈合部位都有发现,因此,评估 IGFs 在骨折愈合中作用的研究主要集中于 IGF-1(Lieberman,Daluiski,Einhorn,2002;Andrew 等,1993;Salmon 和 Daughaday,1957)。

配体(IGF-1 和 IGF-2)与 IGF 受体(IGF-1R 和 IGF-2R)、IGF 结合蛋白(IGFBPs,1 至 6)、酸敏亚基(ALS)共同构成一个系统,调节 IGF 活性。IGF-1 可在循环中检出,为与 IGFBP 和 ALS 绑定形成的复合物,复合物中的某些成分,如 IGFBP-3,可延长 IGF-1 的循环半衰期,并将配体靶向其受体,而其他结合蛋白,如 IGFBP-1,与 IGF-1 亲和性超过与 IGF-1R 的亲和性,可抑制 IGF-1 生物活性。IGFBP 在 IGF 调节系统中发挥的冗余作用可提供附加的调节水平,可以内分泌方式输送 IGF-1(Rosen,1999;Kawai,Rosen 2008;Pass 等,2009)。

IGF-1 通过与 IGF-1 受体结合而发挥作用,可诱导受体的细胞内激酶结构域自磷酸化,受体激活后,可活化胰岛素受体底物 1(IRS-1)和 Src 同源胶原样蛋白(SHC)等多种蛋白底物,并转导多条信号通路,包括 PI3K/PDK-1/Akt 通路和 Ras/Raf-1/MAPK 通路。PI3K/PDK-1/Akt 通路的活化已证实在体内外骨获取中有重要作用,而 Ras/Raf-1/MAPK 通路则对细胞增殖十分关键(Kawai 和 Rosen,2008)。

循环 IGF-1 对骨细胞代谢和骨转换的作用一直是重要研究课题,循环 IGF-1 的改变可能在骨重建调控中发挥作用,进而影响骨量和骨折风险。已发现 IGF-1 在骨折愈合中刺激软骨细胞克隆扩增和肥大,并以自分泌/旁分泌方式刺激骨生长(Andrew 等,1993;Kawai 和 Rosen 2008;Pass 等,2009)。

三、临床应用

(一)生长因子载体

生长因子疗法需要将生长因子输送至所需部位,并诱导特定的生物学效应,输送系统的成功可能取决于其解剖定位、包被组织活力及局部机械稳定性,而生长因子的释放动力学可能受到生长因子/输送系统的化学性质和宿主环境影响而有差异,例如,将生长因子以溶液形式直接注射到再生部位,蛋白质会从注射位点快速弥散,从而导致治疗通常无效。因此,需要通过载体基质输送至骨再生部位,并且该载体基质也可以支持成骨细胞生长(Devescovi 等,2008)。

选择合适的载体或输送系统时,必须考虑的条件有:①系统在适当的时间以适当的剂量输送生长因子的能力;②含有能增强细胞募集和附着的基质,具有潜在的趋化性;③有内部孔隙空间,能允许细胞迁移并促进血管生成;④输送系统能生物降解,不产生免疫或炎性反应,且不产生会抑制修复过程的有毒废品(Lieberman,Daluiski,Einhorn,2002)。

已有许多载体和输送系统用于在实验和临床模型中输送重组蛋白,包括 1 型胶原蛋白、合成聚合物和透明质酸凝胶等,各种骨移植替代物也是重组蛋白的潜在载体,包括脱矿骨基质、含磷酸钙制剂(如羟磷灰石和珊瑚羟基磷灰石)和生物玻璃(Lieberman,Daluiski,Einhorn,2002;Devescovi 等,2008)。

(二)生长因子 BMP-2 在口腔颌面手术中的应用

多年来的研究致力于在临床应用中完善生长因子的使用,Cheng 等比较多种因子,发现 BMP-2、-6 和-9 亚型具有非常高的成骨潜力(Cheng 等,2003)。特别是重组人 BMP-2(rhBMP-2),已在临床前和临床环境中获得广泛研究,美国自 2002 年 7 月后已有商品化的 rhBMP-2(INFUSE 骨移植材料/LT-CAGE 腰椎融合设备,田纳西孟菲斯美敦力公司),其最早被美国食品药品监督管理局(US FDA)批准通过一种螺纹钛融合装置用于体内脊柱融合,随后获批的适应证得到扩展,现在还包括两个附加临床适应证:胫骨新鲜骨折和某些口腔颌面手术（上颌窦底提升术、拔牙后牙槽嵴骨增量手术）。此批准基于一项前瞻性临床随机试验，采用可吸收性胶原海绵（ACS）作为载体，含有 1.5mg/ml 浓度 rhBMP-2。Boyne 等研究其在上颌窦底提升术中的作用，发现移植 4 个月后 rhBMP-2/ACS 能够获得与自体骨移植相似的新骨形成水平，分别为 10.2mm 和 11.3mm（Boyne 等，2005；Nevins 等，1996）。此项研究之前，还有一些临床前试验对 rhBMP-2 用于口腔植骨术进行评估：Schwartz 等用 rhBMP-2/ACS 诱导山羊上颌窦底骨形成（Nevins 等，1996）；此外，在犬和非人类灵长类动物的大型下颌骨缺损修复研究中，rhBMP-2 能在不添加骨移植物的情况下，诱导新骨形成（Cochran 等，1997；Hanisch 等，1997；Zellin 和 Linde，1997）。与这些发现一致，Fiorellini 等进行的一项随机、空白对照、多中心临床研究中，将胶原海绵

（ACS）浸泡 rhBMP-2 后植入拔牙窝观察成骨情况（Fiorellini 等，2005），发现 rhBMP-2/ACS 能在拔牙部位产生更多新骨，显著优于未经治疗的对照患者（$P < 0.05$）。

浸泡 rhBMP-2 的 ACS 海绵非常柔软，容易在手术植入过程中、或被覆软组织后压缩。最终会导致成骨量不足。因此，rhBMP-2/ACS 植入后，维持空间和相对无压力环境是成功诱导骨再生的关键，上颌窦底提升和拔牙窝内植入时，rhBMP-2/ACS 就是处于压力保护部位，也可以通过使用钛网或其他骨移植材料等来实现类似的相对无压力环境。

以下病例报告中，我们将更详细地描述 rhBMP-2/ACS 的应用情况。两名患者均为长期缺牙导致骨吸收，如不进行骨移植就无法完成种植牙修复，两名患者在充分了解治疗信息后，知晓可能的风险和并发症，均签署了手术知情同意书。

病例 1：使用 rhBMP-2/ACS 提升上颌窦底

患者 45 岁，要求行上颌后牙缺牙修复，病史无特殊，无任何已知药物或食物过敏，不吸烟，偶尔饮酒。CT 显示上颌骨双侧后牙区严重骨质流失（图 7-2）。决定右侧上颌窦使用 rhBMP-2/ACS 提升，左侧上颌窦使用同种异体移植物（DynaBlast，Keystone Dental，Burlington，MA）提升。手术方法简述：采用牙槽嵴中部切口，近远端松弛切口充分延伸至颊黏膜反折处，翻起全层黏骨膜瓣，注意充分松解软组织，形成上颌窦侧壁的无张力入路，于牙槽嵴和上颌骨颧突之间的侧壁开窗，进入上颌窦（Boyne 等，1980；Smiler 等，1997）。

从骨面抬起 Schneiderian 膜（上颌窦黏膜），在新形成的空间内填充移植材料（图 7-1）。

左上颌窦移植 rhBMP-2/ACS，根据制造商使用建议（Infuse，Medtronic）进行产品制备，将海绵（ACS）在含有 rhBMP-2 的溶液中浸泡 15 分钟，之后将数层 ACS 置入通过抬起 Schneiderian 膜而形成的空间中。植入 rhBMP-2/ACS 后，上颌窦侧壁的入路开口无需胶原膜保护，将黏骨膜瓣复位，覆盖手术部位，用不可吸收缝线间断缝合伤口（Gore-Tex 缝线 4.0，Gore Medical，Flagstaff，AZ）。为患者开具抗生素处方（500mg 阿莫西林，每天 3 次共 7 天），醋酸氯己定漱口每天 2 次共 21 天。

上颌窦底提升后 6 周，进行 CT 扫描评估双侧移植部位（图 7-2）。牙种植修复可在上颌窦底提升术后 4～6 个月进行（Boyne 等，2005）。

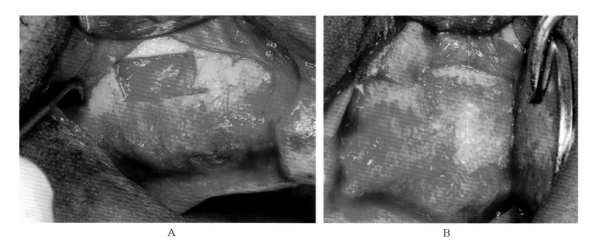

图 7-1　通过侧壁开窗进入上颌窦：A. 右侧上颌窦底使用 rhBMP-2/ACS 提升；B. 左上颌窦底使用同种异体移植物提升

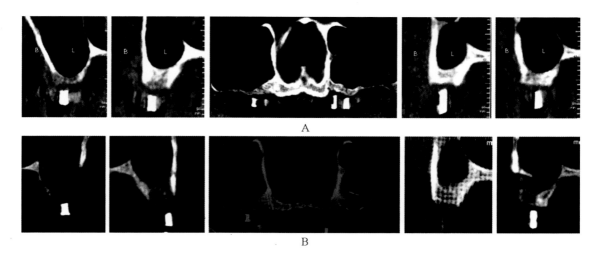

图 7-2　上颌后份 CT 扫描评估：A. 提升术前 CT 扫描显示上颌后部牙槽骨高度不足；B. 提升术后 6 周 CT 扫描显示移植材料增加上颌后部牙槽骨高度

病例 2:使用 rhBMP-2/ACS 扩增牙槽嵴

　　患者 31 岁,要求对上颌缺牙和下颌切牙区进行修复重建。病史无特殊,无任何已知药物或食物过敏,不吸烟,偶尔饮酒。决定采用种植支持的修复体替代该区域以尖牙为基牙的临时冠桥修复,口内检查和 CT 扫描评估显示在预定种植部位有严重的垂直骨丧失(图 7-3,图 7-4)。

　　因此,建议使用钛网覆盖的 rhBMP-2/ACS 扩增两个区域,钛网用来维持空间并保护柔软的海绵,术前准备时,采用藻酸盐印模制作模型,术前预弯成型钛网(图 7-5)。

　　术中采用牙槽嵴中部切口,垂直松弛切口位于尖牙远中线角处,翻起全层黏骨膜瓣,骨面去皮质以进入骨髓腔(图 7-6A,图 7-7A 和图 7-7B),将海绵在 rhBMP-2 溶液中浸泡 15 分钟,然后轻柔包裹于牙槽嵴上(图 7-7C),将预成型的钛网置于海绵上,并用自攻螺钉固定(图 7-6B～D,图 7-7D～H),复位黏骨膜瓣,覆盖手术部位,用不可吸收缝线(Gore-Tex 缝合线 4.0)缝合固定(图 7-6F,图 7-7I)。为患者开具抗生素处方(500mg 阿莫西林,每天 3 次共7 天),术后醋酸氯己定漱口每天 2 次共 21 天,扩增术后 6 个月即可准备种植体植入。

　　术后 7 个月,去除钛网,显示由活性骨构成的漂亮的骨嵴形成(见图 7-8A～E),该区域已准备好接受种植体。

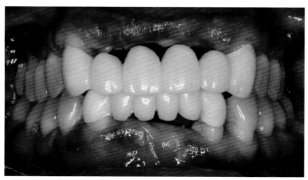

A

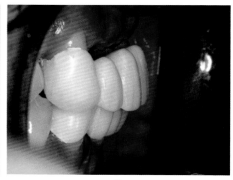

B

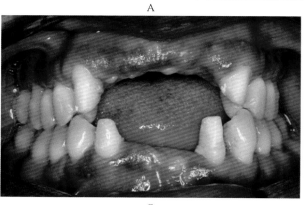

C

图 7-3　上颌和下颌切牙区口内视图:A,B.
使用尖牙作为基牙制作的临时桥;
C. 口内检查发现无牙区骨丧失严重

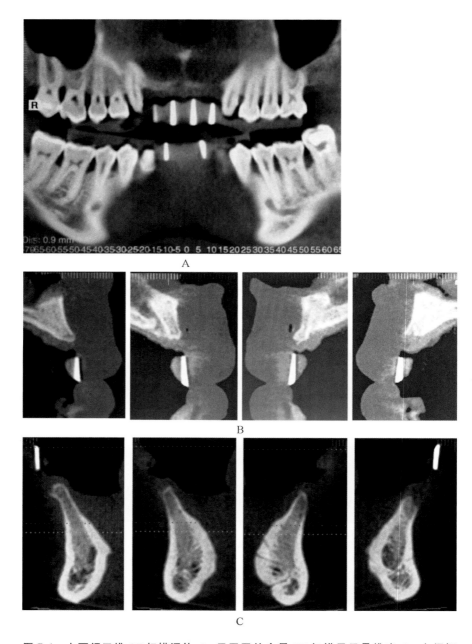

图 7-4 上下颌三维 CT 扫描评估:A. 无牙区的全景 CT 扫描显示骨维度;B. 上颌切牙区 CT 扫描显示预定种植区域骨量不足;C. 下颌切牙区 CT 扫描显示预定种植区域骨量不足

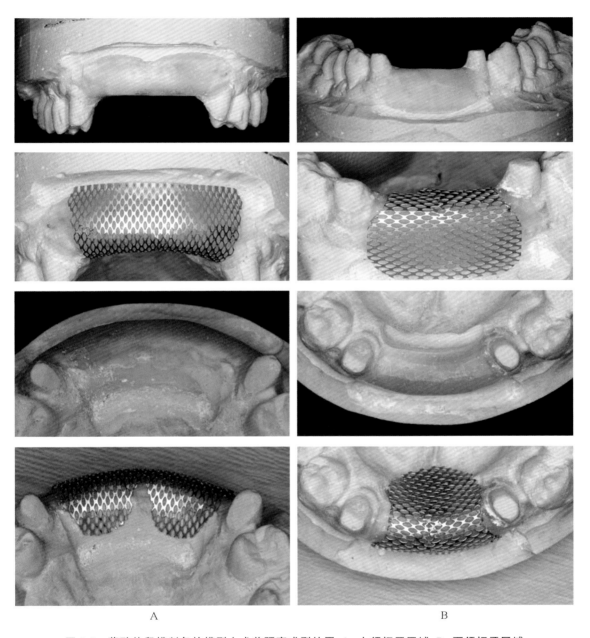

A　　　　　　　　　　　　　　　　　　　　　B

图 7-5　藻酸盐印模制备的模型上术前预弯成型钛网：A. 上颌切牙区域；B. 下颌切牙区域

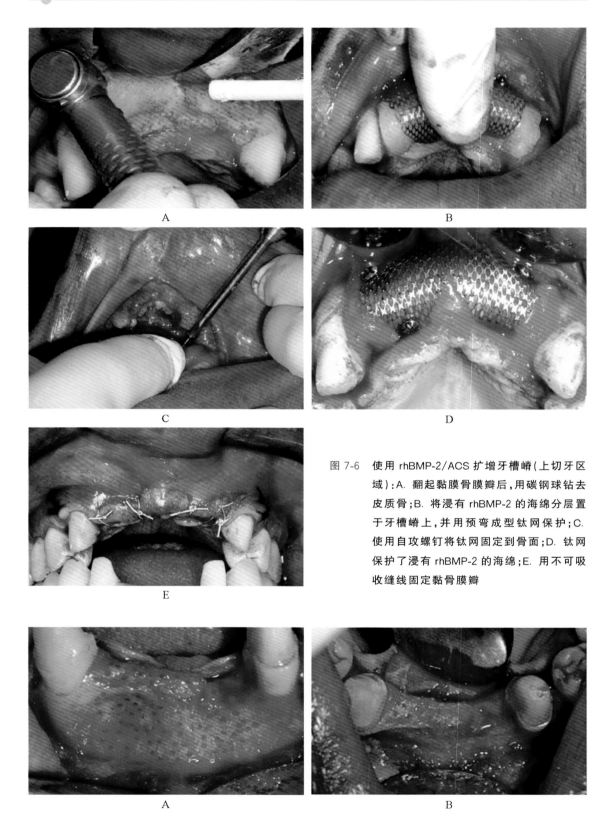

图 7-6 使用 rhBMP-2/ACS 扩增牙槽嵴(上切牙区域):A. 翻起黏膜骨膜瓣后,用碳钢球钻去皮质骨;B. 将浸有 rhBMP-2 的海绵分层置于牙槽嵴上,并用预弯成型钛网保护;C. 使用自攻螺钉将钛网固定到骨面;D. 钛网保护了浸有 rhBMP-2 的海绵;E. 用不可吸收缝线固定黏骨膜瓣

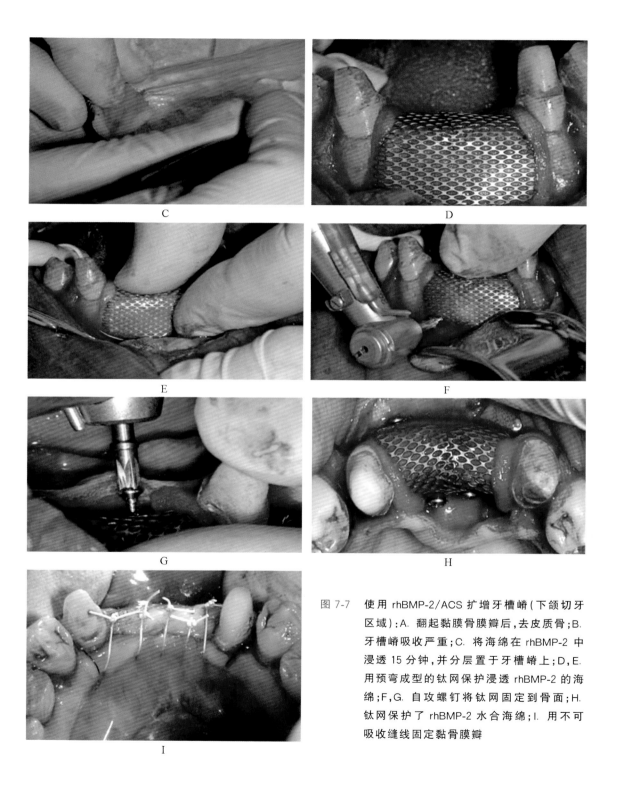

图 7-7　使用 rhBMP-2/ACS 扩增牙槽嵴（下颌切牙区域）：A. 翻起黏膜骨膜瓣后，去皮质骨；B. 牙槽嵴吸收严重；C. 将海绵在 rhBMP-2 中浸透 15 分钟，并分层置于牙槽嵴上；D，E. 用预弯成型的钛网保护浸透 rhBMP-2 的海绵；F，G. 自攻螺钉将钛网固定到骨面；H. 钛网保护了 rhBMP-2 水合海绵；I. 用不可吸收缝线固定黏骨膜瓣

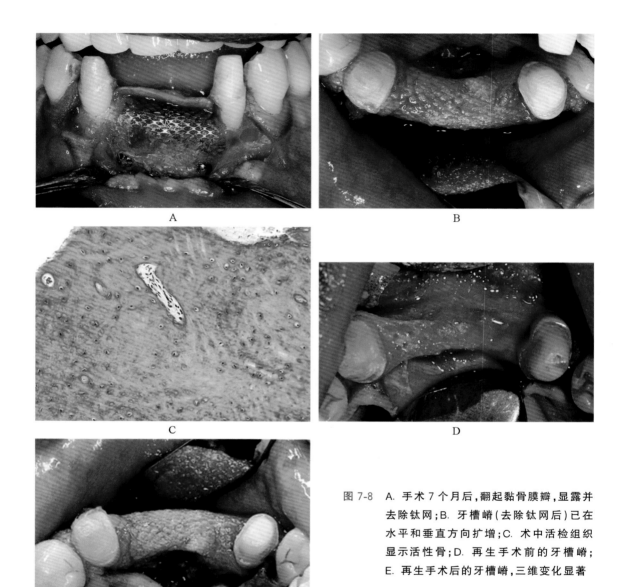

图 7-8　A. 手术 7 个月后,翻起黏骨膜瓣,显露并去除钛网;B. 牙槽嵴(去除钛网后)已在水平和垂直方向扩增;C. 术中活检组织显示活性骨;D. 再生手术前的牙槽嵴;E. 再生手术后的牙槽嵴,三维变化显著

　　生长因子能在分子水平促进细胞相互作用,从而有益于骨移植,目前研究旨在扩大其临床应用范围,减少常规骨扩增手术所需的移植材料数量,本病例中,我们使用 rhBMP-2/ACS 在骨维度不足以支持种植修复的区域形成充足的种植床,但生长因子促进骨移植领域还处于早期阶段,需要进一步研究以完善应用,并完全理解与其相关的分子机制。

第三部分

种植治疗中的骨外科手术

第 8 章

以修复为导向的种植体植入
理念的出现、发展与概述

1982 年在多伦多举行的牙科会议上确定了"种植体骨结合"的理论,从而奠定了现代口腔种植学的基础。最初的种植体植入方法基于瑞典籍学者 Brånemark 教授等的研究(1969)。在多伦多会议之前,因为种植体的设计和种植技术的缺陷导致较高的失败率(Schnitman 和 Shulman,1980),种植牙未被美国口腔修复医生所接受。

一、下颌无牙颌的治疗

在多伦多会议的报告中,不适合佩戴传统全口义齿的下颌无牙颌患者,接受了种植体支持的螺钉固位的金属丙烯酸树脂全口义齿修复治疗。相对于传统的可摘全口义齿,同样的材料和技术因为种植体的支持变成了全口固定义齿修复,由此用俚语"混合修复体"来描述这些种植全口义齿。

这些下颌种植全口义齿设计了较长的穿龈基台,义齿基托远离牙槽嵴黏膜以利于清洁(图 8-1)。但是,这种设计经常在义齿塑料基板与金属支架之间形成一个平坦的悬突,悬突下的宽阔空间难以清洁(图 8-2)。通常采用五颗种植体固定和支撑义齿,这些种植体通常由外科医生自由手植入的(McCartney,1993),并没有考虑最终义齿的修复

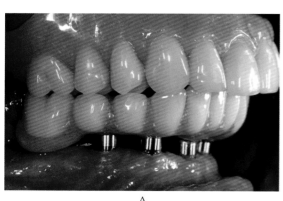
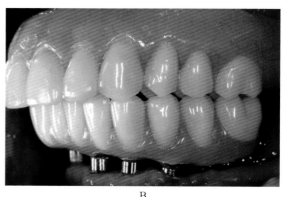

A   B

图 8-1　Zarb 和 Schmidt 描述的螺钉固位的固定全口义齿。A. 右侧面观;B. 左侧面观。显示连接全口义齿的种植体高穿龈基台

设计。种植体支持的固定全口义齿是牙科领域的革命性发展,但是很少有牙医关注种植体的精准植入。通过在全口义齿上开孔用螺钉将义齿固位于下方的种植体,义齿上的这些螺钉通道的位置由下方的种植体的位置和角度决定,螺钉通道可能会影响义齿的美学和咬合关系(Hebel 和 Gajjar,1997)

(图 8-3)。

随着口腔种植学的发展,种植修复设计不断进步,以修复为导向的种植设计成为主流思想。种植体的植入要确保合理的位置和轴向,所有的螺钉通道开口位置设计要理想,要有利于义齿的清洁。以往全口义齿下方的悬突没有了(图 8-4)。

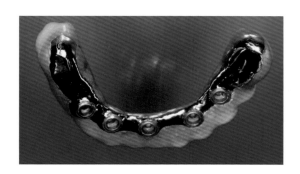

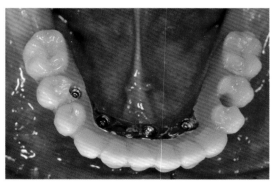

图 8-2　图 8-1 所示种植固定全口义齿的下方视图。显示,义齿塑料基板与金属支架之间形成一个平坦的悬突,悬突下的空间难以清洁

图 8-3　图 8-1 所示种植固定全口义齿的咬合面观。螺钉拧紧将修复体固定到位后,用复合树脂填充螺钉通道,通道开口对美学和咬合功能的影响很小。但是,某些牙齿的咬合面因为螺钉通道开口的原因受到破坏

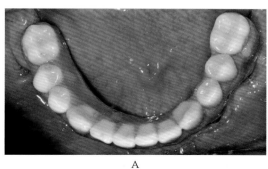

A

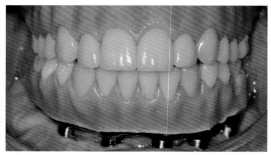

B

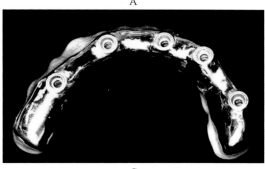

C

图 8-4　改进后的种植全口义齿设计:A. 通过更精确的种植体植入,螺钉通道的开口不会像图 8-3 中的全口义齿那样破坏人造牙齿的咬合面。B. 消除了牙槽嵴顶上方的大螺钉通道开口。显示义齿的塑料基托向种植体方向逐渐缩窄。使用全口义齿诊断蜡型确定人造牙的排列位置。在植入种植体之前,为了实现义齿基托的锥形设计,外科医生截除了约 5mm 高的牙槽骨,以提供足够的殆龈空间。C. 显示义齿基板下方没有悬突,该设计有助于清洁

二、上颌无牙颌的种植治疗

与下颌骨相比,同样的种植修复程序在治疗上颌无牙颌的成功率要低得多。遇到的问题包括义齿缺乏足够的唇部支撑,较差的美学效果,发音困难,以及口腔卫生维护困难(Desjardins,1992)。使用种植体支持的可摘全口覆盖义齿可以解决这些问题(图8-5)。

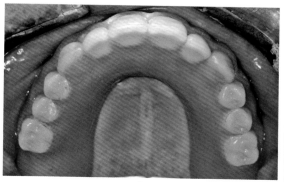

A

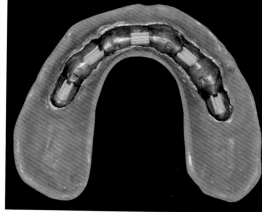

B

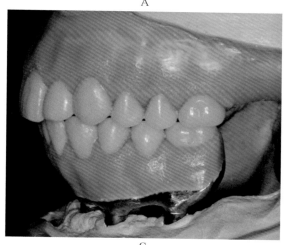

C

图 8-5 A. 种植体支持的杆卡固位上颌覆盖全口义齿的咬合面观。显示,义齿呈 U 形,没有腭部基板。B. 义齿基板的凹形组织面有金属丝增加强度。C. 上颌覆盖义齿的最终蜡型上试验排列人造牙。显示上颌前部人造牙的位置和唇侧根样轮廓,以保证义齿良好的美观性和语音性

三、牙列缺损的种植治疗

种植体支持的无牙颌全口义齿修复技术被进一步应用于牙列缺损的修复,包括单颗牙缺失种植单冠修复,以及多颗牙缺失种植固定桥修复。随着口腔种植学的不断发展,种植体植入的位置和轴向要求变得严格,患者的治疗计划也要求从冠修复设计开始。修复体使用粘接固位变得越来越普遍,修复体的美学效果也成为主要关注的内容。上颌前牙美学区域的软组织轮廓特别重要,新的技术不断应用,确保冠修复具备良好的软组织轮廓(图8-6)。

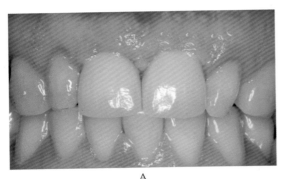

A

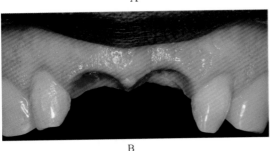

B

图 8-6　A. 种植体支持的左、右上颌中切牙的牙龈轮廓塑形成功。牙冠修复前腭侧滑行岛状瓣移植，以确保在无牙区域足够的软组织量，安装临时牙冠以塑造软组织轮廓。B. 去除临时冠和基台后的软组织结构

解剖形态的偏差过大，应当先进行骨增量手术来改善牙槽骨的解剖形态。如果不能进行骨增量，则需要放弃种植修复计划，可以选择其他修复方法。

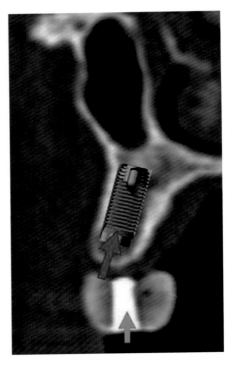

图 8-7　右上颌第二前磨牙区域牙槽骨的 CBCT 扫描。放射标记（绿色箭头）显示种植体计划植入的最佳角度，有利于维持良好的生物力学稳定；然而，由于牙槽骨的角度和形状的影响，实际种植体植入的角度会有所不同（红色箭头）。如果选择绿色箭头的角度，则需要在种植体的顶端牙槽骨区域进行植骨，以覆盖裸露的螺纹。修复科医生必须计划对种植体植入角度不佳做出补偿，使用成品角度基台或个性化基台

　　种植体支持的修复体的治疗计划必须由修复科医生开始制定。通常，修复科医生或牙科技工室技工在石膏模型的缺牙区放置一颗或多颗人工牙并制作带放射阻射标记的塑料基板，用于锥形束 CT 扫描以确定每个种植体的位置。每个阻射标记指示种植体最佳的植入位置和轴向（图 8-7）。在进行 CT 影像分析时，可以根据牙槽骨的解剖形态设计种植体的理想植入角度。如果种植体植入角度与牙槽骨的解剖形态的偏差较小，可以用个性化基台或角度基台解决（图 8-8）。如果种植体植入角度与牙槽骨的

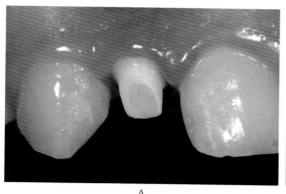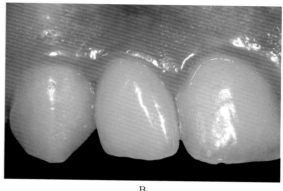

图 8-8　A. 右上颌侧切牙的种植体的植入角度欠佳,使用个性化的氧化锆基台进行了矫正,显示螺钉通道开孔位于基台的唇侧面。B. 修复完成的粘接固位牙冠

四、小结

　　尽管最初的下颌无牙颌应用种植体支持的固定全口义齿获得成功,但是并不适用于上颌无牙颌的治疗。早期的种植修复通常不能达到完美的效果,随着种植体新设计、新部件和新技术例如个性化基台等的发展,口腔种植治疗设计的理念由以颌骨解剖学为导向转变为以修复为导向。本书第 18 章详细阐述了每个外科医生必须知道的种植修复知识,以获得最佳的修复效果。

第9章

种植术前CT扫描的解读：局部解剖与咬合关系对种植体植入的影响

骨内种植体支持的修复体要维持美学功能和生物力学稳定性，取决于种植体的尺寸是否适合，以及三维植入位置与最大负载分配的关系。对咬合面受到应力的相对强度、方向、频率进行分析，需要考虑 Wilson 曲线和 Spee 曲线（横𬌗和纵𬌗曲线）、覆𬌗覆盖关系以及从最大牙尖交错位开始的非正中运动的引导特征。负载计算总和通过咬合面传递到基台，然后再传递到牙周韧带或种植体骨界面（图 9-1），这些不同连接系统的力学承载可以简化为以下公理：垂直压力可被良好承受，侧向力则具有破坏性。

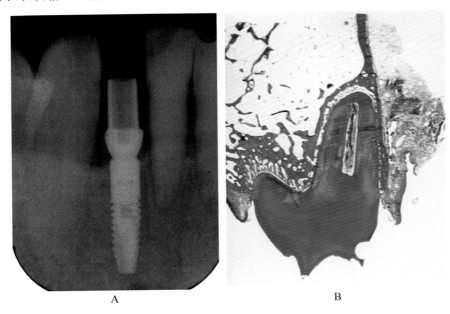

A B

图 9-1　A. 种植体-基台-骨界面关系。B. 天然牙(猴)组织界面关系(注意颊侧)

由于许多修复体是天然牙与种植体混合支持的(图 9-2～图 9-5)，有必要回顾一下牙周膜和种植体骨结合界面的差异。天然牙通过胶原纤维为基础的牙周韧带悬吊在牙槽窝内，韧带包埋于细胞外糖蛋白基质中，有助于分散咬合力。此外，牙周韧带空间内的供给血管可以间接提供液压缓冲作用，集成神经组件提供本体感受和反射保护，防止天然牙急性过度受力(图 9-6)。

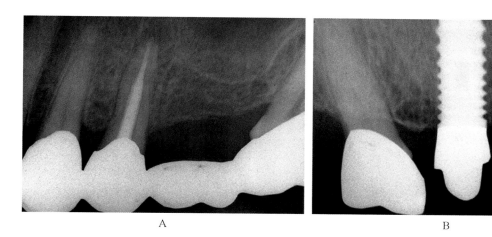

图 9-2　A. 根尖片显示四单位固定桥的前磨牙基牙根折。B. 术后根尖片显示上颌窦底提升后植入的两颗种植体

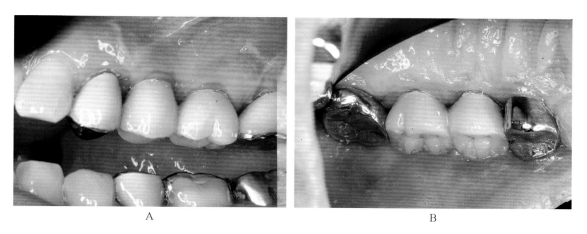

图 9-3　图 9-2 所示病例种植修复完成后口内照片：A. 颊侧观；B. 腭侧观（病例照片由 Dr. Albert Duarte, Cambridge, MA 惠赠）

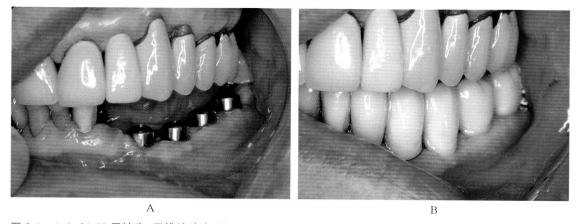

图 9-4　A, B. 24-27 牙缺失，牙槽嵴狭窄，植入四颗种植体（病例照片由 Dr. Albert Duarte, Cambridge, MA 惠赠）

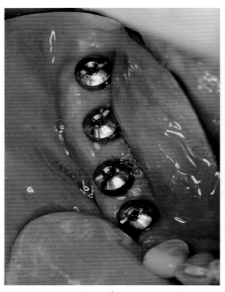
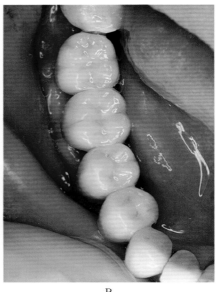

A　　　　　　　　　　　　　　　　B

图 9-5　图 9-4 病例修复完成后的咬合面观

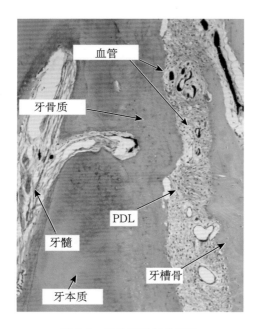

图 9-6　根尖区组织学切片

完整牙列的后牙对于正常压力性负载耐受性良好，但长期副功能负载（指咀嚼食物以外的时段内上下牙紧咬或磨动等现象）会产生侧向应力，导致牙周组织的超负荷，可能导

致牙齿"生理性适应"，出现牙松动和牙移位。一旦后牙"适应"，也被称为后牙咬合塌陷，前牙会承受越来越大的外突负载（图 9-7 和图 9-8）。需要指出的是，这些"生理性"改变只是保护个别牙，而非保护咬合关系。维持正常咬合关系和美学外观，需要牙医尽量消除这些"适应"性变化，否则出现咬合关系紊乱，咬合功能几近丧失。个体牙弓咬合力管理同时具有艺术性和科学性，具体在于：综合估算剩余支持力（牙齿动度是一个很好的指标）；

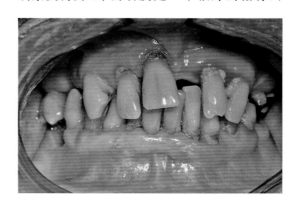

图 9-7　"生理"适应导致的严重咬合塌陷

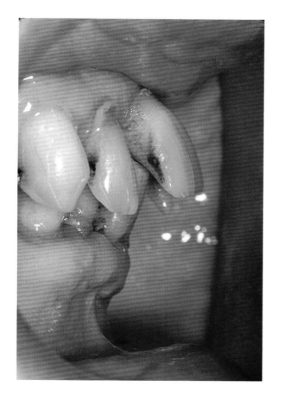

图 9-8　图 9-7 同一患者口内侧面照。该患者的 X 线片显示全口牙周骨丧失 50% 或更多，仅 33、35、43 和 45 牙可以保留

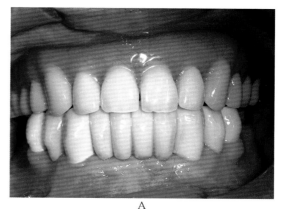

A

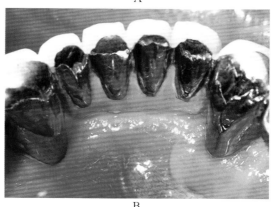

B

图 9-9　A. 图 9-7 和图 9-8 患者最终修复效果。B. 同一患者修复体的舌面观

控制咬合接触位置、方向和分布；应用机械负载分配方法，如选择夹板或设计反向恢复性力量（图 9-9）。牙周韧带间隙的血管网是天然牙生物学支持系统中最为脆弱的组成部分，为维持这套悬吊复合体，牙槽血供流动模式是从骨内向外，通过韧带间隙进入牙龈，并在那里与牙龈血管复合体相连（图 9-10）。如果牙周韧带空间受到长时间或反复压力作用而压缩，就会发生牙槽骨吸收和牙根牙骨质吸收（图 9-11），结果导致韧带空间增宽，继而发生牙松动或牙移位（图 9-7，图 9-8）。即，超出牙周生物组织弹性极限的负载，会导致永久性变形。

种植体没有牙周膜，缺乏天然牙具备的本体感受反应。种植体表面与牙槽骨形成骨整合或与骨组织形成直接的物理性结合（图

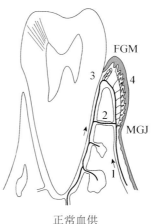

1-骨膜血供
2-从骨内发出的血管
3-牙周韧带血管供应至牙槽嵴
4-牙龈乳头血管襻

FGM

3　　4

2

MGJ

1

正常血供

图 9-10　牙/牙周组织的供应血管：微循环分布和血流方向

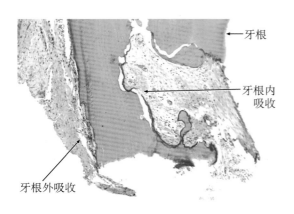

图 9-11 与咬合负载有关的天然牙牙根内吸收和外吸收创伤的组织学图片。摘自 Price A. Comparison of the Microvascular Disruption and Regeneration Following Full, Partial, and Modified Partial Thickness Pedicle Flaps in the Alveolar Mucosa of Macaca mulatta Monkeys. D. Sc. D. thesis, Boston University, 1974. p. 180.

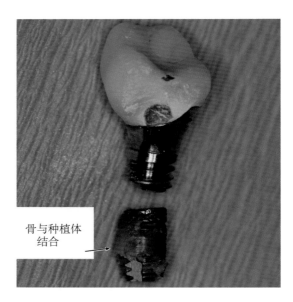

图 9-12 显示与种植体紧密结合的骨组织, 由于咬合负载过大导致种植体折断, 种植体颈部牙槽骨吸收, 骨高度降低, 咬合力的杠杆作用增加, 但未能使种植体下半部分骨结合丧失, 必须使用环钻将种植体下半部取出

9-12)。这种种植体-骨界面的弹性取决于种植体材料(图 9-13)和牙槽骨的弹性模量。牙槽骨具有多变的三维结构(图 9-14), 且处于动态矿化状态, 因而在临床实践中, 无法获知种植体骨界面细节情况, 以及不同骨结构的应力吸收能力, 因此冠-基台和基台-种植体界面的力学特性成为我们治疗计划中关注的焦点。对这些机械连接所涉及的强度数据进行测试, 得到了与天然牙附着力分析相同的结论:垂直压力可以很好地被承受, 而侧向力则可以产生破坏作用(图 9-15)。

种植体形成骨结合后, 垂直压力会将种植体各组件压为一体, 能被良好耐受, 而侧向力会导致部件连接处的弯曲应力。应力消散取决于种植牙部件的物理属性和布局, 两段

式种植体设计中, 如经典 Brånemark 种植系统, 外六角平台基台螺钉是最小的部件, 最容易变形。内连接设计中, 最薄弱的环节通常在基台与种植体顶端的连接领口处(图 9-15 和图 9-16)。无论哪种基台连接方式, 如果连接界面得到加强, 则更像一段式种植体, 这是第三种不同的种植体设计形式。如果咬合平面受到过大的侧向力负载时, 应力集中在牙槽嵴, 并成为种植体旋转的支点, 这种情况下, 种植体颈部周围骨质会吸收丧失(图 9-17), 种植体的体部也可能发生折裂(图 9-12 和图 9-18), 或者种植体周围骨质不断吸收, 最终丧失骨结合(图 9-19)。

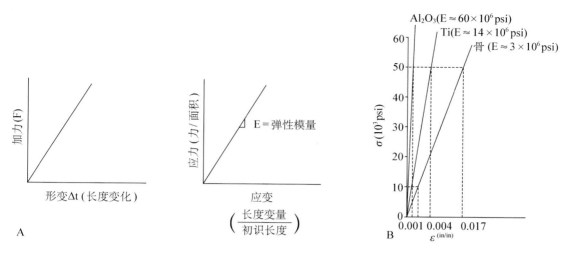

图 9-13　A. 弹性模量计算。B. 左图中应力 PSI（磅／平方英寸），比较不同材料变形情况

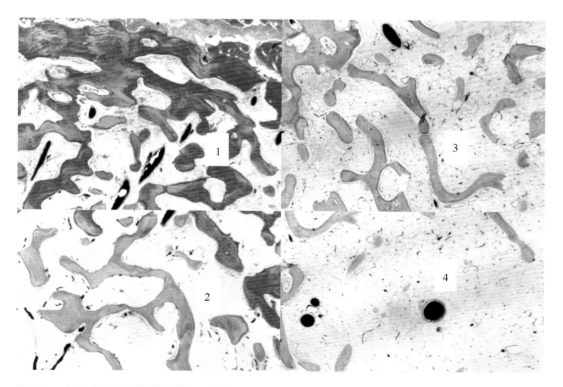

图 9-14　使用印度墨水灌注血管，显微镜下观察，"骨密度"是由骨小梁的相对数量、分布和大小所决定。图中样本 1 在种植窝洞预备时可判断骨密度更高或"更硬"，样本 4 则会被判断骨密度更低或"更软"

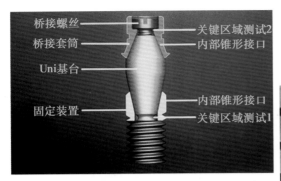

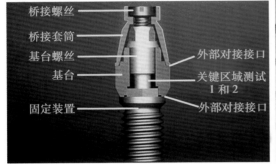

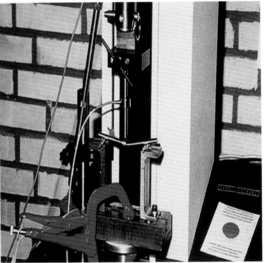

图 9-15　种植体的内部连接和外部连接基台的变形测试。摘自 Norton, MR. 1997. An in vitro evaluation of the strength of an internal conical interface compared to a butt joint interface in implant design, Clinical Oral Implant Research. 8:290-98.

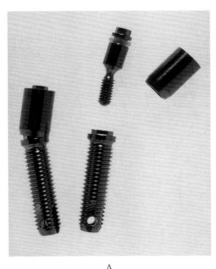

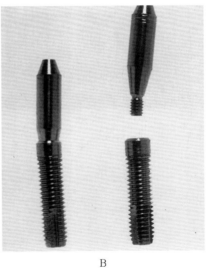

A　　　　　　　　　　　　　　　B

图 9-16　A. Brånemark 外连接种植系统。B. Astra 内连接种植系统。摘自 Norton, MR. An in vitro evaluation of the strength of an internal conical interface compared to a butt joint interface in implant design. Norton, MR. 1997. An in vitro evaluation of the strength of an internal conical interface compared to a butt joint interface in implant design, Clinical Oral Implant Research. 8:290-98.

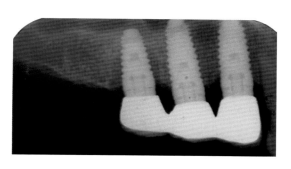

图 9-17　种植失败和骨丧失，可能由于支架不合适导致

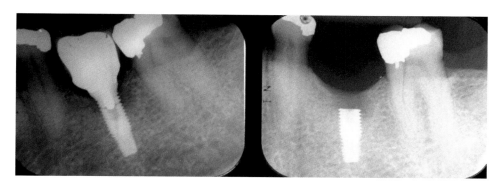

图 9-18　牙槽骨吸收至基台螺钉的深度，由于咬合负载过度而导致种植体折断

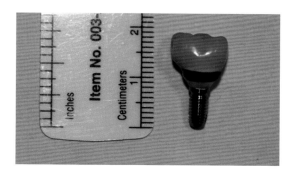

图 9-19　种植体/牙冠修复完成 2 年后整体脱落。显示冠/根比不佳和牙冠咬合面/种植体直径差距过大

一、种植体在牙槽骨内的三维定位

种植体在牙槽骨内的三维定位有与天然牙不同的生物学要求。天然牙通常位于牙槽骨偏颊侧甚至超出颊侧骨板平面，牙根颊侧骨壁也很薄（图 9-20 和图 9-21）。牙周膜内的丰富的血供与牙龈血供交通，支持着颊侧不足 1mm 厚的骨壁。在近远中方向上，天然牙的牙间牙槽骨有来自两侧牙周韧带的丰富血供，能够支持十分靠近的两邻牙牙根之间狭窄的间隔牙槽骨。但在缺牙区，牙槽骨骨髓腔与牙龈血供只有少量交通。血供情况完全不同，由于解剖关系的这些变化，种植体结合骨质的血供主要来自骨髓腔。Brânemark 的研究表明，前牙区两颗种植体之间至少要保留 3mm 的距离，这是因为相邻种植体备洞、植入后，种植体间牙槽骨供血受限，高度压缩的种植体周骨质阻断了大量的髓腔内循环。目前作为一般性共识，种植体颊侧和舌侧至少各要有 1mm 的骨质厚度，相邻两颗种植体之间至少有 2～3mm 的距离。修复的审美需要对空间有不同的要

求,可能需将种植体置于近远中牙形态中心,有时会导致两颗种植体之间的距离超过3mm,最终,种植修复牙冠邻接点的位置可能会影响种植体间软组织形态,产生"黑三角"。除了美学要求,种植体植入后的初期稳定性是骨结合成功的重要保证,这种稳定性最好由皮质骨提供,因此制定种植外科手术计划时,在各潜在位置寻找种植体皮质骨固位是首要任务。

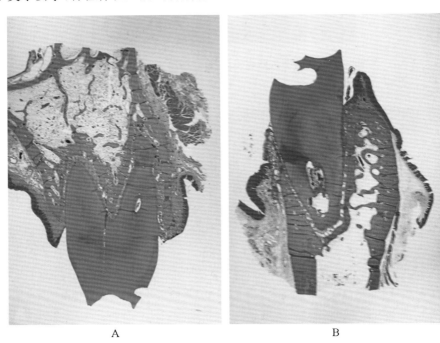

A　　　　　　　　　　　B

图 9-20　A. 上颌第一前磨牙颊侧骨量少(颊侧标记);B. 下颌第一前磨牙颊侧骨量少(颊侧标记)

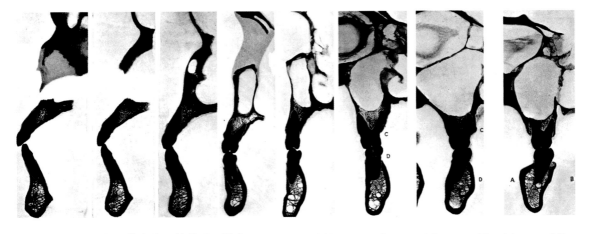

图 9-21　牙位置与牙槽窝中心的关系。摘自 Ash,MM Jr. 1993. Wheeler's Dental Anatomy,Physiology and Occlusion,7th ed. Philadelphia:WB Saunders.

上述讨论表明，无论种植牙还是天然牙，如果从牙冠咬合面传导至支持结构的力学负载本质上是垂直性压力时，均可以有良好的耐受。为使这种压力性负载（而非侧向力负载）最大化，植入种植体或牙的位置应垂直于咬合平面，并靠近咬合面中心。为评估牙槽突可用骨量并指导种植体植入位置，种植术前最有用的诊断信息是提供垂直于咬合平面部位的牙槽骨颊舌向和近远中向截面实际尺寸，各种影像技术已应用于种植前骨量评估：如根尖片、全景片（全口曲面断层片）、X 线断层摄像和 CT 扫描。在对比试验中，根尖片无论是常规胶片或是数字形式，其不准确率高达 15％（图 9-22），而全景片影像存在放大

和失真的比率达 20％～25％（图 9-23），这两种影像技术只能提供颌骨和牙的近远中向剖面视图，无法显示颊舌向剖面视图。应用选定焦点平面的连续 X 线断层摄像可以显示近远中向和颊舌向剖面视图，但是其层厚过大导致成像质量较差，图像模糊（图 9-24）。相较而言，计算机辅助轴向断层扫描（CAT 扫描）有接近 99％的精度（图 9-25），并可以重建颊舌向和近远中向图像（图 9-26）。更新的锥形束 CT 扫描可以提供牙颌系统的合适图像，但在颌骨曲度较大的部位，有时图像缺乏连贯性且轴向定位困难（图 9-27）。了解 CT 扫描系统成像的原理，有利于更高效和更准确的种植术前评估。

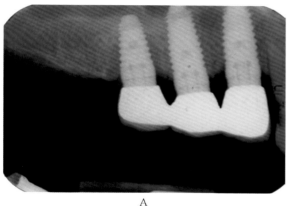
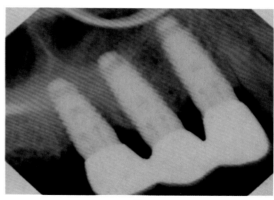

A

B

图 9-22　位置良好的常规根尖片比位置不佳的数字根尖片的图像更好。A. PA-传统根尖片；失真＝±15％。B. PA-数字根尖片；有限的二维影像

July 27, 2006

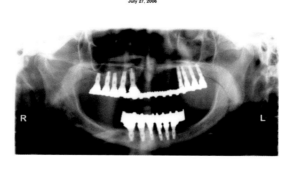

图 9-23　种植体直径均为 4.0mm，全景片（全口曲面断层片）的形变导致直径显示并不相同

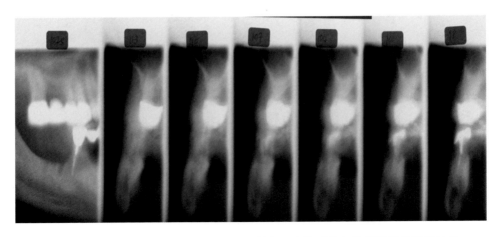

图 9-24　序列断层成像。层厚为 5mm,颌骨和牙齿的形状与边缘轮廓分辨率较差

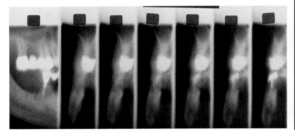

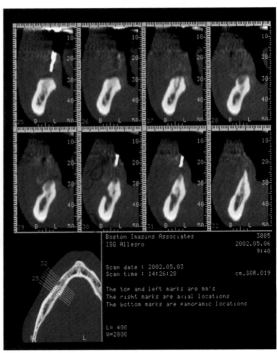

图 9-25　计算机自动断层扫描(CAT)(右图)与序列断层成像(左图)比较。失真率约 1%,图像清晰

二、轴向 CT

Godfrey Hounsfield 博士在 20 世纪 70 年代发明了第一代轴向 CT 扫描仪,对其工作原理的分析有助于我们了解如何获取图像(图 9-28)。在轴向 CT 中,大环状的射线发射器和接收器围绕着患者躺着的检查台(图 9-29),射线光束与患者的身体中轴成直角(因此称为轴向扫描),射线光束的宽度是设

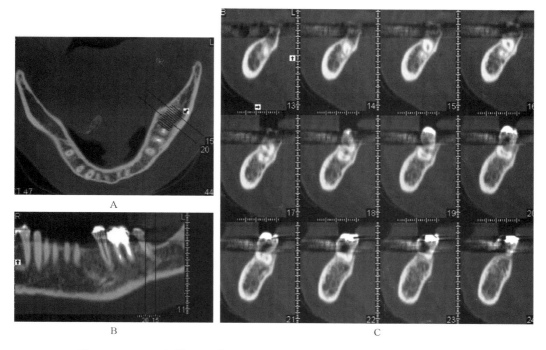

图 9-26　A. CAT 扫描。B. 曲面断层重定格式。C. 斜截面（横截面）重定格式

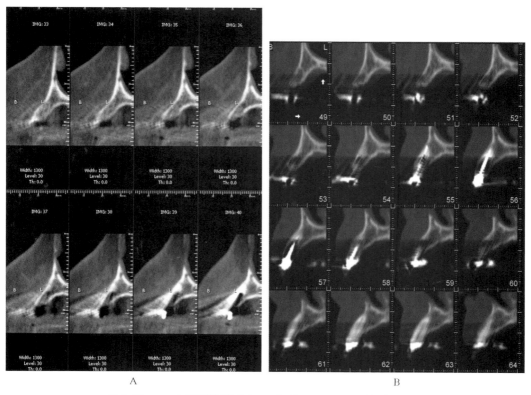

图 9-27　A. 尖牙区域锥形束 CT 扫描。B. 同一患者：轴向 CT

定好的,同时记录曝光数据,生成连续的、厚度均匀的(通常为 mm 或更小范围)剖面影像。测量特定焦点位置的放射辐射量并生成一个密度单位,称为 Hounsfield 值,最终形成整个剖面或某个区域的密度数据(图 9-30～图 9-33),这些密度数据又可以转换为光谱灰度值(图 9-34),然后形成电脑屏幕上的像素(由于原始射线光束具有厚度,获取数据实际上具有三个维度,而最终数据存储为三次幂数据或三维像素)。一个剖面的影像数据采集完成后,检查台移动一个增量距离,获取另一个剖面的影像数据,两个剖面之间的距离称为剖面增量,此距离非常接近,以免造成信息中的死角或空隙。这些剖面影像是二维图像,并可以堆叠起来形成三维影像(图 9-35)。

为了形象理解将二维剖面影像堆叠成三维影像的概念,可用大多数超市都有的面包切片机做比拟(图 9-36)。如果我们观察切片机的功能,会发现它有一个控制切片厚度的机关,无论薄或厚的切片都可以重新堆叠(图 9-37)成原来的面包形态,切割线仍然可

见。为了平视观察切片深部的情况,我们可以掀起相邻切片的边缘观察,并探索切片之间的相关信息(图 9-38)。为了从不同的视角观察这些切片的内容,可以垂直切开面包切片并将其分离(图 9-39)。这样我们可以获得面包内橄榄的横截面图,还可以对其进行测量(图 9-40)。

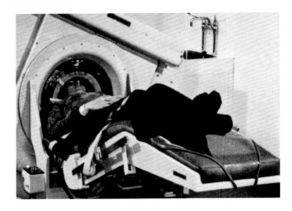

图 9-28 Hounsfield 博士使用原始的 CAT 扫描仪进行扫描。照片由 Boston Imaging Associates 提供

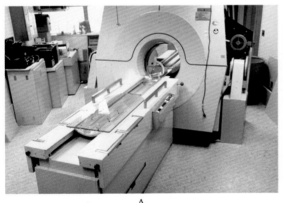

A

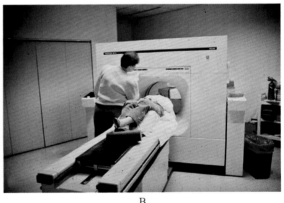

B

图 9-29 A. 现代的头部扫描仪。B. 显示检查床与患者体轴一致与扫描仪成直角,逐渐移动断层扫描。照片由 Boston Imaging Associates 提供

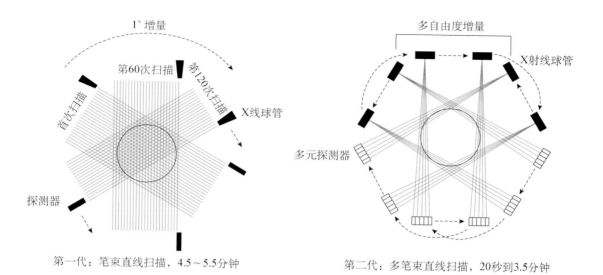

图 9-30　现代 CT 扫描更快。照片由 Boston Imaging Associates 提供

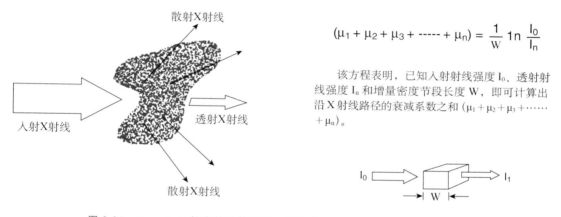

$$(\mu_1 + \mu_2 + \mu_3 + \cdots\cdots + \mu_n) = \frac{1}{W} \ln \frac{I_0}{I_n}$$

　　该方程表明，已知入射射线强度 I_0、透射射线强度 I_n 和增量密度节段长度 W，即可计算出沿 X 射线路径的衰减系数之和（$\mu_1 + \mu_2 + \mu_3 + \cdots\cdots + \mu_n$）。

图 9-31　Hounsfield 数字的计算顺序。照片由 Boston Imaging Associates 提供

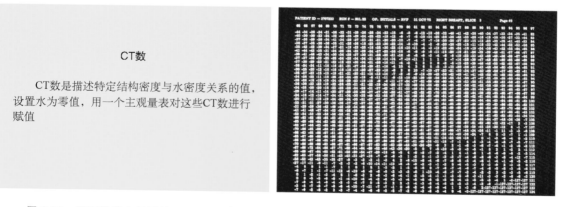

CT数

　　CT数是描述特定结构密度与水密度关系的值，设置水为零值，用一个主观量表对这些CT数进行赋值

图 9-32　平面屏幕上显示的 Hounsfield 数字；显示"图片"。照片由 Boston Imaging Associates 提供

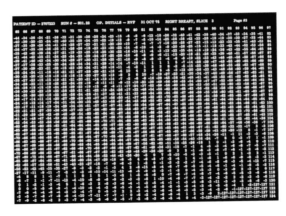

图 9-33　图 9-32 平面显示器的放大图。照片由 Boston Imaging Associates 提供

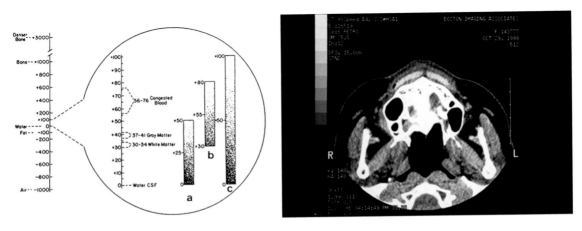

图 9-34　比较光谱与未加工的轴向扫描旁更为细化的阴影。照片由 Boston Imaging Associates 提供

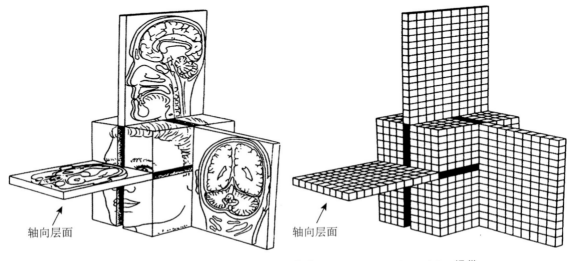

图 9-35　计算机重建的几何形状。照片由 Boston Imaging Associates 提供

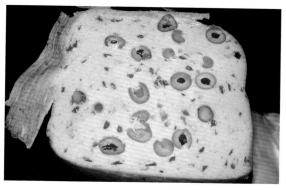
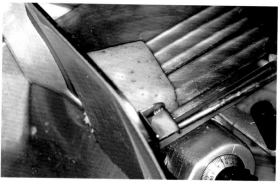

图 9-36 普通面包切片机和橄榄面包

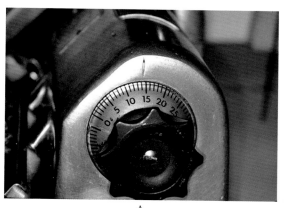
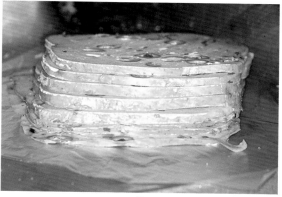

A

B

图 9-37 A. 切片厚度选择器拨盘。B. 切片的厚度变化;切片越薄,信息越多

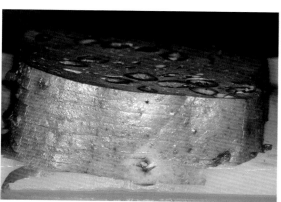
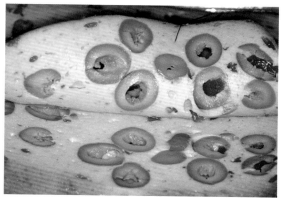

A

B

图 9-38 A. 重建的橄榄面包。B."轴向"切片信息的比较

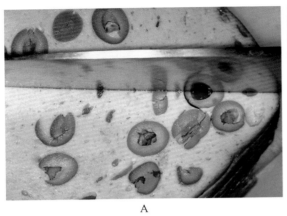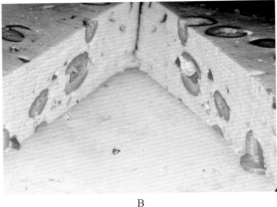

图 9-39 A. 与原始切片成直角切割,切开重建的面包。B. 重建的横截面或斜截面

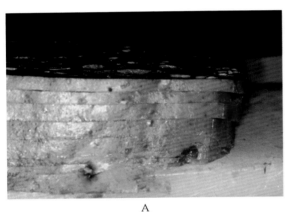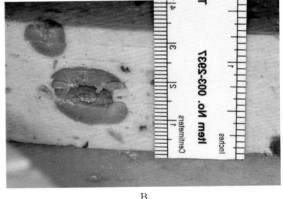

图 9-40 A. "重建"的面包。B. 横截面的测量

回到 CAT 扫描格式,如果将体素形式的数据表堆叠在一个三维模块中,那么就可以用软件按相同体素在不同平面重建数据,从而获得不同的视图。图 9-41 的方块图描述平行或成直角于原始图像采集平面的重建过程。

如前所述,轴向 CT 扫描得以命名是因为它会产生与患者身体长轴(脊柱)成直角的截面信息。患者躺在平坦的桌子上,头部固定与身体成一直线。因为头部和颈部的位置是变化的,相对于轴向 CT 扫描界面的方向

也是变化的,需要选择一个定位的参考平面,以允许重复扫描的序列研究。在医学上,技术人员通常选用鼻底作为参考平面,进行上颌骨的影像学评估;对于下颌骨的评估,参考平面是下颌骨的基线或下缘。种植牙治疗计划前的扫描完成后,有不同方向的截面图像,可以选择垂直于咬合平面的截面图像来进行种植治疗计划的评估。这需要书面告知放射科技师"牙科 CT 扫描射线应平行于咬合平面"(图 9-41)。

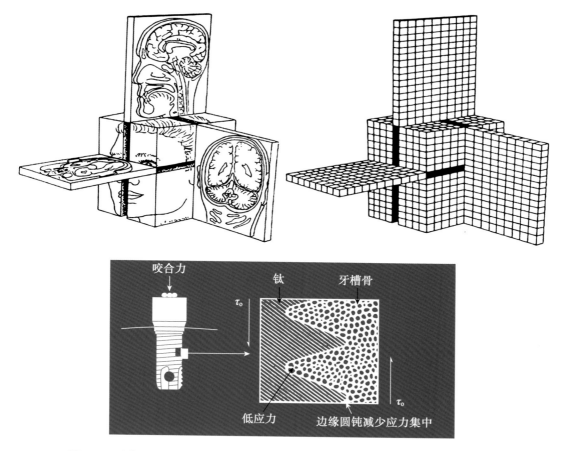

图 9-41 比较：头部解剖结构/几何重建/咬合力作用至种植体长轴并传导至牙槽骨

CT 扫描不能区分硬组织和软组织，因此获取的数据包括这两者的信息。典型的未加工的 Hounsfield 信息截面图像如图 9-42 所示，它可以显示肌肉、骨骼、空气甚至义齿塑料。为了创建更精致的图像以评估单独的骨或软组织，可以通过选择性增强或减少数据，以突显某单一组织，此筛选过程称为骨或软组织算法，此数学运算的结果是得到了滤过或重建的轴向截面图像（图 9-43）。

这些滤过的图像进一步处理，可以生成重建的全景截面（近远向）和斜截面（颊舌向）图像。为此，需要一个新的参考平面，该平面要遵循所检查牙弓的特定曲率。技术人员可以通过使用电子笔在靠近所采集数据集中间的一个轴向切片上创建该参考线（图 9-43～图 9-45）。

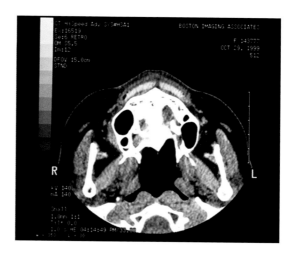

图 9-42 未加工的 CT 轴向截面图——左侧为软硬组织的灰度表

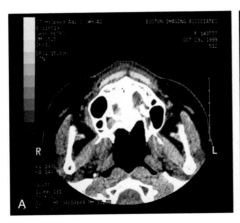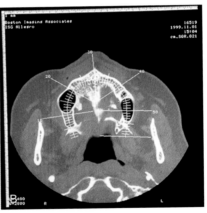

图 9-43　A. 未加工的轴向截面图。B. 通过使用骨组织算法重建的轴向截面图

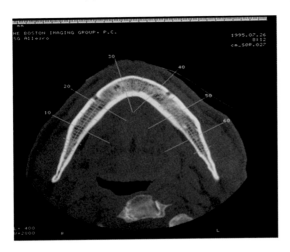

图 9-44　清晰化的轴向截面图(患者 X)。显示牙弓中的参考线,有垂直参考截面编号 10、20、30 等

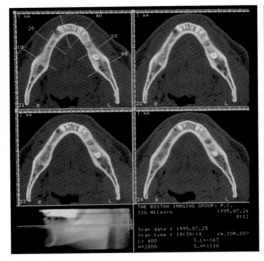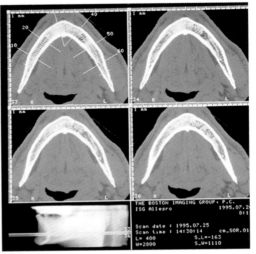

图 9-45　重建的序列轴向截面图(患者 X)

随后将该参考线合并到上方和下方的所有切片中，然后计算机可以显示进入此定制的弯曲参考平面的每个像素（体素），并生成重建的全景截面（图 9-46）。一旦参考平面确定后，就可以在颊侧或舌侧方向上相距 1～2mm 的距离生成一系列平行的全景平面。这些全景截面与普通的牙科全景片有很大不同，后者在患者头部周围沿着固定的拍摄路径进行扫描，所获得影像是检查对象结构全部厚度的均值；使用轴向 CAT 扫描时，所获取全景截面显示的是检查对象结构中数分之一毫米厚度的情况，并且可以沿着牙弓生成清晰的近远中向横截面图像。

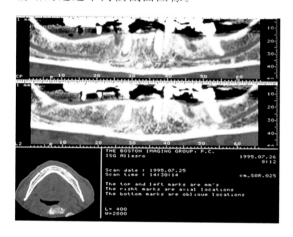

图 9-46　清晰化的全景截面。显示轴向图像上的参考线。并显示，上截面图 27-28 位置尖牙下方的根尖区透光影（患者 X）

三、重建斜截面或横截面图像

通过在重新堆叠数据上叠加中心弧线确定全景曲面后，就可以与该曲面成直角、并与原始轴向堆叠截面成直角，制作更多图像，也就是可以在所需颊舌方向上生成第三组重建斜截面或横截面图像（图 9-47 和图 9-48）。原始轴向截面也可以重建为三维模型（图 9-49），并且可以用于计算机辅助制造的手术模板。

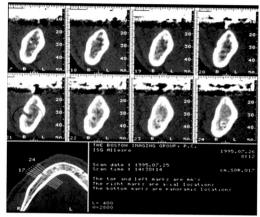

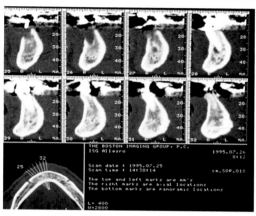

图 9-47　序列重建的横截面图像（患者 X）；显示下颌管、颏孔、颏神经前襻；全景片或常规根尖片检查未发现拔牙窝和根尖区阴影

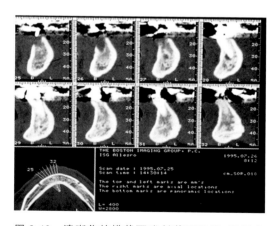

图 9-48　清晰化的横截面或斜截面图像；显示 #28 截面上的放射透射区（患者 ×）。参见图 9-45 的全景图像

所有这些重建均与轴向截面原始信息成90°角(成直角),从这种重建模式中我们可以看到,原始截面的对齐方式(图 9-41)对重建具有影响。所以必须强调的是,原始参考扫描必须设定和校准为与咬合平面平行,可以通过检查扫描报告第一页上提供的矢状中位参考来确认遵守此设定(图 9-50)。如果正确遵循此设定,则重建的横截面图像垂直于咬合面,并能获得理想的负载方向关系。如果误用鼻底或下颌骨等解剖平面,重建图像也还可以使用,但临床解读时就更为困难(图 9-51~图 9-53)。

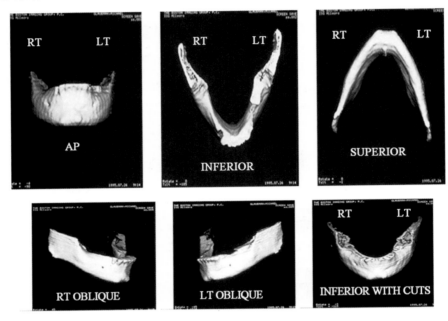

图 9-49　由序列轴向截面三维重建的影像

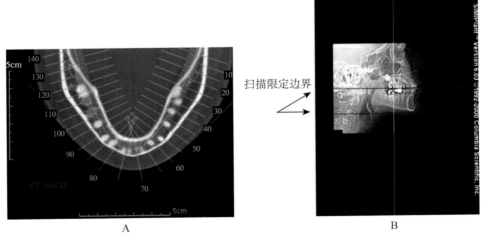

图 9-50　参考截面:A. 右图显示扫描界线中选取的中央截面。B. 重建轴无变形,与咬合平面平行。显示将牙弓中心曲线叠加在轴向截面上,以供参考,这条线用于生成全景截面和横截面图像

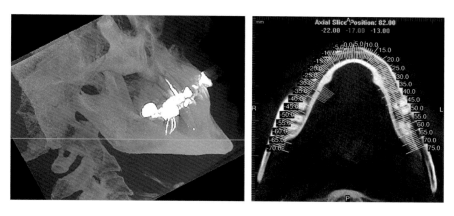

图 9-51 平行于下颌骨底部平面的原始轴向扫描效果。与使用不同参考平面的图 9-54 进行比较

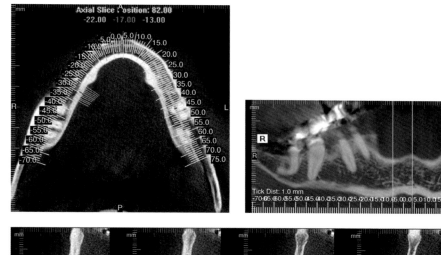

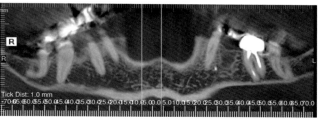

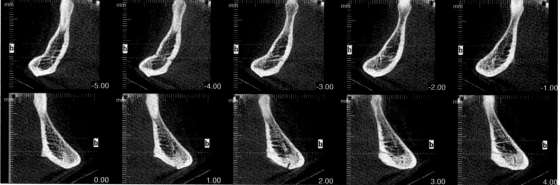

图 9-52 使用下颌骨底部参考平面时，对重建图像的影响（比较图 9-55）

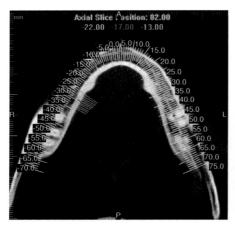

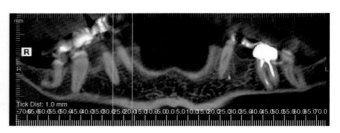

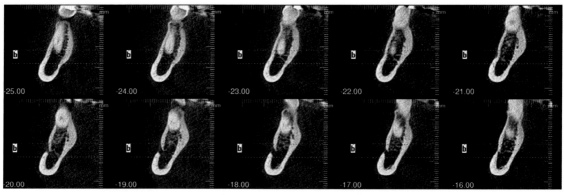

图 9-53 以下颌骨底部为参考平面的后部横截面图(比较图 9-56)

新的轴向 CT 扫描技术和锥形束 CT 扫描收集原始信息的格式略有不同,但是技术人员必须仍从平行于咬合平面的参考平面开始分析,然后,他们必须插入牙弓参考线以形成全景曲面,偏离此校准方式,可能会显示误导性的关系(参见图 9-51～图 9-56 比较了不同初始参考平面对重建结果的影响)。

计算机轴向断层扫描分析为外科医生寻找皮质结构提供了最佳方式,通过仔细读片,可以评估内外部限制性轮廓,以及重要的腺体、神经和血管组织区域。在所需修复部位的模板上放置牙胶标记(请参见图 9-59、图 9-64 和图 9-65)或其他放射阻射标志物标记,可以加强用于特定分析的信息质量。轴向 CAT 扫描可对内部结构进行视觉解剖,是术前计划时最准确的评估方法。

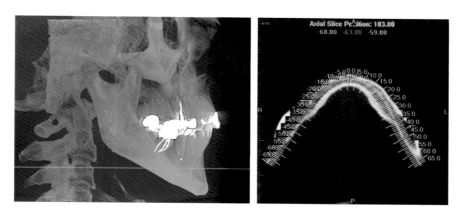

图 9-54 平行于咬合平面的轴向参考平面。与使用不同的参考平面的图 9-51 进行比较

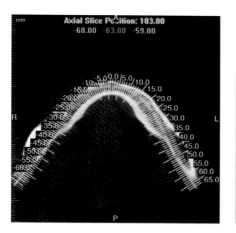

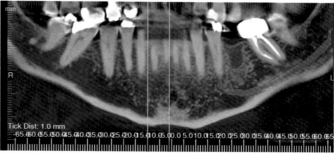

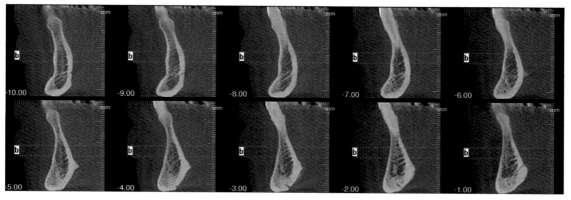

图 9-55 重建参考平面平行于咬合平面(与图 9-52 比较)

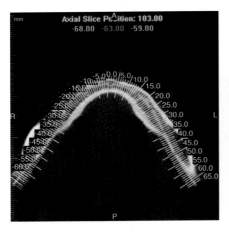
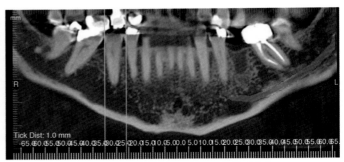
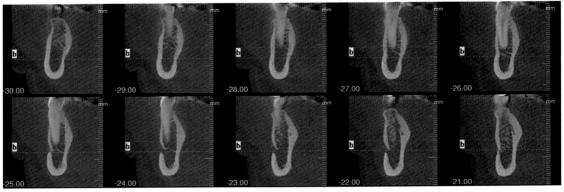

图 9-56 与骀平面平行的参考平面的重建轴向扫描图像(与图 9-53 比较)

以下照片展示种植相关解剖领域。

四、上颌皮质骨部位

1. 颊侧和腭侧骨皮质板(图 9-57～图 9-59)

2. 鼻底(图 9-57～图 9-59,图 9-72)

3. 上颌窦底(图 9-58,图 9-59,图 9-63,图 9-66～图 9-68,图 9-70～图 9-72)

4. 切牙管的侧面(图 9-57,图 9-67)

5. 牙槽窝骨壁(图 9-59)

五、下颌皮质骨部位

1. 颊侧和舌侧骨板(多图)

2. 下颌管(图 9-45,图 9-46,图 9-53,图 9-56,图 9-60,图 9-61,图 9-64)

3. 颏神经管和颏孔(图 9-44,图 9-47,图 9-48,图 9-53,图 9-56,图 9-64)

4. 牙槽窝骨壁(图 9-47,图 9-48)

六、限制性表面轮廓

1. 切牙窝,尖牙窝(图 9-57,图 9-59)

2. 下颌舌骨肌附着：下颌下腺凹（图 9-53，图 9-56，图 9-61，图 9-65）

3. 舌下腺凹（图 9-47，图 9-48，图 9-61）

4. 上颌窦底，鼻底（图 9-57～图 9-59）

5. 不完整的牙槽窝骨壁（图 9-47，图 9-48，图 9-59）

6. 上颌窦分隔，血管（图 9-63，图 9-73）

七、限制性管结构

1. 下颌管（图 9-45，图 9-46，图 9-53，图 9-56，图 9-60，图 9-61，图 9-64，图 9-65）

2. 颏神经管和颏孔（图 9-47，图 9-48，图 9-53，图 9-56，图 9-64）

3. 切牙孔（图 9-57，图 9-66，图 9-67）

八、其他限制性或相关性结构

1. 牙槽骨广泛吸收（图 9-64，图 9-65，图 9-72）

2. 上颌窦扩张（图 9-66，图 9-67）

3. 切牙管扩张（图 9-66，图 9-67）

4. 可作为皮质骨供体的部位

A. 颊（图 9-45～图 9-48）

B. 升支（图 9-26 和图 9-45）

5. 病理

A. 下颌脓肿（图 9-45，图 9-46，图 9-48）

B. 上颌脓肿（图 9-70 和图 9-71）

C. 上颌窦囊肿（图 9-68 和图 9-69）

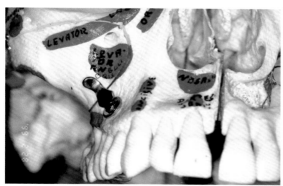
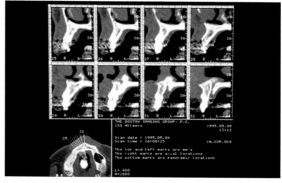

图 9-57　干颅骨标本与类似临床区域比较

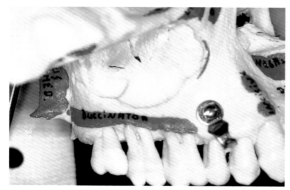
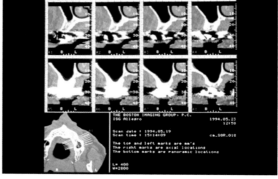

图 9-58　上颌窦，另参见图 9-59

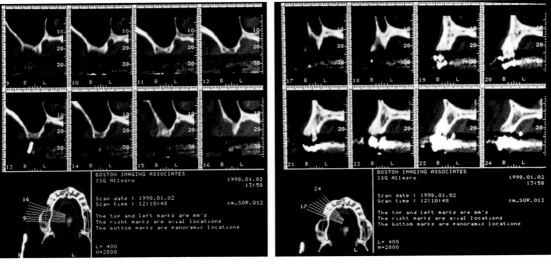

图 9-59 上颌后牙区有多处骨缺损和解剖结构缺陷

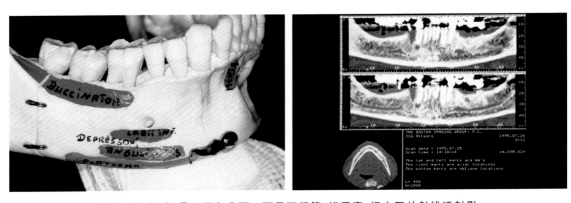

图 9-60 颏孔、骨凹面和凸面。可见下颌管、拔牙窝、根尖区放射线透射影

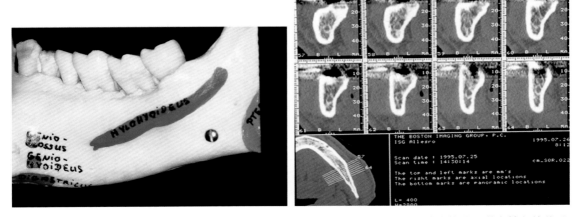

图 9-61 显示下颌下腺凹与下颌舌骨肌附着的关系，以及与下颌管的关系，并与种植体植入潜在轴向的关系

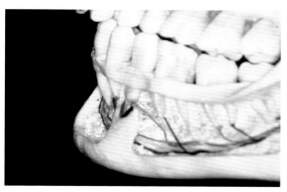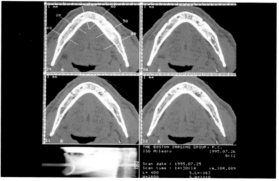

图 9-62 序列重建轴向截面图

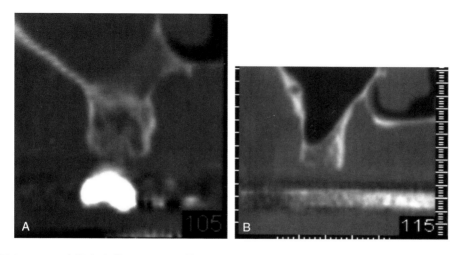

图 9-63 A. 上颌窦中的 Underwood 骨分隔。B. 上颌窦底黏膜提升侧壁开窗部位的小动脉

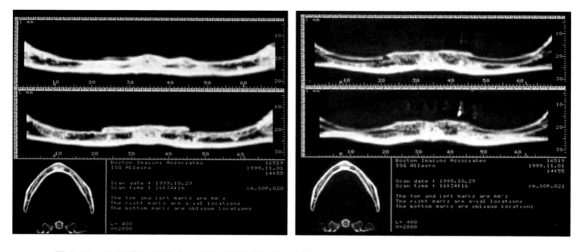

图 9-64 下颌骨严重吸收。显示下颌管位于牙槽嵴表面上,颏孔开口向上(第 20 和 45 截面)

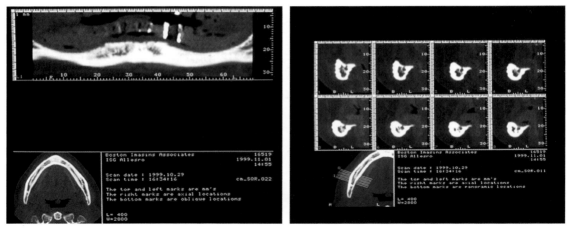

图 9-65　参考轴向截面、全景截面和横截面重建图像

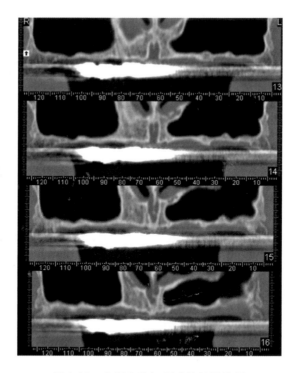

图 9-66　上颌窦和切牙孔的极限位置

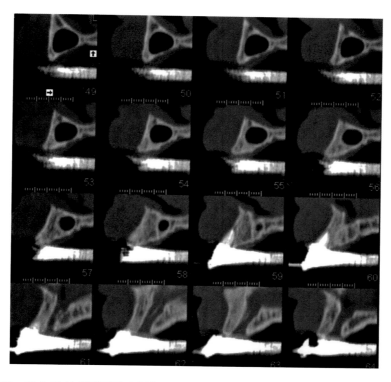

图 9-67　图 9-66 的横截面重建图像,显示在上颌窦和切牙管之间仅有 1.0mm 的骨质

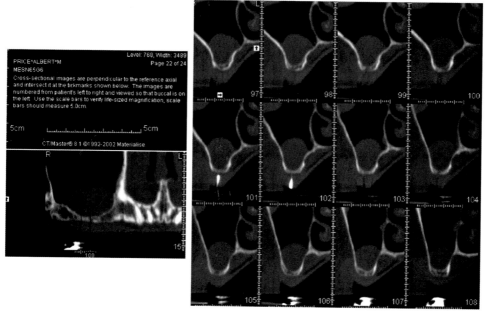

图 9-68　上颌窦潴留性囊肿

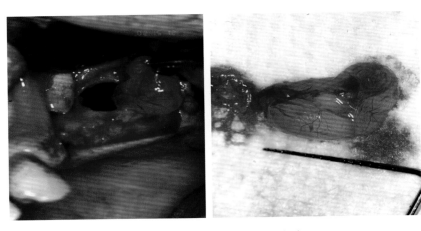

图 9-69　图 9-68 患者摘除的囊肿

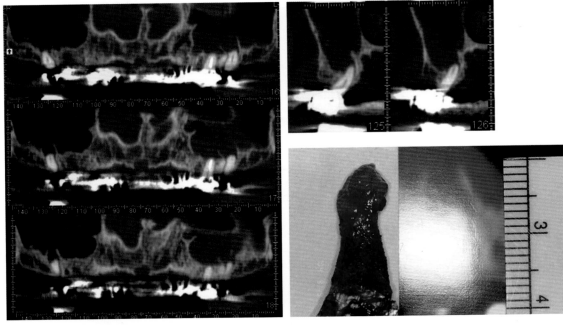

图 9-70　在 CAT 扫描全景截面中,可见上颌窦黏膜衬里下方有多处根尖周瘘,而在普通全景片上未发现

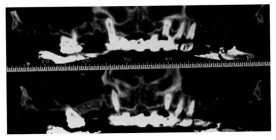

图 9-71　右上尖牙根管脓肿流入上颌窦黏膜,但在全景片和根尖片的相同区域并未发现

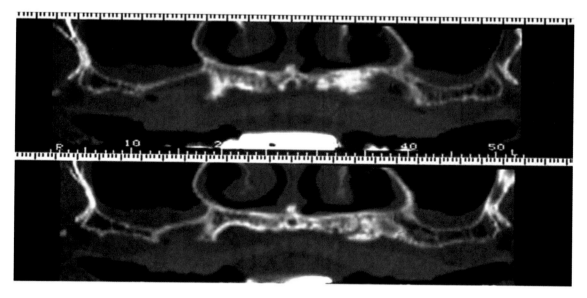

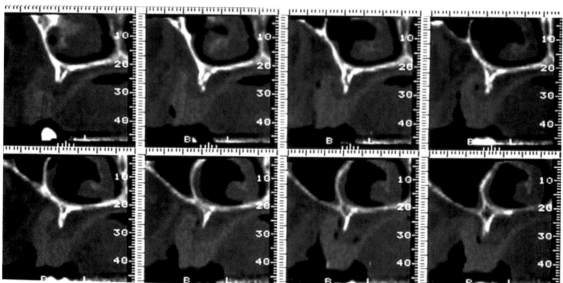

图 9-72　这个病例仅做上颌窦底黏膜提升是无效的。显示：牙槽骨仅有腭侧骨壁完整。有必要进行 CAT 扫描三维重建观察

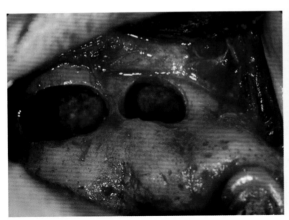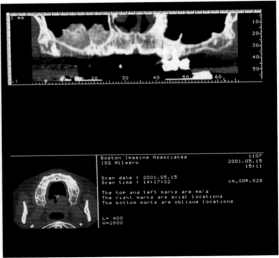

图 9-73 通过术前 CAT 扫描辅助，显示采用两个上颌窦侧壁骨窗，避开 15～20mm 的上颌窦骨分隔；术后 CAT 扫描可见上颌窦内骨移植物

第 10 章

即刻种植：争议与风险评估

在 Brånemark 教授（1985）最早提出的种植学理论中，关于种植体植入和负载的时机是基于有限的实验结果得出的：将多个种植体植入严重萎缩的颌骨前部无牙区域，以支持混合义齿。随后，牙种植技术的适应证很快扩大为单个牙种植、后牙区种植、骨移植区延期种植等，甚至即刻种植。Lazarra（1989）首先报道了在新鲜拔牙窝内进行种植，此后有多个文献证实了即刻种植的长期成功率。即刻种植规划在外科决策过程中更具挑战，但可以有效地缩短缺牙修复时间。采用这项技术的治疗计划，需要审视所有骨内植入手术的常见问题：初期稳定性的获得。骨形成和重塑速度的相关知识，以及针对最终修复体长期生物学、生物力学和美学稳定性的计划。

理想条件下的生物稳定性要求单个种植体的所有侧面都至少有 1mm 的活性骨质，相邻两颗种植体或与天然牙之间至少需要 2～3mm 的骨质，其主要问题是要保持充足的骨血管供应。通过将种植体平台置于承载表面（即咬合面）中心，并使其长轴相对于咬合平面尽可能接近 90°角。从而最大限度地降低侧向应力，并最大限度地增加冠-基台-种植体-骨复合体的垂直压力载荷，可以确保生物力学稳定性（图 10-1）。出于美学考虑，要求种植平台居中并略小于要更换牙的外形轮廓，并且种植体植入深度要合理，使平台置于适当的垂直高度，以允许从植入物的圆头过渡到天然牙的不同轮廓（Brånemark 等，1985；Ash，1993；私人患者档案，参见图 10-1，图 10-2；另请参见图 10-44）。

缺牙区种植体的即刻和长期生物力学稳定性，需要在特定部位最大限度地利用骨矿化成分，此部位的骨应该是有活性的，或能够转变为有活性的骨，种植体骨结合取决于与周围活性骨的相互作用。由于矿化微结构（皮质骨和骨小梁排列）随位置而变化，因此在手术时需要保持触觉反馈敏感性，以最大限度地发挥骨对种植体稳定性的作用（另请参见本书第 9 章）。拔牙窝的微结构与缺牙区成熟骨的结构不同，拔牙窝内很难提供种植体初期稳定性，且可用的皮质骨仅限于根端 1/3。熟悉不同拔牙位点（包括单根牙和多根牙）的骨质和骨量的变化十分重要，Wheeler 的著作（1993）是了解牙根尺寸的绝佳参考，能帮助可视化拔牙窝尺寸（图 10-2～图 10-8）。

有关拔牙窝内骨愈合速度的研究表明，新的小梁矿化到足以支撑最小负荷之前，至少需要 3～4 个月，而骨矿化到足以承受全部功能负载之前，则需要等待 6 个月（图 10-9 和图 10-10 中，植骨和非植骨部位的变化；患者私人档案）。

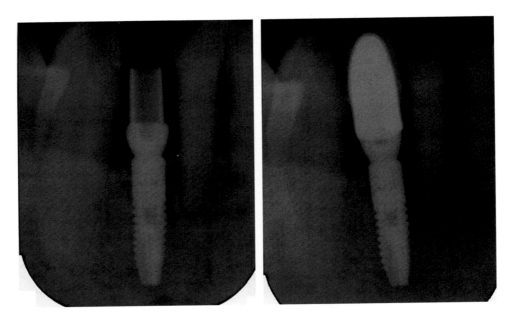

图 10-1　种植体与咬合平面成直角植入，种植体直径适当

CANINE-CEJ-EDGE=10
MD=7.5
CEJ-APEX=17

CERVIX=5.5MDX7BL

CENTRAL-CEJ-EDGE= 10.5
MD=8.5
CEJ-APEX=13

CERVIX=7MDX6BL

LATERAL-CEJ-EDGE=9
MD=6.5
CEJ-APEX=13

CERVIX=5MDX5BL

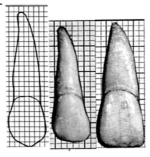

图 10-2　牙尺寸测量的平均值。摘自 Ash, MM Jr. 1993. Wheeler's Dental Anatomy, Physiology and Occlusion, 7th ed. Philadelphia: WB Saunders.

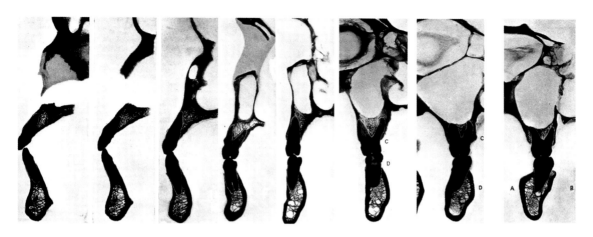

图 10-3 牙根位置及与牙槽窝的关系

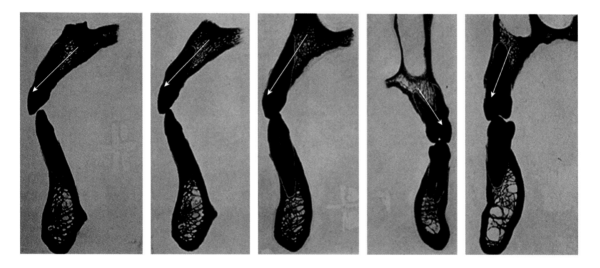

图 10-4 牙在牙槽骨内的位置和角度。显示:牙根偏向颊侧导致颊侧骨壁薄。箭头表示牙槽骨的中线

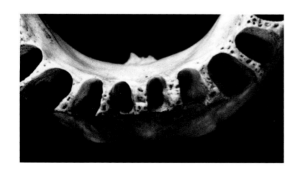

图 10-5 下颌切牙牙槽窝。摘自 Ash, MM Jr. 1993. Wheeler's Dental Anatomy, Physiology and Occlusion, 7th ed. Philadelphia: WB Saunders.

MAND. CANINE -CEJ-EDGE= 11
　　　　MD= 7
　　　　　CEJ-APEX= 16

CERVICAL= 5.5MDX7BL

MAND. CENTRAL -CEJ-EDGE=9
　　　　MD=5
　　　　　CEJ-APEX=12.5

CERVICAL-3.5MDX5.3BL

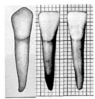

MAND. LAT CEJ-EDGE=9.5
　　　　MD=5
　　　　CEJ-APEX=14

CERVICAL=4MDX5.8BL

图 10-6 人类牙平均测量值的组合。改编自 Ash, MM Jr. 1993. Wheeler's Dental Anatomy, Physiology and Occlusion,7th ed. Philadelphia: WB Saunders.

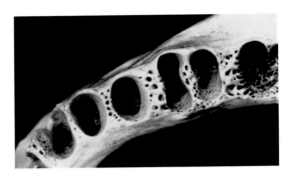

图 10-7 下颌前磨牙、磨牙牙槽窝

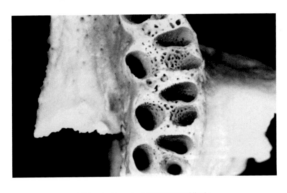

图 10-8 上颌磨牙牙槽窝

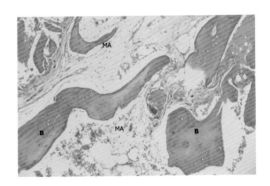

图 10-9 97-3-2(6 个月的拔牙窝-无骨移植物)显示前磨牙部位:纤细的骨小梁与含有纤维-脂肪的骨髓(摘自 Price and Van Dyke, 2003)

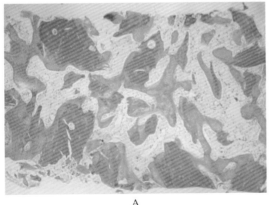

A

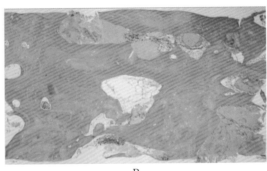

B

图 10-10 A. 26 牙牙槽窝骨移植:脱钙的冻干同种异体移植骨(DFDBA):5 个月。B. 14 牙牙槽窝骨移植(PUROS):6 个月(摘自 Histology and Cores:Caterina Venuleo,2007.)

一、拔牙窝解剖

上颌前牙通常是单根牙，牙整体偏向颊侧骨板，且牙槽窝-牙的轮廓常超出牙槽突颊侧轮廓（Ash，1993），导致上颌骨颊侧骨板根样突起，扪诊有类似"搓衣板"效果（图 10-14）。牙根颊侧表面骨壁菲薄，其厚度小于 0.5mm 的情况并不少见（Ash，1993；私人病人档案；图 10-3，图 10-4，图 10-11～图 10-13）。

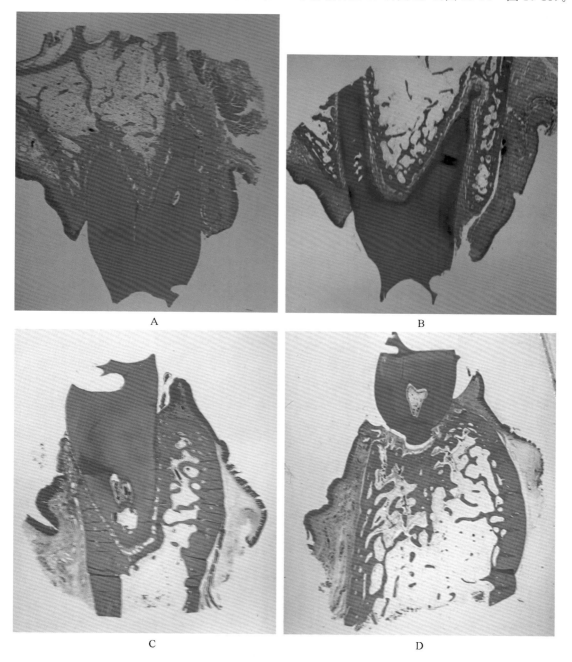

图 10-11　A. 上颌第一前磨牙。B. 上颌第一磨牙。C. 下颌第一前磨牙。D. 下颌第一磨牙根分叉区

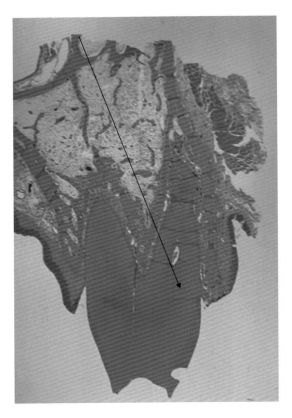

图 10-12 牙槽突投影中线与上颌第一前磨牙

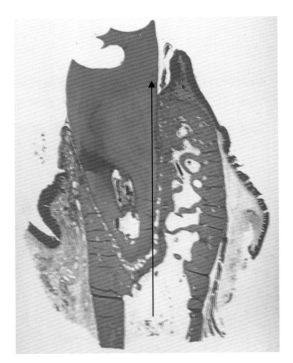

图 10-13 牙槽突投影中线与下颌第一前磨牙

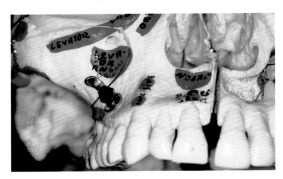

图 10-14 颧突,尖牙隆突,切牙窝

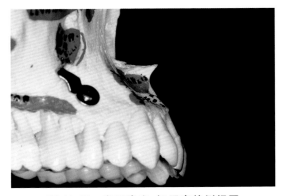

图 10-15 尖牙隆突,切牙窝的侧视图

由于种植体的生物学需求,其颊侧应至少保留 1mm 骨质,这就要求在种植窝洞预备时,要靠近上颌骨牙槽突的中心位置。此外,侧切牙在颊侧还有一根尖部凹陷(私人患者档案;图 10-14,图 10-15)。上颌切牙和前磨牙的空虚拔牙窝平均深度为 8～13mm(尖牙为 15～16mm),为获得足够的初期固位,需要在拔牙窝的腭侧骨壁备洞,并使用 13～16mm 的种植体,以更大(更为前突)的角度植入。在从中切牙到第二前磨牙之间的上颌牙弓部位,牙槽突轮廓几何中心投影基本与腭部斜度平行,并与天然牙冠的颊侧颈线相交(图 10-12)。上颌侧切牙种植时,由于根尖部切牙窝的存在,植入角度需要更大的锐角,为了空间补偿,避免潜在的"膝部"暴露潜在风险,亦即基台-种植体界面暴露问题,需

要将种植体向根尖方向更深部位植入，并使其整体位于牙槽嵴顶下方。上颌第一前磨牙颊侧骨壁通常很薄且为分叉根（Ash，1993；参见图 10-3，图 10-4，图 10-11A，图 10-12），与尖牙牙根关系紧密，颊侧有类似侧切牙根尖区骨凹陷的尖牙窝，导致即刻种植手术更加复杂。通常选择腭侧根拔牙窝进行即刻种植备洞，可能会受相邻尖牙角度的复杂变异影响，植入轴向被迫向腭侧和远中偏斜。

上颌第一磨牙可能具有完整的根分叉处的间隔骨（Ash，1993；图 10-8，图 10-11B），但上颌窦扩张有时会延伸到根分叉区域（图 10-16），拔牙窝骨壁彼此距离较远（7～10mm），邻近的上颌窦底可能会影响种植体根向预备深度（图 10-16，图 10-17），以上描述，均是在因牙折裂或牙龋坏拔除的假设下，

没有牙周病相关的骨吸收或与拔牙创伤相关的骨缺损对拔牙窝形状的影响。

在下颌牙弓中，也存在类似变化。前牙区颊舌径较小，皮质骨成分较多（Ash，1993；图 10-4，图 10-5），下颌切牙的近远中径只有5～5.5mm，使用直径超过 2.5mm 的种植体即可能产生邻牙距离问题（图 10-1，图 10-5）。下颌前牙区牙槽突角度大体居中，几何中心投影线倾向于穿过颊尖（Ash，1993；图 10-3，图 10-4）。尖牙和第一、第二前磨牙位置靠近较薄的颊侧骨板，而舌侧有较厚的皮质骨（图 10-11C，图 10-13），第一前磨牙的中轴线倾向于穿过舌尖（图 10-13）。下颌磨牙颈部直径较大，没有牙周病的情况下，根分叉区可能有可以利用的间隔骨（Ash，1993；参见图 10-7，图 10-11D）。

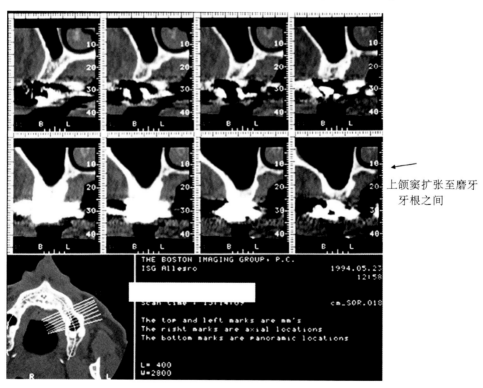

上颌窦扩张至磨牙牙根之间

图 10-16　CT 横截面图像

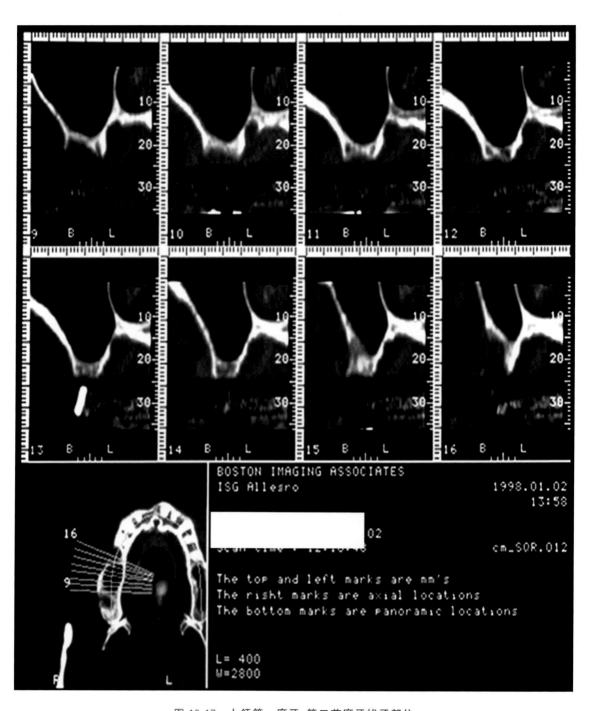

图 10-17 上颌第一磨牙,第二前磨牙拔牙部位

由于即刻种植的牙槽窝仅有极少量的牙槽嵴支持形成"双皮质稳定"(Brånemark 等,1985),通过侧向骨压缩实现稳定性的锥形种植体更适合这种技术(Price,2007)。目前临床医生达到的共识是,需要在种植体顶部与牙槽窝颊侧骨壁内侧面之间留出至少 1.5～2.0mm 的间隙,以应对愈合过程中的骨吸收。通常,颊侧骨板轮廓菲薄,可能在愈合过程中吸收消失,或在拔牙过程中骨折(图 10-14,图 10-15,图 10-17,图 10-18)。

如前面第 9 章有关计算机断层扫描(CT)分析所述,种植体各组件的生物力学最佳状态是主要接受垂直向咬合负载。由于牙槽窝内最稳定骨质部位在腭侧(舌侧)及根尖区,因而即刻种植生物力学的最大问题是长期增大的侧向应力。当种植体支持平台偏向咬合平面腭侧时,会增加悬臂效应;如果种植体根向植入加深,则冠/根比增加;如果需要加大植入角度,会增加旋转应力,后期有出现基台-种植体界面暴露的美学损害潜在风险。

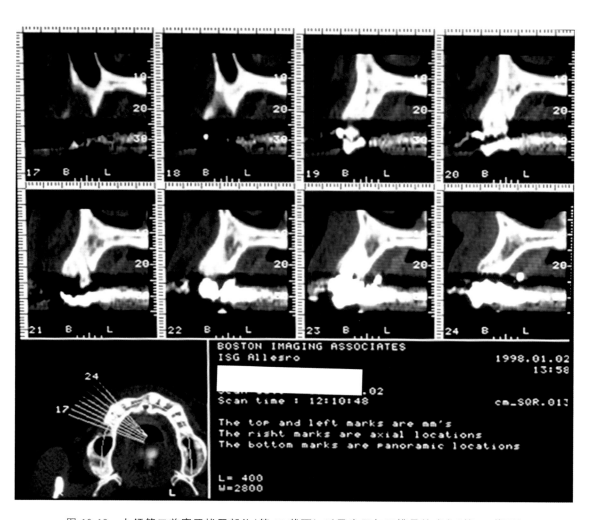

图 10-18 上颌第二前磨牙拔牙部位(第 17 截面),以及尖牙与牙槽骨的成角(第 23 截面)

二、风险评估案例

以下案例介绍了即刻种植的风险评估：

1. 白人女性患者，70 岁，有根管治疗史，有根管外科手术史，近期在 22 牙颊侧出现瘘管

拔牙过程中，根尖折断并穿过颊侧骨板进入前庭沟黏膜下。通过附加黏膜小切口取出根尖。偏腭侧植入种植体，初期稳定性好，并行临时冠修复。2 周后，发现种植修复体松动，随即拔除整个种植体并做位点骨增量，术中发现颊侧骨板薄弱，矿化很差，去除颊侧骨板，植入颗粒骨和屏障膜。4 个月后，重新植入种植体，潜入式愈合，常规二期手术，最终完成冠修复（图 10-19～图 10-23）。

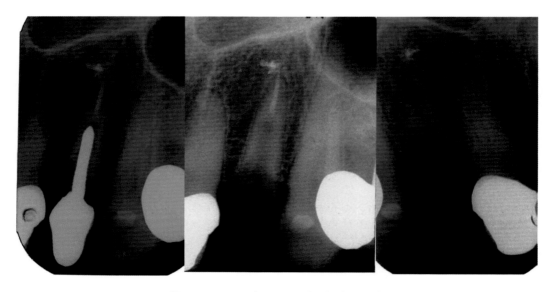

图 10-19　22 牙部位不同时间段的根尖片

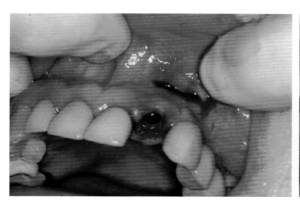
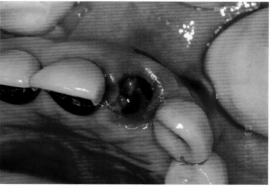

图 10-20　患者 1：22 牙拔牙窝

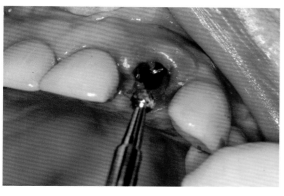 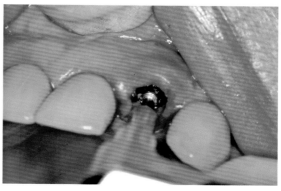

图 10-21　患者 1：使用大球钻在拔牙窝腭侧骨壁上进行种植窝洞预备定点

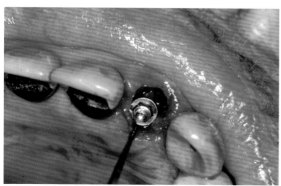 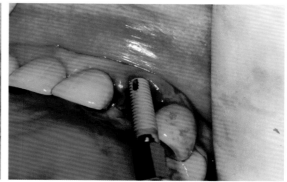

图 10-22　患者 1：检查种植体植入方向，旋入种植体。显示腭侧的位置指示杆

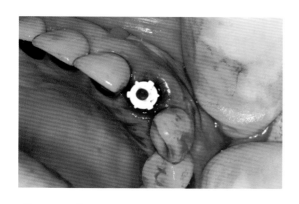

图 10-23　最终牙冠修复前取印模。显示颊侧倾斜

术后回顾反思

患者有多次牙髓治疗病史，根尖部存在感染，提示应当选择延期种植治疗，拔牙术中根尖移位提示颊侧骨壁薄弱不完整。

2. 黑人男性，60 岁，21 牙伸长并折断，牙齿拔除后牙槽窝短而狭窄

牙槽窝基骨良好，为种植体提供了良好的初级稳定性，即刻转移制作临时冠修复，用以塑造良好牙龈形态，临时冠尽量避免咬合接触，6 个月后完成最终修复（图 10-24～图10-30）。

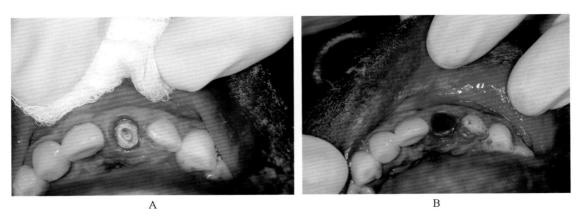

图 10-24　21 牙：A. 折断的牙；B. 拔牙窝

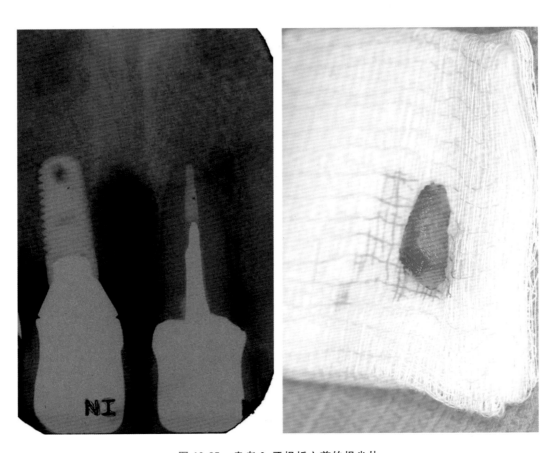

图 10-25　患者 2：牙根折之前的根尖片

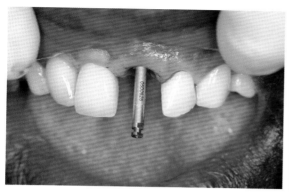
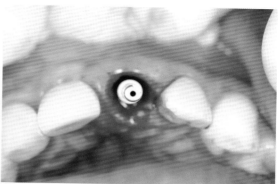

图 10-26 检查种植体是否植入近远中向和颊舌向的中央

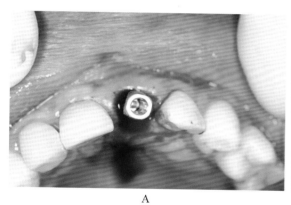
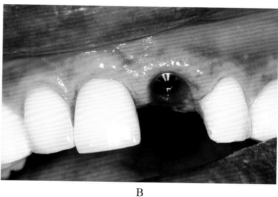

A

B

图 10-27 A. 种植体植入后放置方向指示杆。B. 安装覆盖螺钉

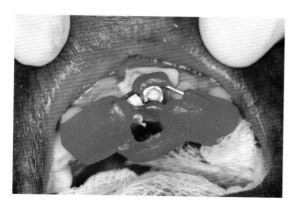
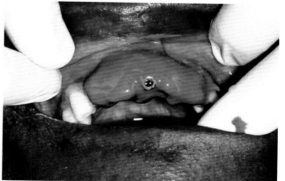

图 10-28 即刻取印模

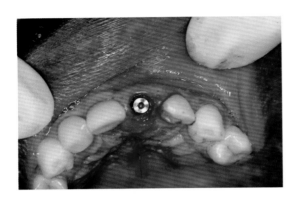

图 10-29 覆盖螺钉在位,咬合面观

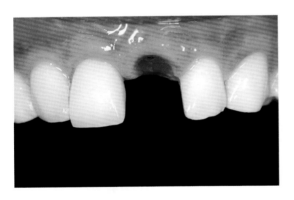

图 10-30 覆盖螺钉在位,颊面观

术后回顾反思

牙伸长导致的牙槽骨变化是有利的,增加了获得良好结果的可能性。

3. 白人女性,15 岁,21 牙急性感染,行即刻种植

基台愈合阶段制作临时冠修复后,患者因"需要牙龈移植修复"而转诊。临床检查显示,种植体和冠的颊侧轮廓突出,超过正常的邻牙轮廓,并且有 7～8mm 的颊侧螺纹突破骨壁而暴露。颊侧覆盖软组织仅余留菲薄的黏膜。根尖 X 线片显示近远中向位置合理,

但根形种植体过大,CT 重建影像显示了一个 15mm 的种植体,深达鼻底部位(图 10-41B),大体位于先前的牙槽窝内(牙槽窝本身较大,超出正常牙槽突外围轮廓)。种植体(图 10-41A)过大,且顶部距离牙槽嵴过近,无法形成合适的穿龈轮廓。治疗需要去除先前的植入物,并做两阶段移植治疗,以恢复软组织和硬组织形态结构,然后替换为 4mm×13mm 的种植体,植入位置略低于牙槽嵴(根向),以使穿龈轮廓美观(图 10-31～图 10-44)。

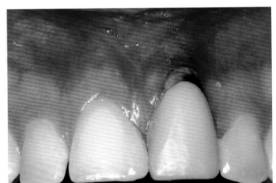

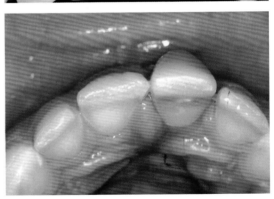

图 10-31 15 岁的白人女性患者 21 牙即刻种植临时牙冠修复,经过 6 个月的愈合期,患者被转诊进行牙龈软组织移植

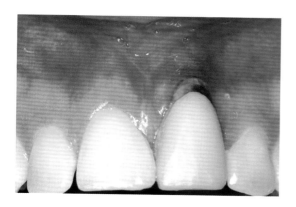

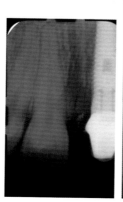

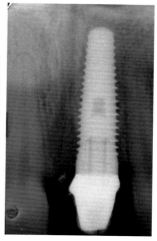

图 10-32　图片显示了 21 牙龈退缩。牙龈退缩与植入过大直径的种植体及植入位置、角度不当有关,导致颊侧硬软组织裂开 7~8mm

图 10-33　原先种植体植入术后的根尖片

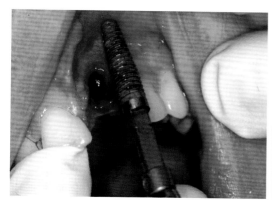

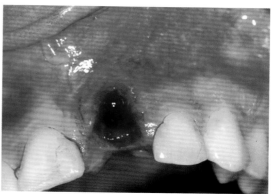

图 10-34　去除种植体

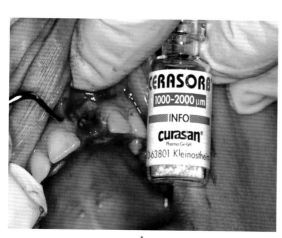

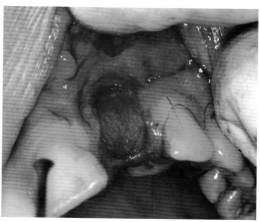

A

B

图 10-35　磷酸三钙(TCP):A. 拔牙窝植骨;B. 覆盖 5 个月胶原蛋白膜

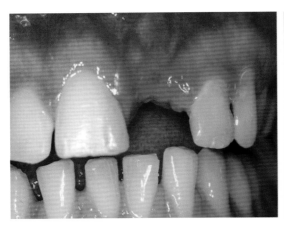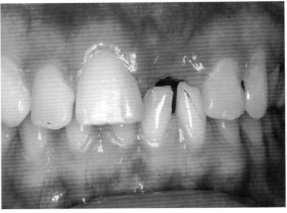

图 10-36 TCP 移植后 4 个月——软组织再生

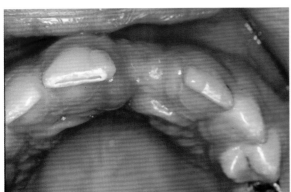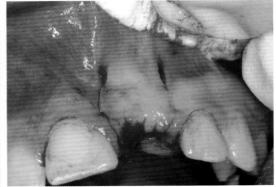

图 10-37 软组织再生的咬合面观

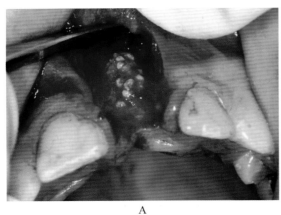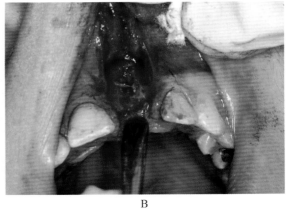

| A | B |

图 10-38 A. 2 个月后翻瓣暴露 TCP 移植物,为纤维愈合。B. 去除顶部移植物

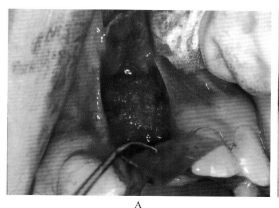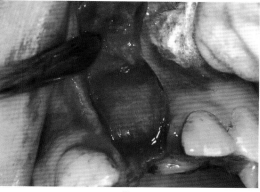

A　　　　　　　　　　　　　B

图 10-39　A. 采用辐照椎骨颗粒代替 TCP。B. 板状骨覆盖

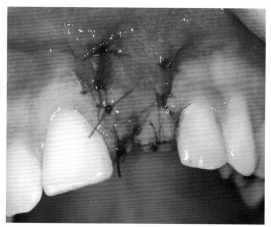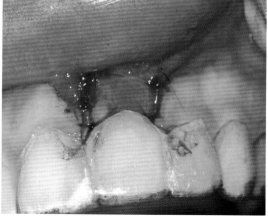

图 10-40　严密缝合

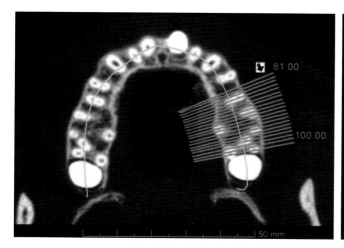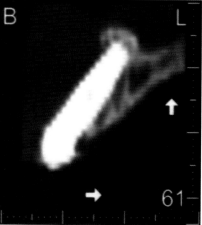

图 10-41　显示 11 牙天然牙牙根与 21 种植体直径的差异

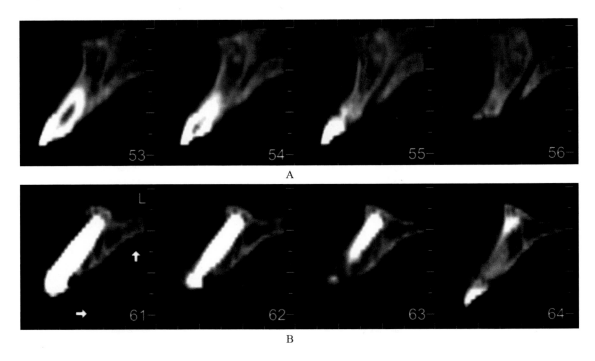

图 10-42　A. 11 天然牙轮廓及在牙槽突中的位置。B. 21 过大种植体及在牙槽突的位置

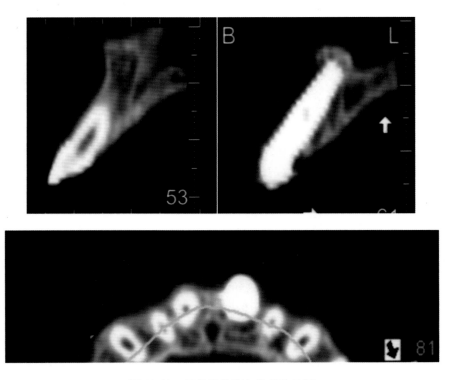

图 10-43　天然牙轮廓与种植体比较

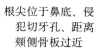

根尖位于鼻底、侵犯切牙孔、距离颊侧骨板过近

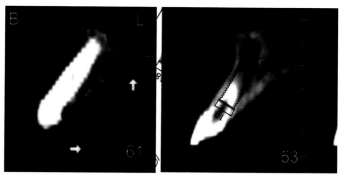

原种植体与替换种植体的比较

5mm×15mm　　　　　　　　4.3mm×13mm

图 10-44　如果牙颈部直径是 6～7mm，且与牙槽嵴轮廓一致，那么只能植入 4～5mm 直径种植体，以在颊、腭侧分别保留 1mm 骨质

术后回顾反思

有几处判断错误导致种植失败的风险增加：拔牙时存在的急性感染导致软组织愈合不良；种植体大小选择不当导致修复效果不佳；种植体未偏腭侧植入牙槽窝腭侧骨壁，导致颊向移位，进而出现颊侧骨板吸收和软组织退缩。

延期种植治疗的经验表明：可在拔牙窝内植骨并等待 3 个月后延期种植，能保证以最佳三维位置和角度更为可靠地植入种植体；再经过 3 个月的骨愈合期，可以在最佳美学控制的情况下放置基台，然后完成最终修复。即刻种植所固有的潜在失败风险很难完全排除，除非出现局部解剖学上的有利变化（案例 2），例如一些病例由于牙伸长或牙根吸收，拔牙窝变短，或一些病例的上下颌侧切牙或第一前磨牙为过小牙，并且根尖区的切牙窝不明显，可在种植窝洞预备时消除牙槽窝。如果可以将风险降到最低，那么即刻种植是一个不错的选择，但如果失败风险计算增加 5% 以上，那么外科医生有义务谨慎行事，并选择更可靠的延期种植。

第 11 章

无创超声骨刀拔牙：牙槽骨保存的一个解决方案

一、历史回顾

Horton 等（1975）最早于 30 多年前开创性地使用超声波设备进行骨外科手术，紧随其后的是 Aro 等（1981）其他实践者，如 Vercellotti（2005）等拓宽了超声骨刀手术器械的应用领域，将其应用于各种颊侧入路颌骨外科手术，并不断改进设备功率和频率控制，以及研发新一代工作刀头，使之在适应临床要求方面取得了长足发展。如今的设备采用优化的功率和频率（28～36kHz），并且可以通过电子控制来适应不同的组织类型，从而使术者可以精确地进行切割。超声骨刀使口腔外科医生摆脱了使用手机和骨剪的陈旧形象，而让位于使用画笔的艺术家形象。

牙槽骨保存是现代口腔医学的重要研究课题，但拔牙创伤仍是导致牙槽骨缺失的主要原因，可能使种植体植入困难，特别是美学区的牙拔除，对拔牙创伤有更严格的要求，使用超声骨刀拔除各种复杂牙有独特的应用价值，可以将骨组织破坏降至最小。

二、超声骨刀拔牙与传统拔牙比较

超声骨刀工作刀头的作用原理仍然不是十分清楚，但可能以不同的效率作用于拔牙相关的三种组织结构（牙槽骨、牙周膜和牙），术者对此可以轻松加以控制。拔牙时，应将工作刀头朝向牙而不是牙槽骨，并施加轻微的压力，超声骨刀切割硬组织的效率很高，对软组织的切割效率则大为降低（Louise，Macia，2009），实际上，通常是将软组织推回而不是切开。牙周韧带位于牙槽骨和牙骨质之间，仿佛夹在岩石和硬地之间，无法避开工作刀头作用，在超声振动下会被机械性破坏。医生通过朝向牙面施加较轻压力，可将工作刀头作用集中在牙上，工作刀头侧面滑过骨面，不会损伤骨组织，从而保留了宝贵的骨组织。

超声骨刀刀头的主要优点之一是其形状设计。超声骨刀手机头中的陶瓷颗粒赋予工作刀头以高频摆动运动，这种设计使外科医生可以同时使用这些超声手术刀的尖端和边缘（图 11-1），工作刀头细长，可以滑入狭窄间隙，而不会附带损害两侧组织，这是常规小直径牙科钻头无法做到的（图 11-2）。为了保存牙槽骨，工作刀头必须尽可能紧贴牙根表面，为了适应根面不同形态和角度，现在有不同切割面角度的工作刀头以满足临床需要（图 11-3）。

在牙周围切出 8～9mm 深的沟，这个沟槽允许医生在牙根和牙槽骨之间滑入薄的手工器械，沟槽的狭长特性提供给器械必要的支点，只需轻微的旋转运动就可以使牙松动和撕脱。超声骨刀刀头夹在这狭窄的沟槽

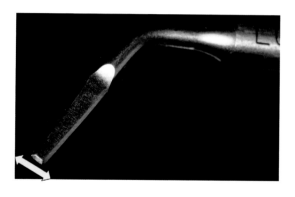

图 11-1　Satelec 拔牙工作刀头长而纤细（工作端长度 9mm，厚度 0.5mm），很容易在牙根和牙槽骨之间滑动，便于接近折断的牙根（黄色双箭头指示工作刀头的运动）

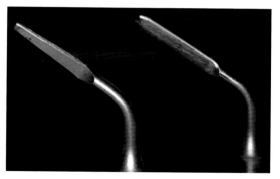

图 11-2　Satelec 工作刀头纵向摆动，可以沿其边缘和尖端使用，振幅在 30～60μm 之间。工作端长度 9mm，厚度仅 0.5mm

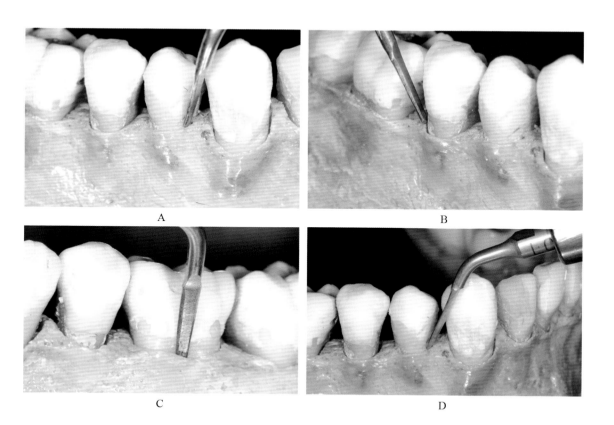

A

B

C

D

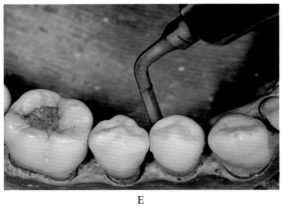
E

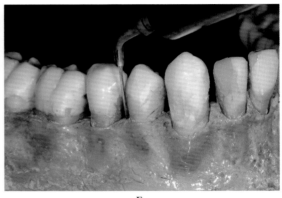
F

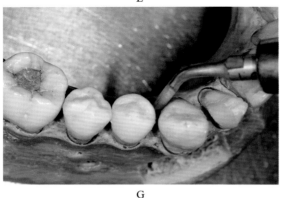
G

图 11-3　超声骨刀刀头类似于牙周标准器械的根面刮治器,容易作用于牙根部的所有侧面部位(A、B)或仅在颊侧和舌侧使用(C)。这些工作刀头有弯曲的角度,且尖端呈刃状,工作刀头可以在颊舌侧左、右各两个相反的角度进入牙周膜(D~G)。三种工作刀头足以满足拔除所有牙拔除的需要

内,并朝向最坚硬的牙组织传递微振动,从而有助于将牙与牙槽骨分离。

为了观察超声骨刀刀头对骨和牙的机械作用,我们在干燥的人颌骨上进行测试(图11-4)。由于不含有机物和水分,骨和牙都非常坚硬,弹性差,对超声震动的反应强烈。一个直工作刀头作用于舌侧,一对左、右角度相反的工作刀头分别作用于四个邻面角,以小角度朝向牙表面切入牙周间隙深度 5~6mm。为保护颊侧薄弱的皮质骨,避免将工作刀头在牙颊侧作用,这种前庭骨紧凑而细小,在拔牙过程中必须保护免受器械损伤。一旦环形的牙周切割完成后,牙就很容易拔除。我们可以看到,即使在干燥而脆弱的离体颌骨标本上,使用超声骨刀拔牙时,除了颊侧牙槽嵴边缘有一些碎屑外,牙槽窝骨壁得

到了完好的保存。牙槽嵴顶 1~2mm 高度范围内的骨壁有轻微扩张,扩张宽度约0.5mm,与工作刀头厚度一致。骨质丧失如此之小,非常有利于即刻种植。检查拔出的牙表明,为了保存牙槽骨,牙组织被切出沟槽,牙近中和舌侧观察到较明显的切割痕迹,证实了超声骨刀刀头的高效切割作用,因此,施加在牙上的压力应缓和,以免削弱根部,避免在脱位过程中发生根折的风险。

超声骨刀刀头对颌骨等硬组织具有磨蚀作用,但作用很小。相对而言,对于中等难度的拔牙病例,传统拔牙技术并不会造成骨损伤,超声骨刀不占优势。但对于必须对骨进行动作才能拔出牙的病例,使用超声骨刀更适合,去骨极少,便于控制,对骨组织创伤要小很多。

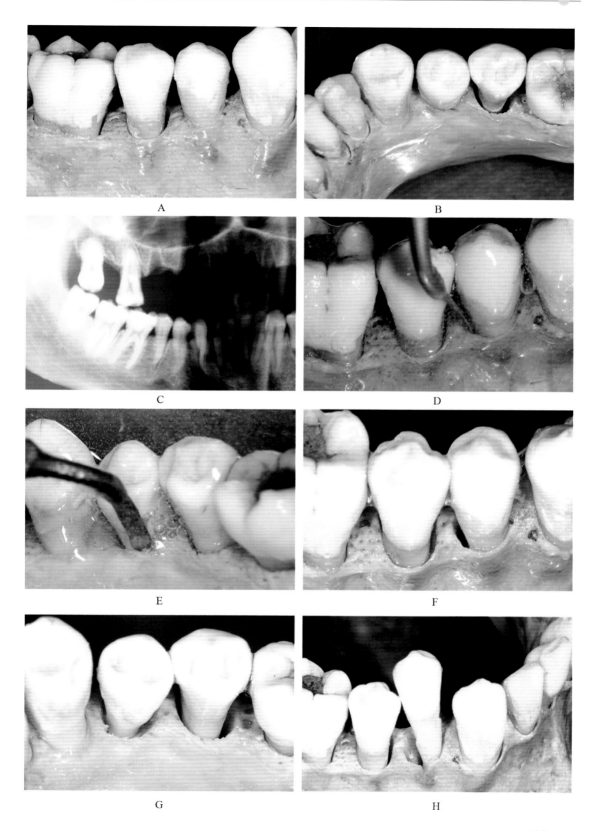

A

B

C

D

E

F

G

H

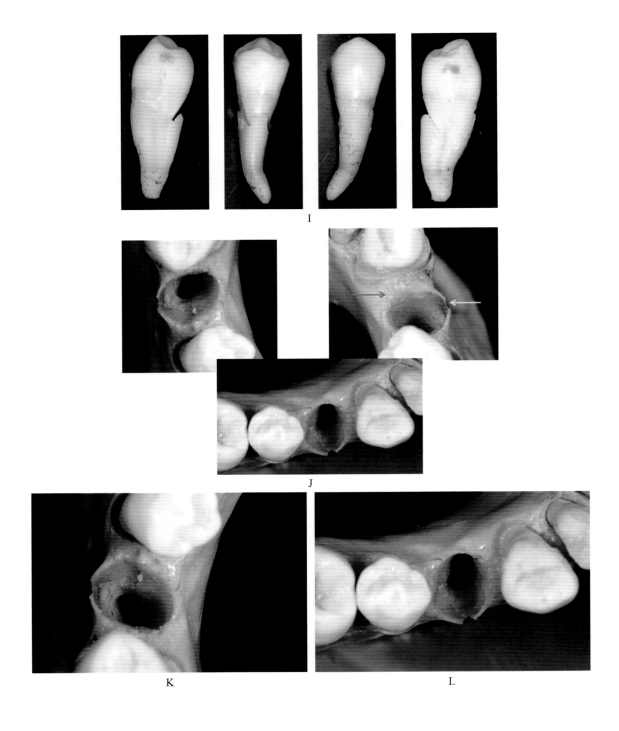

I

J

K

L

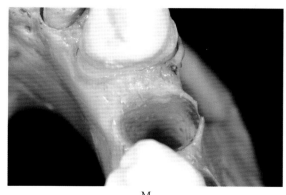

M

图 11-4　使用直工作刀头和成角工作刀头 LC 2（右/左）拔除第一前磨牙，牙与干燥头骨牢固粘结（A～E）。通过稍微倾斜工作刀头（F），使劈开区切入牙体组织，除颊侧外，在牙根周围切出一道沟槽（G）。牙齿松动后，将其拔除（H），显示超声切割作用主要集中在牙根上（I），从而保护了牙槽骨。牙槽窝遗留痕迹仅有轻微的颊侧裂口（黄色箭头）和周围 1～2mm 的小沟槽（红色箭头）（J～M）

在对狗的研究中，Vercellotti 等（2005）比较了使用金刚砂钻、碳钢钻和超声骨刀刀头去骨后的骨愈合，观察术后 14、28 和 56 天的伤口愈合率，他们指出，与基线测量值相比，在第 14 天，使用金刚砂钻、碳钢钻手术的部位出现骨质丧失，而使用超声骨刀手术的部位骨量增加。到第 28 天，所有三个手术部位均表现出骨量增加。到第 56 天，使用金刚砂钻、碳钢钻手术的部位显示出骨质丧失，而超声骨刀手术部位表现出骨量增加。作者得出的结论是，在进行外科截骨术和骨成形术手术时，与标准牙钻相比，超声骨刀手术更有利于骨修复和重建。因此，在这个动物模型中，使用超声骨刀手术后的骨愈合是连续增量。如果此结果适用于人类，则超声骨刀外科手术似乎非常适合拔牙与即刻种植。

在骨组织形态计量学评估中，Berengo 及其同事（2006）比较了使用不同方法切取骨标本对骨活性的影响。共使用了九种方法，在拔除埋藏智齿的过程中切取了十块骨标本。使用显微照相术和组织形态学分析对骨颗粒大小、活骨百分比、单位表面积内骨细胞数量进行评估。结果表明，使用传统外科切割钻获取的骨标本 100% 为无活性，完全没有骨细胞；而使用超声骨刀收集的骨标本一半是有活性的，有少量的骨细胞。

这些研究表明，使用超声骨刀进行截骨手术要好于传统的外科切割钻，术后愈合速度和质量更好。需要去骨拔牙时，应首选超声骨刀，特别是拔牙后即刻种植的病例。

三、适应证

不是所有的拔牙病例都需要使用超声骨刀，其主要适用于牙槽骨保存要求较高和较为复杂的拔牙病例。超声骨刀拔牙适用于以下三种情况：①去骨不可避免；②分牙不可避免；③手术入路困难。

（一）去骨不可避免

需要拔除骨埋藏牙或骨粘连牙齿病例的时候，超声手术可以最大限度地减少骨质流失并保持骨骼活力。

图 11-5～图 11-7 展示的病例为左上颌乳尖牙滞留，恒尖牙埋藏阻生，需要将这两颗牙拔除，然后种植。CT 扫描显示尖牙深位埋藏，影响种植体植入，需要拔除。腭侧全厚瓣翻开后，进行截骨术以显露埋藏牙。截骨术中要小心避免侧切牙和第一前磨牙牙根损伤，并尽可能保留截取的骨质，以便拔牙后即刻回填植入。大部分截骨手术均采用最初设计为收集骨屑用的 Satelec BS6 工作刀头，该工作刀头能够快速铲挖骨质，并且接触到牙时不工作。然后，用含金刚砂的 Satelec SL2 工作刀头更仔细地消除牙冠与牙根上份的骨阻挡，使用窄牙挺伸入冠周间隙稍挺松阻生牙，将有利于后期牙根脱位拔出。使用分牙工作刀头 Satelec

Ninja 从将尖牙牙冠与牙根分开,分切牙冠时注意控制穿透进度为每 3mm 一挡逐步深入。此时分开的牙冠和牙根可轻松取出,骨损伤被控制在最低限度。拔除乳尖牙,可即刻植入一枚种植体(Nobel Ti Unit 4×13mm),根尖部种植体暴露处植入生物材料(Bio-Oss)。由于种植体稳定性良好,最终植入扭矩达到 32 N/cm²,遂采用种植体支持的临时冠修复。

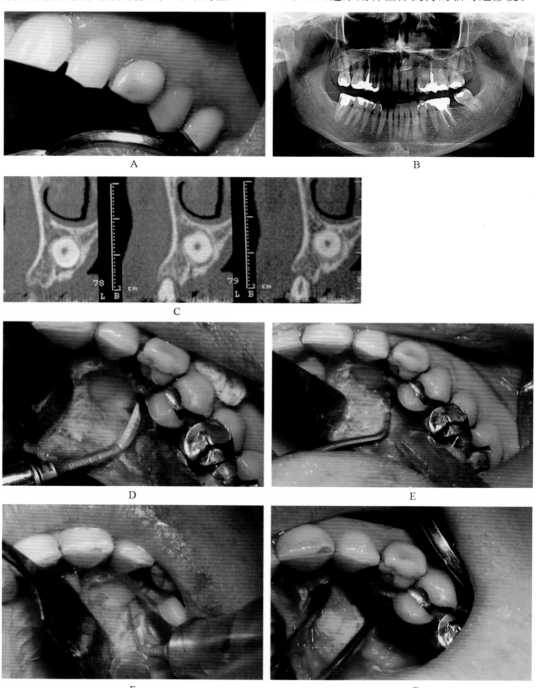

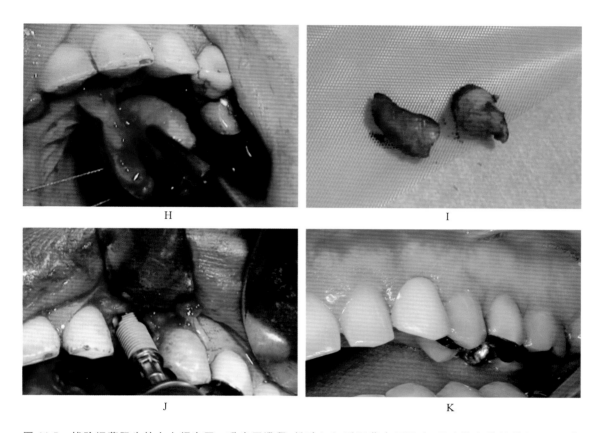

H

I

J

K

图 11-5　拔除埋藏阻生的左上颌尖牙。乳尖牙滞留、松动（A），受埋藏尖牙影响，无法植入种植体（B、C）。使用 BS6 和 SL2（Satelec^T）工作刀头（D、E）在腭侧去骨，显露牙冠。使用分牙工作刀头 Ninja^T 在牙颈部分切分开牙冠与牙根（F）。然后可以容易地分别取出牙冠和牙根（G～I）。剩余的骨量足以支持即刻植入种植体（Nobel Ti Unit 4×13）（J）。骨缺损部位植入生物材料（Bio-Oss）。由于种植体初期稳定性良好（植入扭矩 32 N/cm²），因此进行了种植体支持的临时冠修复（K）

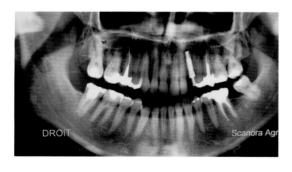

图 11-6　全景片显示 23 牙由种植体支持的固定临时冠修复

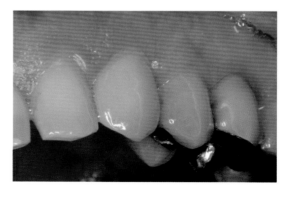

图 11-7　23 牙种植最终修复完成

一些牙与致密的骨质粘连,或埋藏于骨内,松动脱位非常困难,在这种情况下拔牙,容易出现牙在根部折断,特别是因牙体龋坏而变弱、或因牙髓失活而变脆的牙,采用高速钻等设备松解牙根或去除牙槽骨,常会导致相当大的、确定性的骨损失。Dahlin 等(1989)研究表明,术后种植体周牙槽嵴骨缺损如果不超过一定范围(即"临界骨缺损"),能再生出新骨修复。Covani 等(2007)研究证实,这种种植体周空间必须小于2mm。此外,保持种植体周围骨质的连续性也非常重要,特别是颊侧骨板的完整性。所以,如果计划种植,则避免使用高速钻拔牙,最好用超声骨刀控制和减少种植部位骨损失。使用超声骨刀时,术者可以精确地选择工作刀头施加作用的表面,以及拔牙期间需要保护的表面,例如,颊侧骨板薄弱而重要,术者可将工作刀头只作用于牙近中和舌(腭)侧骨质,从而保护颊侧的皮质骨。

这个上颌切牙骨粘连病例(图 11-8,图11-9)显示牙槽嵴边缘出现折裂,牙纵裂导致颊侧骨丧失。为控制骨损失,并完成即刻种植规划,决定使用超声骨刀拔牙,并保护颊侧骨板。使用不同的工作刀头切入 5～6mm深度后,在牙根周围形成约 0.5mm 环形沟槽,方便插入窄牙挺使牙齿脱位而不会造成骨损失。

超声骨刀也可以用来取出种植体,具有与拔牙相同的优势,即保存牙槽骨,以及保护薄弱的颊侧骨壁。使用扭力扳手反转旋出已经形成骨结合的种植体时,存在无法控制的骨折风险,尤其是种植体周围骨板非常薄弱的病例;同样,使用环形骨钻取出种植体也有一系列缺点:①会遗留相对于种植体直径过

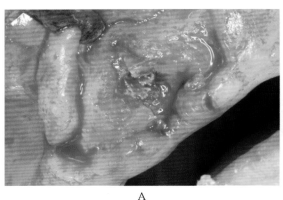

A

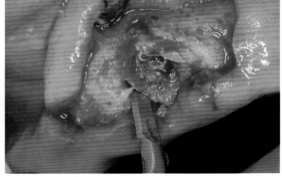

B

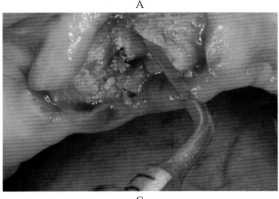

C

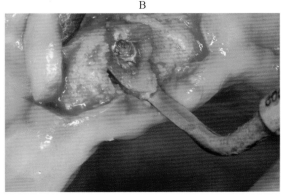

D

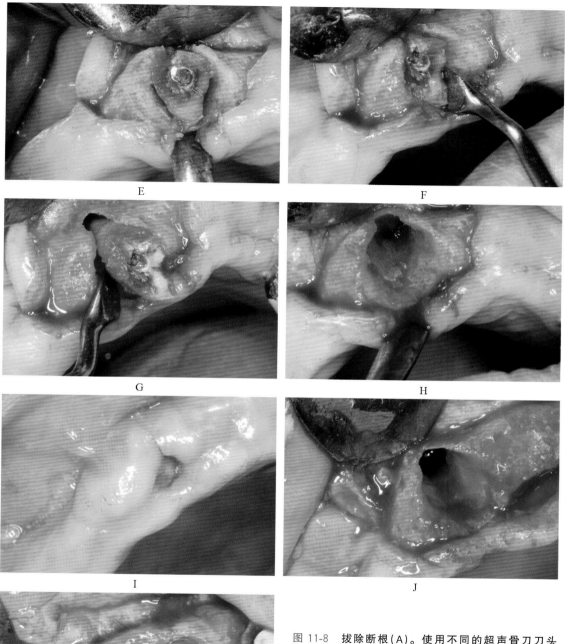

E

F

G

H

I

J

K

图 11-8　拔除断根（A）。使用不同的超声骨刀刀头在牙根近中和腭侧切入增隙（B～D）。除颊侧外，在牙根周围形成环形沟槽（E），使能插入薄的牙挺，脱位拔出牙根（F、G）。牙槽骨保存完好（H）。10 天后，软组织和硬组织愈合良好（I），可以植入种植体（J）。颊侧少量的骨缺损被种植窝洞预备时收集的骨碎屑填充（K）

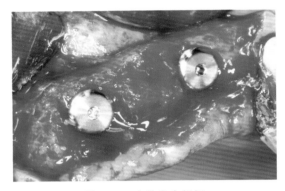

图 11-9　安装愈合螺钉

大的骨洞;②缺乏对种植体周围骨质的保存,遗留骨壁可能过于薄弱。使用超声骨刀取种植体时,工作刀头以种植体作为支点,在种植体周围切出 0.5mm 宽的沟槽,插入精细器械松解种植体。传统方法取出种植体曾导致严重骨组织损失,需要随后进行植骨,现在使用超声骨刀进行处理,其优点是骨损失最少,四壁完整的骨腔充填骨替代物,便可以自行再生出新骨(图 11-10~图 11-12)。

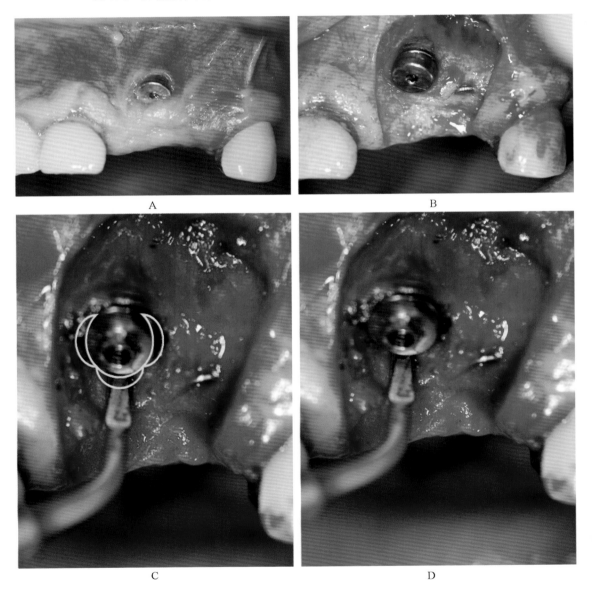

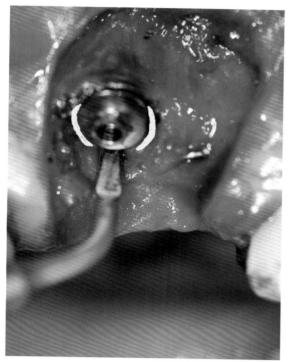

E

图 11-10 病例左上颌中切牙种植体形成骨结合，但位置角度不佳，无法完成修复（A），为了植入新的种植体，必须将其去除，且不能造成过多的骨损失。全层黏骨膜翻瓣，发现种植体颊侧骨壁非常薄弱（B），为避免破坏颊侧骨板，仅在种植体的近中和腭侧使用工作刀头去骨增隙（C）。这样可以容易地移除种植体，而不会造成严重的骨破坏。然后用植骨材料（Bio-Oss）填充骨缺损（D、E）

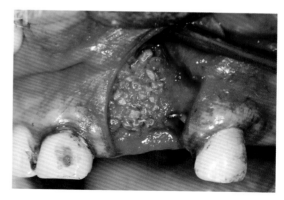

图 11-12 种植体去除部位植入植骨材料

（二）牙分切

使用精细的超声骨刀工作刀头可以对牙进行精准分切，而无需破坏周围结构。这些工作刀头可用于根尖切除术，也可用于拔牙病例中将牙分切后分块拔除（图 11-13）。需要注意的是，并非所有超声骨刀的制造商都提供这些工作刀头。

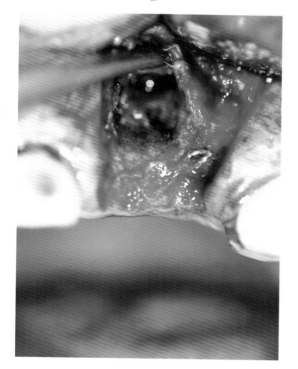

图 11-11 去除种植体后的位点

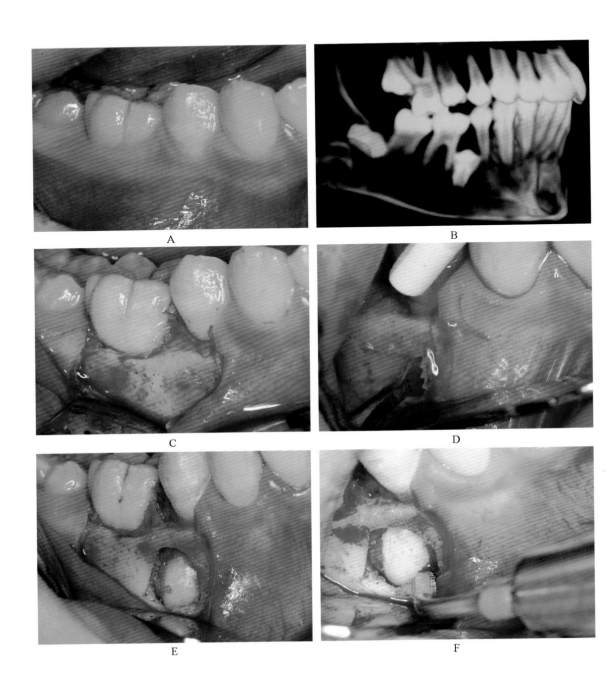

A

B

C

D

E

F

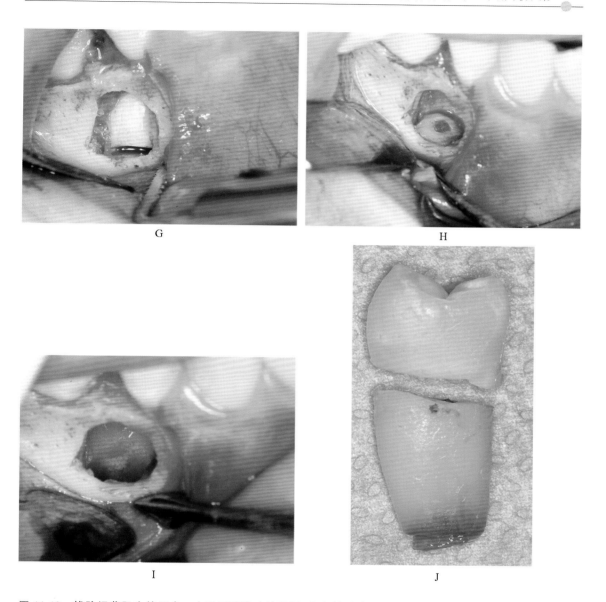

G

H

I

J

图 11-13 拔除埋藏阻生的牙齿。由于正畸治疗的需要，必须拔除右下颌第二前磨牙，因被邻牙包围，必须去骨显露和建立手术入路（A、B）。全层黏骨膜翻瓣，颊侧骨壁开窗显露牙齿（C～E）。分切牙根牙冠（Satelec Ninja），以便分别取出（F～J）

（三）入路困难

超声骨刀拔牙工作刀头通常是细长的（图 11-1），可在牙根和牙槽骨之间的牙周膜腔内滑动，并深入到一般器械难以到达的部位，如牙槽窝底部的根尖部位。

拔除固定桥修复体下方的残根，手术入路存在问题。患者新做的全固定桥修复，左

上颌第一前磨牙有龋坏，希望保留桥修复体，并要求以最小的美学影响拔除患牙（图 11-14）。颊侧龈缘切口全层翻瓣，不做垂直松弛切口。为将牙冠与牙根分开，我们使用了能够切割牙组织的工作刀头（Satelec Ninja），此工作刀头设计纤薄，只有锯齿状侧缘有切割作用，而光滑表面无作用，使我们能够精确

控制牙分切。将工作刀头的光滑表面靠在牙槽嵴边缘为支点,沿对角线方向进行切割,以越过金属桩并将分切的两块分别去除,牙冠去除后根部清晰可见,使用标准的拔牙工作刀头在牙根近中切入形成一个狭窄的沟槽,插入窄牙挺使牙根松动,用尖嘴钳夹出残根,牙槽窝得到了完美的保存。

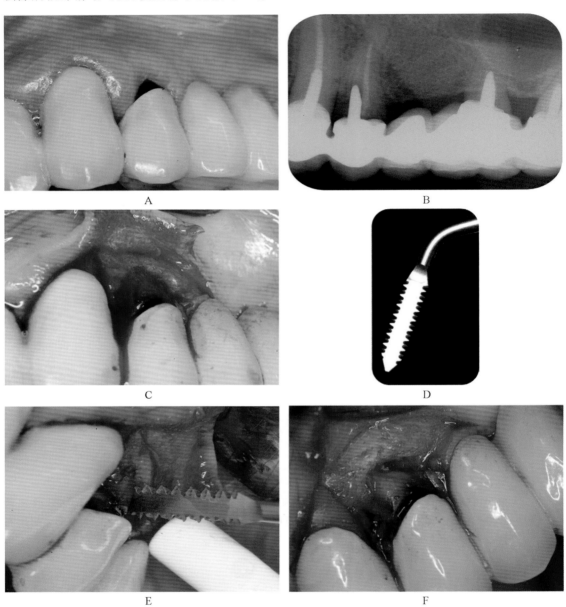

A

B

C

D

E

F

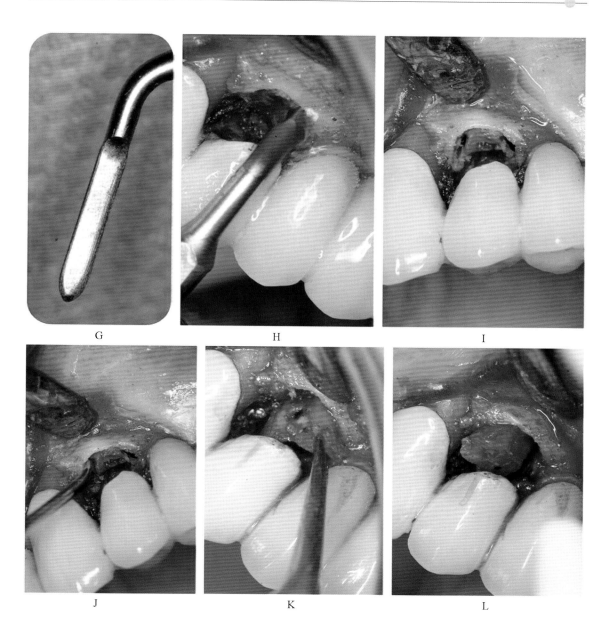

G

H

I

J

K

L

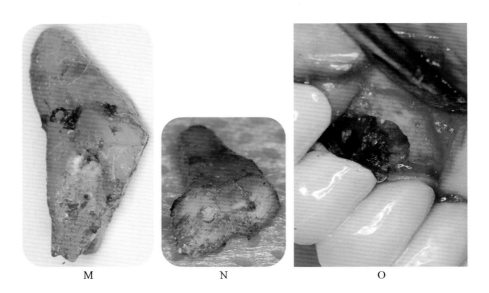

M　　　　　　　　　　N　　　　　　　　　　O

图 11-14　拔除固定桥下方的第一前磨牙牙根。口内检查见牙龈退缩(A),X 射线片(B)显示固定桥基牙第一前磨牙有近骨龋坏。C. 全层黏骨膜翻瓣。使用 Ninja 分牙工作刀头对角切开牙根部(D),分切以牙槽嵴边缘为支点(E),这种对角线分切使分开的两部分容易取出,并避免切到金属桩(F)。然后使用标准拔牙工作刀头(Satelec LC2)在牙根近中(G)切出小沟槽(H),使可以插入一个窄牙挺(I),挺松牙根后,用牙钳将牙根拔出(J～N)。O. 牙槽窝得到完整保存

第 12 章

微创上颌窦手术

第一节 使用窦底黏膜提升器部分或全上颌窦无创提升及同期或延期种植

一、历史回顾与解剖学要点

上颌后部缺牙区域具有某些解剖学特殊性,多年来,这些特殊性限制了种植体植入的可行性。第一个障碍是该部位骨矿化率较低(Lekholm 和 Zarb 1985 年提出的分类中的 3 型或 4 型),对种植体基本的初期稳定性不利。第二个常见障碍是可用骨量不足。这种骨量不足是双重吸收引起的,包括由牙周疾病及拔牙后功能丧失引起的向心性吸收和由上颌窦气化引起的离心性吸收。

已有多种技术描述采用移动窦底黏膜和填充窦壁来纠正上颌窦离心性吸收,包括有创手术(外入路或侧入路)、微创手术(内入路骨凿、"球囊"、超声骨刀内提升)。都各有优缺点。

二、外入路或侧入路(外提升)

美国医生 Caldwell 于 1893 年及法国医生 Luc 于 4 年后描述了侧入路治疗鼻窦病变。这种方法仍被称为 Caldwell-Luc 手术。

此入路位于尖牙窝水平,即前磨牙根尖上方深度不一的骨凹处,在此截骨开窗显露上颌窦,不仅可以刮除感染窦黏膜,还可以冲洗、引流和观察鼻窦。尽管当今采用鼻内镜替代此入路的趋势不断增加,但由于其可提供上颌窦的最佳直视入路,这种老手术方法仍与内镜检查方案同时存在,甚或在必要时替代鼻内镜手术(Chobillon 和 Jankowski,2004)。

但是在需要上颌窦底提升的情况下,尖牙窝开窗存在许多缺点。首先,这是眶下神经与另外两个颌骨穿支神经-上牙槽前神经和上牙槽中神经相交通的部位,损伤这些神经纤维可能引起黏膜、牙龈异常疼痛,某些情况下还会导致神经病理性疼痛(Geha 和 Carpentier,2006)。其次,在尖牙窝处开窗受到上颌窦前壁限制,开口可能过于狭窄而不能容纳器械进入窦腔。最后要考虑的还有,上颌窦底最低点通常位于上颌第一磨牙水平,通常也是需要抬高的部位。因此学术界普遍认为,上颌窦外提升侧壁开窗的最佳部位是第一磨牙牙根上方。

尽管从神经分布角度来看,第一磨牙上

方区域对外科医生更实用也更安全,但还应记住,在窦侧壁水平处存在丰富的血管系统。上颌窦侧壁的血供来源于上颌动脉的两个分支:上牙槽后动脉和眶下动脉,每个分支又分出位于侧壁内的骨内分支和进入磨牙区骨膜的骨外分支,骨内分支彼此吻合形成一个动脉环,称为牙槽窦动脉(alveolar antral artery)(图 12-1),是供应上颌窦的最大和最规则的动脉血管丛,分布于上颌窦侧壁的骨管内、或骨壁内侧面的凹槽中、或上颌窦黏膜下。Geha 和 Carpentier(2006)的研究表明,这条动脉在与第一磨牙相对处始终位于骨内并走行于颧突基部,在尖牙窝水平则一般位于窦黏膜下方。现在让我们看一下上颌窦侧壁开窗窦底提升的优点、缺点和可能的并发症(表12-1)。

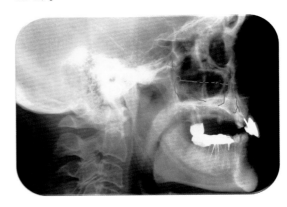

图 12-1　上牙槽后动脉和眶下动脉的骨内分支相互吻合,形成窦动脉

表 12-1　上颌窦侧壁开窗窦底黏膜提升术的优点、缺点和可能并发症

优点	缺点	可能并发症
· 鼻窦清晰可见	· 必须进行 CAT 扫描	· 黏膜穿孔
		· 骨分隔
· 不受现存骨量影响	· 有创手术	· 出血
		· 切口瘢痕
· 可移植骨量大	· 可能无法同期种植	· 术后感染

可能的并发症

1. 上颌窦黏膜穿孔　黏膜穿孔是最常见的并发症,发生率为 11%～56%。通常发生在侧壁开窗时(特别是使用高速手机去骨时),或发生于手动剥离上颌窦黏膜时,有趣的是使用超声骨刀侧壁开窗时,黏膜穿孔率下降到 7%(Wallace 和 Froum,2007)。黏膜穿孔的不良后果是,骨移植材料可能流失、污染和感染可能,这种情况下采取的措施通常取决于撕裂范围和外科医生的经验,一种方法是使用胶原膜将窦黏膜向上"折叠"到自身相贴,然后继续手术;另一种方法是中止手术,等待 2～3 个月后重新手术。终止手术的

好处是穿孔愈合后的黏膜变厚变韧(瘢痕组织),方便外科医生再次剥离黏膜(Barone等,2005;Testori 等,2008;Wallace 和Froum,2007)。

2. 出血　眶下动脉和上牙槽后动脉在上颌窦侧壁形成骨内吻合,有 20% 的患者的血管位置很低(牙槽嵴顶上方 15～16mm),会影响手术过程中开窗位置,特别是在牙槽骨萎缩严重的病例,开窗部位横断血管可能性很高。解决这个问题的一个有效方法是使用超声骨刀进行手术,能够通过"剥离"上颌骨解剖出动脉血管,从而可以避免出血(图12-2;Elian 等,2005;Mardinger 等,2007)。

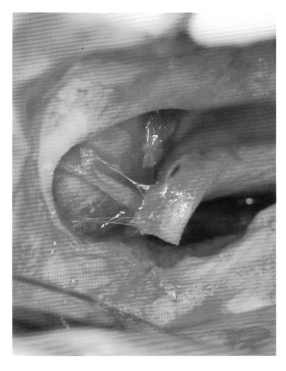

图 12-2　在第一磨牙水平上颌窦黏膜下方的牙槽窦动脉

3. 上颌窦骨分隔　Underwood 于 1910 年首先发现上颌窦内有骨分隔存在,并命名为"Underwood"骨分隔,存在于约 26% 的病例中,主要(50%)位于上颌窦中部区域。骨分隔的存在使手术变得复杂,容易导致黏膜穿孔。上颌窦底提升术前仔细研究 CT 图像,了解是否有骨分隔及其具体位置、范围是至关重要的(Kim 等,2006;Velasquez-Plata 等,2002)。

4. 缝合切口裂开　切口裂开的原因通常是缝合时张力过大和(或)术后没有及时使用糖皮质激素导致的组织水肿。切口裂开可能导致胶原膜暴露和骨移植材料污染。

5. 感染　通常发生于切口裂开的病例,或者术前上颌窦有未诊断的病理改变的病例。

三、内入路(内提升)

在 1977 年阿拉巴马州举行的口腔种植学年会上,Tatum 医生提出了一种经牙槽嵴上颌窦底提升的新技术。在此技术中,使用大号环切钻备洞至距离上颌窦底骨壁 2mm 处,然后用大号骨刀将窦底骨板折裂(Tatum,1977),然后在截骨部位规则地逐渐填入骨移植材料,并推动使窦底黏膜移位。Summers 在 1994 年进一步描述了这项技术,他首先使用种植扩孔钻预备窝洞至距窦底 2mm 以内,然后在窝洞内填充骨替代材料和回收的骨屑;通过用外科槌轻轻敲击骨刀,将这些材料与窦底骨板、窦底黏膜一起逐渐推入到鼻窦内;重复操作数次,每次使用更大号的骨刀,并在种植窝洞内充填新的植骨材料。这种技术除了增加窦底骨量外,还可以挤压种植窝洞骨壁,使骨质更紧密,从而增加种植体稳定性;如考虑同时完成即刻种植,内提升前的原始骨量应至少达到 5mm 高度。Toffler(2004)报道当剩余牙槽骨高度为 4mm 或以下时,种植失败率为 26.7%,而当骨高度为 5mm 或以上时,种植失败率仅为 5.1%。让我们看一下内部截骨提升的优势、缺点和可能并发症(表 12-2)。

表 12-2　经牙槽嵴上颌窦底黏膜提升术的优点、缺点和可能并发症

优点	缺点	可能并发症
·手术创伤更小	·建议 CT 扫描	·黏膜穿孔(Nkenke 等,2002)
·患者不适很轻	·技术要求高(盲法操作)	·阵发性位置性眩晕(PPV)(Di Girolamo 等,2005)
	·骨移植量受限(Toller,2004)	
·患者更好接受	·只适用于单颗或两颗牙	

第二节　IntraLift 技术

近年来,超声骨刀手术相较常规骨外科手术已逐渐更为普及,在这一进程中,2007年出现用于经牙槽嵴入路提升上颌窦底的超声骨刀专用插件,这些插件是由 Troedhan、Kurrek & Wainwright(TKW)科研组与法国 Acteon 集团设计开发的,所采用技术被称为 IntraLift,所使用工作刀头命名为 TKW1、TKW2、TKW3、TKW4 和 TKW5。

因此,IntraLift 是一种通过牙槽嵴入路提升窦底的技术,该技术先使用超声工作刀头穿通窦底骨质形成入路孔洞,然后以流体动力学方式推移上颌窦黏膜。

一、适应证

与 Summers 骨刀截骨技术不同,Intra-Lift 技术无需即刻植入种植体,因此,不需要 5mm 的最小牙槽骨高度以保证种植体稳定性。事实上,作者曾提出在骨高度不足 3mm 的病例中使用这种技术的可能性。这意味着,IntraLift 可用于精确提升和充填各部位窦黏膜,然后即刻或延期种植。

该技术的主要优点之一在于可以避免上颌窦侧壁截骨开窗,从而避免相关的任何并发症,特别是走行于骨壁内的牙槽窦动脉破裂出血情况。由于牙槽嵴内缺乏血管,窦黏膜供应血管也很有限,所以,IntraLift 手术可以避免所有出血风险。

如果需要提升填充的部位狭窄且以有邻牙为界,侧壁入路可能会导致邻牙牙根损伤,为避免这种情况,开窗范围通常很小,可视性很差,器械入路受限(图 12-3),剥离窦底黏膜时,可能切断突入上颌窦的邻牙根尖处神经血管束。

因此,IntraLift 技术特别适用缺牙间隙

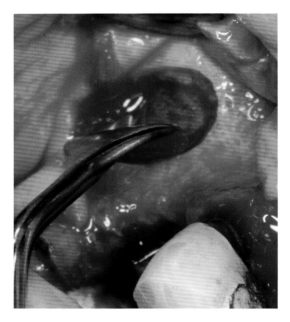

图 12-3　开窗太窄会限制器械(7mm 窦刮匙)在窦内的使用

狭窄的情况,该技术入路开孔操作没有损伤邻牙牙根的风险,剥离推移窦膜是通过流体动力作用实现,没有潜在的损伤或切破窦膜的风险。

二、操作方法

IntraLift 技术遵循发明者 Wainwright 等及销售 IntraLift 套件的 Satelec 公司建立的精确方案(2007),尽管使用者可能会根据具体情况进行某些调整,但在器械使用顺序和超声发生器(Piezotome)调整方面,必须严格遵循有关建议。

Wainwright 等(2007)建议使用活检环切刀显露牙槽骨,将环切取下牙龈组织置于无菌生理盐水中,并在手术完成后复位缝合。

由于吸收萎缩的牙槽嵴通常缺乏角化牙龈组织,所以采用牙槽嵴顶切口(不做垂直松弛切口)似乎更为简单安全。有限的黏膜剥离术后很容易恢复。

IntraLift 技术可以概括为三个步骤,其中依次使用五个直径不断增大的工作刀头(图 12-4)。第一步是进入窦底。剩余骨高度小于 3mm 时,使用圆锥形 TKW1 工作刀头(1.25mm),术前测量牙槽嵴剩余骨高度非常重要,工作刀头有刻度(每 2mm),术中在接近窦底时,注意减轻对工作刀头施加的压力。尽管金刚砂涂层的工作刀头对软组织没有损害,但如果施加过大压力突然穿透窦底骨皮质,可能会撕裂窦黏膜。使用圆钝器械检查窦底骨板是否穿透及上颌窦黏膜有无破损,这种情况下目视检查较为困难,应在使用每种金刚砂工作刀头切割后,谨慎通过触觉检查;牙槽嵴剩余骨高度大于 3mm 时,则先使用 2mm 直径的种植导向钻备洞,并在距离窦底 2mm 处停止,然后换用 TKW1 工作刀头穿透窦底骨板。

第二步是逐渐扩大钻孔,需要连续使用 TKW2(2.1mm)、TKW3(2.35mm) 和 TKW4(2.8mm)工作刀头。这些圆柱形工作刀头也有间隔 2mm 的刻度,方便操作者控制穿透压力,特别是在接近窦黏膜时,直径越大的工作刀头所遇到的阻力越大,通常建议给予轻微的旋转运动以促进穿透骨质。

孔道的最终直径应为 2.8mm,但根据制造商说明,金刚砂涂层工作刀头的摩作用会使孔洞直径增加到 3mm(±0.1mm)。所有这些金刚石涂层的尖端都要全功率下工作,并进行大量水冲洗,避免因摩擦引起温度升高,因而,需将超声骨刀(Piezotome)设置为全功率(四种可用模式中的模式 1),并且将冲洗速度调整为 80 ml/min。

第三步是抬高窦黏膜。将 TKW5 工作头插入顶起窦膜 2mm 以内,功率调节至模式 2 或 3,开动 5 秒脉冲冲水,冲水设置最初为 40ml/min,然后逐渐增加至 50ml/min,再增加至 60ml/min。理论上窦底黏膜即可被水流压力推起。每次调整冲水流强度前,检查窦黏膜是否破损,以及分离范围是否达到预期非常重要,为此,医生可使用带有圆形末端的大直径有刻度探针(Nobel Biocare 深度探杆,图 12-5)进行检查。不建议使用牙周

5 TIPS

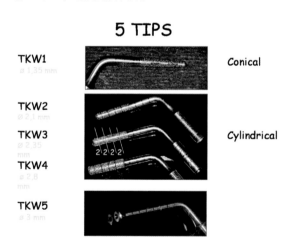

TKW1 ø 1.35 mm	Conical
TKW2 ø 2.1 mm	
TKW3 ø 2.35 mm	Cylindrical
TKW4 ø 2.8 mm	
TKW5 ø 3 mm	

图 12-4　IntraLift 套件中的工作刀头。第一个圆锥形工作刀头用于进入窦底,三个圆柱形工作刀头将窦底孔道扩大到 2.8mm,"喇叭"形喷水工作刀头,以流体动力学方式推移窦黏膜。所有这些工作刀头都有 2mm 刻度标记

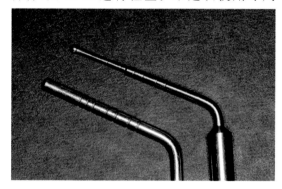

图 12-5　带有钝头的刻度深度探杆(Nobel Biocare)用于检查窦黏膜是否受损,无穿孔危险,并可测量窦黏膜与牙槽嵴顶之间的可用高度

探针,可能会穿透黏膜。Nobel Biocare 深度探杆还可以帮助检查窦黏膜的牢固性和弹性(假定膜尚未被撕裂),并测量抬起的膜与牙槽嵴顶之间的距离。捏鼻鼓气试验(Valsalva maneuver)也可以用来检查上颌窦黏膜是否完好无损,但要注意让患者不要用力呼气,以免小穿孔进一步破损。

应注意,在扩大窦底孔道的操作过程中,工作刀头的任何横向移动会导致扩孔过大或孔道呈椭圆形,这会导致 TKW5 工作刀头和孔壁之间产生空隙,引起漏水或冲水压力下降。因此,IntraLift 技术成功的关键之一是正确预备通向窦黏膜膜的孔道。

在填充同种异体或自体骨骨量扩增材料前,Wainwright 等(2007)建议先填入胶原海绵或可吸收生物膜,可以在有黏膜穿孔的情况下将材料固定在适当的位置,或者单纯作为骨填充前的缓冲。他们使用 TKW5 工作刀头作为填充器,将植骨材料通过窦底孔道

推入新形成的黏膜下腔。为确保骨增量材料均匀分布,使用 TKW5 工作刀头在低功率模式(模式 4)下,冲水速度调整为 40～50ml/min,3 秒脉冲冲水。操作者还被警示,同期即刻植入种植体时,如果植入骨填充材料过多、过于紧实,种植体旋入的挤压力可能导致窦黏膜无法控制的撕裂。因此,鉴于上颌窦底黏膜下腔通常具有良好的骨再生条件,应注意不要过度填充该部位,特别是计划即刻植入种植体时。

以下临床病例演示 IntraLift 操作过程:患者需种植修复 24 缺牙,CT 扫描提示种植部位边界骨壁内有窦动脉走行(图 12-6),此外,患者定期服用血小板抗凝药(Kardegic),因此,上颌窦侧壁开窗手术有严重出血风险;同时上颌窦前壁及邻牙牙根都很接近,会增加截骨开窗操作困难;测量牙槽骨剩余骨高度为 7.5mm,需要通过牙槽嵴入路提升上颌窦底,以植入合适尺寸的种植体。

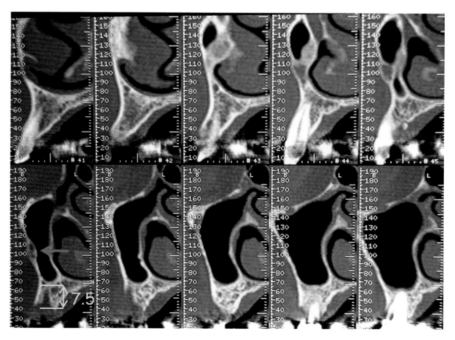

图 12-6 拟采用 IntraLift 技术,完成 24 缺牙种植修复。CT 片显示上颌窦侧壁有比较大的窦动脉,可用骨高度为 7.5mm

采用牙槽嵴顶水平切口（无垂直松弛切口），局部翻瓣显露牙槽嵴，使用球钻穿透皮质骨（图 12-7～图 12-9），使用 TKW1 工作刀头穿透窦底骨板（图 12-10），圆头深度探杆

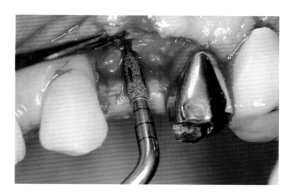

图 12-10　使用 TKW1 工作刀头去骨穿透上颌窦底骨板

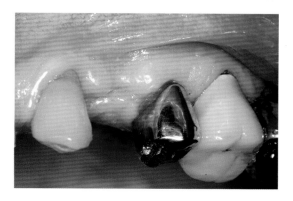

图 12-7　24 缺牙间隙有限，不适合上颌窦侧壁开窗手术

（Nobel Biocare 深度探杆）测量窝洞深度并检查上颌窦底黏膜是否完好无损（图 12-11），序列使用 TKW2、TKW3 和 TKW4 工作刀头扩大窦底孔道至 2.8～3mm 直径（图 12-12～图 12-15），然后，用 TKW5 工作刀头

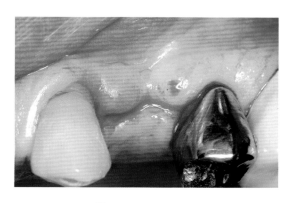

图 12-8　牙槽嵴顶切口，不做垂直减张切口

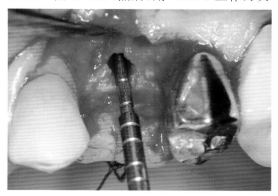

图 12-11　用钝头探杆检查上颌窦黏膜是否完好

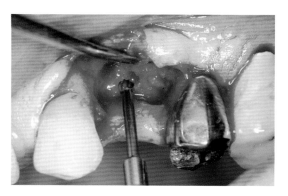

图 12-9　使用球钻在牙槽嵴顶定点

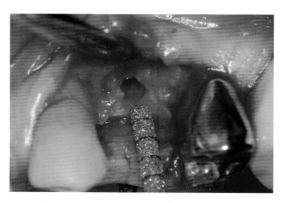

图 12-12　TKW2 工作刀头插入去骨孔道

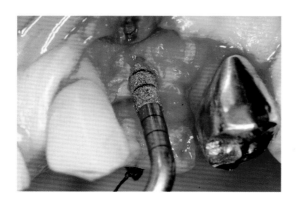

图 12-13 TKW2 工作刀头扩大窦底去骨孔道

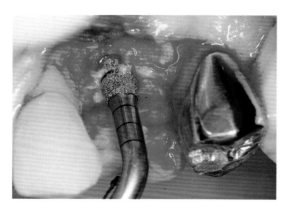

图 12-14 TKW3 工作刀头继续扩大窦底去骨孔道

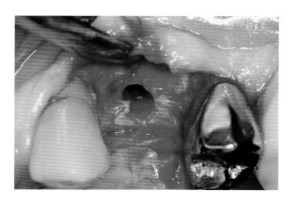

图 12-15 窦底去骨孔道扩大至 2.8～3mm 直径，适合 TKW5 工作刀头直径

5 秒脉冲冲水抬升窦底黏膜（图 12-16），使用一个更大直径的圆头深度探杆测量窦底黏膜下腔，以及黏膜完整性和弹性（图 12-17）。将足量骨移植材料（Bio-Oss）填入此空间，注意避免过度填充产生对窦黏膜的张力（图 12-18、图 12-19）。植入种植体后（图 12-20），关闭伤口（图 12-21），愈合观察 6 个月，定期拍摄 X 线片，通过观察植入材料的减少量判断骨化情况（图 12-22、图 12-23），6 个月后完成最终的冠修复（图 12-24），并在一年后随诊进行疗效评估（图 12-25）。

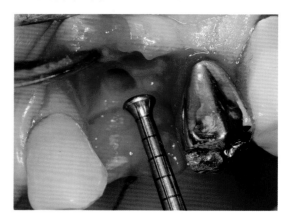

图 12-16 TKW5 工作刀头插入窦底去骨孔道

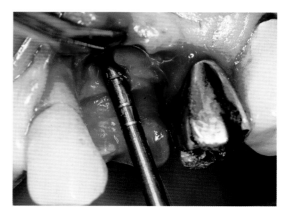

图 12-17 TKW5 工作刀头流体动力抬升窦底黏膜之后，测量了黏膜下腔空间，并检查黏膜是否受损

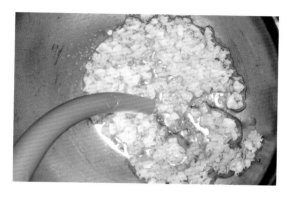

图 12-18　骨移植材料(Bio-Oss)用生理盐水浸湿

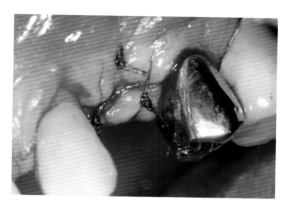

图 12-21　间断缝合切口

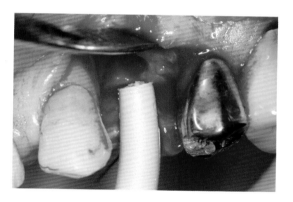

图 12-19　骨移植材料通过注射器植入并轻轻压紧

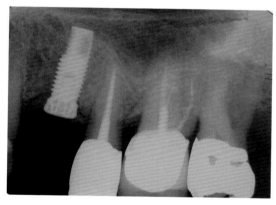

图 12-22　术后即刻 X 线片未显示窦底提升获得的
　　　　　 4～5mm 骨高度增加

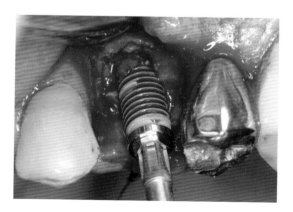

图 12-20　植入种植体(MK 3 ® 4×11. 5 Nobel Bio-
　　　　　 care)

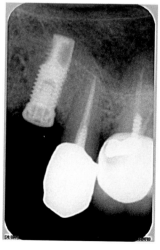

图 12-23　术后 6 个月 X 线片显示种植体根尖周围
　　　　　 圆顶状抬起的空间内的致密骨化表现

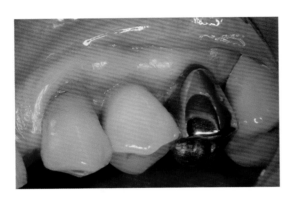

图 12-24　6 个月时完成最终冠修复

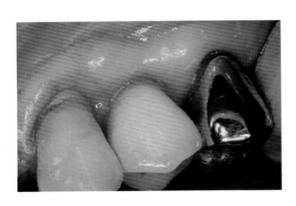

图 12-25　冠修复完成 1 年复诊

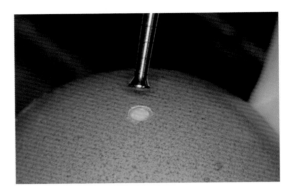

图 12-26　在体外模拟如何推移上颌窦黏膜,首先使用 TKW1-4 工作刀头穿透蛋壳,再使用 TKW 5 工作刀头

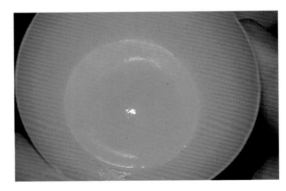

图 12-27　蛋膜自行剥离,形成圆顶样结构

优势与结果

如前所述,IntraLift 技术相对无创,对周围组织(动脉、神经和邻牙牙根)无损害,具有显著优势,相对于标准侧入路窦底提升术,由于手术切口翻瓣范围小,截骨少,还有术后反应轻、恢复快的附加优势。

发明人认为 IntraLift 包含了 Summers 骨刀技术的优点——术后并发症少,同时避免其缺点——骨刀导致的不可控的折裂及有限的黏膜下扩增范围。当使用 IntraLift 将蛋膜从外壳上分离时,可注意到膜下水压扩散能形成均匀分离的圆顶状空间(图 12-26、图 12-27)。因此,与骨刀技术相比,窦膜的分离范围更广,安全性更高。

抬升上颌窦底黏膜后形成的黏膜下腔有相当大的空间,其圆顶样结构可实现充分的圆周骨增益,为种植体提供良好的稳定性。由于无法直视观察窦底黏膜分离及是否有破裂,因此每次更换工作刀头时,通过深度探杆进行触诊检查就很重要,很难确定使用 IntraLift 技术是否能一直维持较低的上颌窦黏膜穿孔率,这也是为什么 Wainwright 等(2007)建议填充骨移植材料前,先垫入胶原海绵或可吸收生物膜。

我们注意到,无论使用何种技术和植骨材料,上颌窦底黏膜提升植骨的结果都是比较令人满意的,这可能是因为上颌窦提升能形成一种理想的引导骨再生条件。实际上,一旦形成骨再生空间、并保证屏障膜恰当固定,此部位就会具备相当可靠的成骨潜能,自行完成骨再生,即便填充材料很少甚或没有填充材料(图 12-28～图 12-31)。

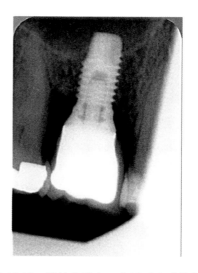

图 12-30　种植体植入 6 个月后完成修复

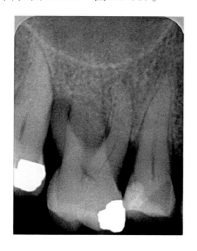

图 12-28　第一磨牙由于牙周病必须拔除

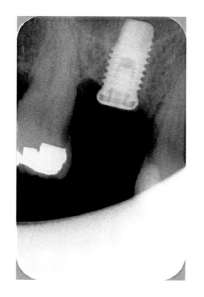

图 12-29　第一磨牙可用骨高度 6～8mm,上颌窦底黏膜推移后,没有填充植骨材料,直接植入 5mm × 11.5mm 种植体(MK3,Nobel Biocare)

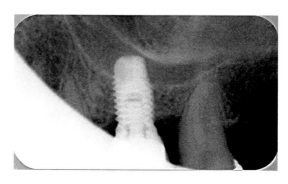

图 12-31　在术后 3 年复诊时,在种植体根尖周围可见新生骨,并可见新的窦底形成。与使用生物材料进行填充的部位相比,这种新骨形成没有圆顶样外观

保留侧壁骨板能形成由骨壁包围的封闭填充空间,进一步改善成骨可靠性。相对于平坦的窦底,弯曲而有骨分隔的上颌窦底有更强的成骨潜力,但这些骨分隔同时也可能阻碍超声工作刀头推进,以及窦底黏膜推移抬起。因此,术前要仔细研究窦底结构,通过 CT 扫描找出骨分隔之间适合的穿通孔道位置,术前准备是否充分,极大影响着手术结果的可靠性。

最后,还需要更多的临床数据和研究来确认此技术的有效性。

第三节　球囊技术上颌窦内提升

2007 年，Kfir 等描述了一种创新技术：微创窦黏膜球囊提升技术，同期骨增量和即刻种植。其使用充气球囊（图 12-32）在上颌牙槽骨严重萎缩区域（牙槽骨剩余骨高度≤3mm）无创抬高窦底黏膜，植骨量可与侧壁开窗上颌窦提升的植骨量相近。此技术的最大优点是可以通过狭窄的牙槽嵴开口在窦底大量植骨，从而可能替代上颌窦侧壁开窗窦底提升技术。

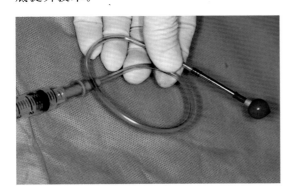

图 12-32　上颌窦底黏膜球囊（balloon）提升器（Osseous Technologies of America，Huntington Beach，CA）

一、操作方法

局麻后，采用牙槽嵴顶切口全层翻瓣显露骨面，在预期种植位点球钻去骨定点，采用种植体钻或环钻行种植窝洞预备（图 12-33），窝洞直径 3～4mm（取决于预备植入种植体的直径），备洞深度距离窦底约 0.5mm。然后使用骨锤轻敲骨刀，将窦底骨板向内折裂。

根据制造商提供的指南，将球囊插入窦底孔道前，要在手术室对其进行测试。如果需要大量植骨，使用注入量为 4ml 的直窦底

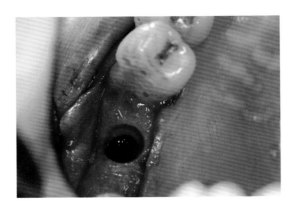

图 12-33　去骨穿透进入上颌窦腔

黏膜提升球囊；植骨量较少时，使用迷你球囊（最大注入量为 2ml）。将球囊插入窦底骨板孔道后（图 12-34），使缓慢膨胀，可以向球囊内注入放射线阻射液体，拍摄 X 线片检查球囊在上颌窦内状况（图 12-35）。制造商建议如下：球囊注入 1ml 液体可抬升窦底黏膜高度为 6mm，可以植入 1ml 骨移植材料。因此，如果牙槽嵴剩余骨高度为 3mm，并且计划植入一个 10mm 长的种植体，则球囊注入 1.5ml 液体，并在随后植入 1.5ml 骨移植材料，将使骨高度增加 9mm。当窦底黏膜抬升到预定高度后，将球囊液体缓慢放出，并从窦

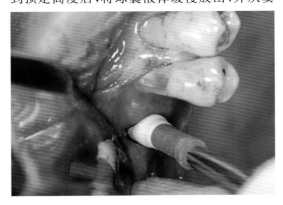

图 12-34　将球囊插入窦腔

腔孔道内取出球囊,采用捏鼻鼓气试验评估上颌窦黏膜的完整性,将植骨材料轻轻植入窦黏膜下腔内(图 12-36)。如果牙槽嵴残留骨量不足以确保种植体的初期稳定性,需要延期种植,否则,可以同期完成种植体植入。组织瓣复位、缝合(图 12-37)。

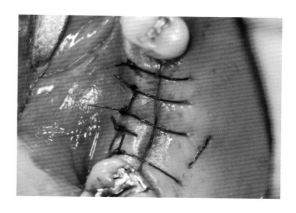

图 12-37　缝合切口

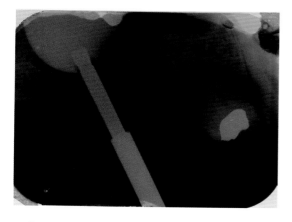

图 12-35　X 线片显示窦腔内部分膨胀的球囊

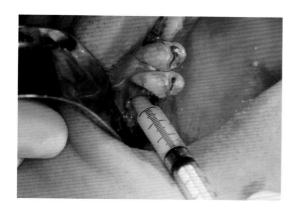

图 12-36　上颌窦底黏膜提升后,充填植骨材料

二、小结

这是一个相对较新的上颌窦提升技术,缺少纵向数据。一项多中心研究的结果(Kfir,2009)显示 6～9 个月后种植体成功率为 95%。球囊技术是一种不适感很小的微创手术,但在盲视下操作,技术要求仍然很高,毕竟上颌窦黏膜穿孔风险是相当大的。术中或术后使用内镜检查辅助可以减少穿孔可能性。

第 13 章

上下颌牙槽嵴狭窄及矫正：超声骨刀骨劈开术、植骨、同期或延期种植

一、概述

牙齿长期缺失后牙槽嵴萎缩的患者，在种植治疗前通常需要骨增量手术。文献报道的几种骨增量方法包括：颗粒骨移植、块状骨移植、牵张成骨和牙槽嵴劈开术（亦称为牙槽嵴扩张术）。

牙槽嵴扩张术（edentulous ridge expansion，ERE）指使用骨凿或超声骨刀在缺牙区牙槽嵴两侧皮质骨之间行纵向骨切开术，扩张牙槽嵴宽度后，同期或延期种植。

ERE 不是垂直骨增量技术，因此需要剩余牙槽嵴有充足的垂直高度，以允许种植体植入。同时要求牙槽嵴宽度至少达到 3mm，并包括至少 1mm 厚的骨松质，以便在两侧骨皮质板之间插入骨凿或超声骨刀，并扩张骨皮质。使用超声骨刀行骨劈开术时，已有研究表明可以在牙槽嵴宽度小于 3mm 的病例进行尝试。具有较宽基部的锥形牙槽嵴是此技术的理想适应证，可以预防颊侧骨板断裂风险。骨劈开术同期种植可以缩短治疗时间，还可以纠正由骨吸收导致的颊侧骨凹陷。

二、定义

牙槽嵴劈开术是通过重新定位颊侧骨质骨板、达到扩增种植位点骨量目的的手术

方法，适用于牙槽嵴颊舌向厚度不足（Seibert Ⅰ类）的病例。

分类

有两种类型的牙槽嵴劈开术：

1. 一步式（牙槽嵴劈开同期即刻种植）。

2. 两步式（牙槽嵴劈开同期植骨，延期种植）。

三、历史

1986 年 Tatum 首先报道，针对牙槽嵴颊舌向厚度不足的病例，使用不同尺寸骨通道成型器，扩张牙槽嵴骨皮质骨壁的技术（图 13-1）。

随后的 90 年代，Bruschi 和 Scipioni 将这种技术应用于缺牙区牙槽嵴，包括劈开前庭和颊侧骨皮质骨板（Scipioni 等，1994），并使用 Summers 骨刀进一步打开骨劈开间隙。

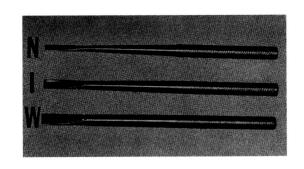

图 13-1　骨劈开用骨凿（W，宽；I，中宽；N，窄）

四、适应证

牙槽嵴劈开的适应证如下。

1. 牙槽嵴有足够的垂直骨高度。

2. 水平向骨缺陷/牙槽嵴狭窄(基部较宽)。

3. 颊舌侧骨皮质之间有骨松质存在。

参见图 13-2 和图 13-3。

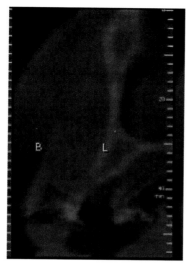 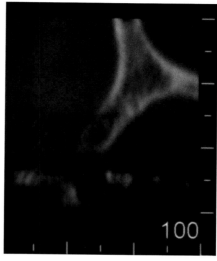

图 13-2　两种不同类型牙槽嵴的 CT 扫描图像。左侧的牙槽嵴呈三角形(基底部比顶部宽)，易于行骨劈开手术。右侧的牙槽嵴基底与顶部宽度相近，不易行骨劈开术

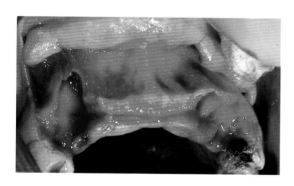

图 13-3　牙槽嵴狭窄临床病例，基底部与顶部宽度相近，不适合骨劈开术

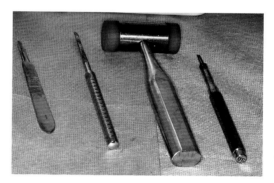

图 13-4　牙槽嵴骨劈开术中使用的手术刀、骨凿和骨锤

五、禁忌证

牙槽嵴劈开的禁忌证(图 13-4)如下。

1. 牙槽嵴宽度小于 3mm。

2. 牙槽嵴垂直高度不足。

3. 上颌缺牙区牙槽嵴过度前突。

4. 下颌骨单个牙缺失区域。

六、操作方法

骨劈开通常用以下方式完成。

1. 骨凿和与骨锤（Tatum，1986；Bruschi 和 Scipioni，1990；Coatoam 和 Mariotti，2003；Basa 等，2004）。

2. 摆动锯（Zijderveld 等，2004；图 13-5）。

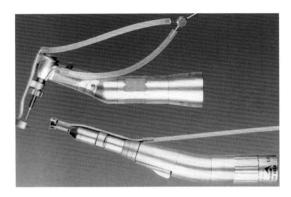

图 13-5　牙槽嵴骨劈开用的摆动锯

3. 牙槽嵴扩张器（Chiapasco 等，2006）。

4. 超声骨刀（Vercelotti，2000）。

使用骨凿和与骨锤创伤大，并给患者带来心理压力。

当牙槽嵴骨质致密时，尤其是下颌骨，骨劈开手术很难对裂隙进行精确调整。

骨钻和摆动锯效率高，对患者的心理压力较小，但外科医生操作时，意外损伤牙龈、唇或舌的风险较高，手术过程较为复杂。

超声骨刀切割硬组织能力较强，包括牙和骨（图 13-6）。

成对照的，其对软组织几乎无损伤，牙龈、血管、神经和上颌窦黏膜等因而得到保护。

超声骨锯（ultrasonic bone saw，USBS）进行节段性牙槽嵴劈开，可精确控制，效果可靠，不会导致骨过热或骨损害。

（一）优点

骨劈开术有如下几个优点。

· 无需 Onlay 植骨（无需髂骨、上颌结节、颏部或下颌升支外斜线取骨）。

· 避免因取骨开辟第二手术区，避免取

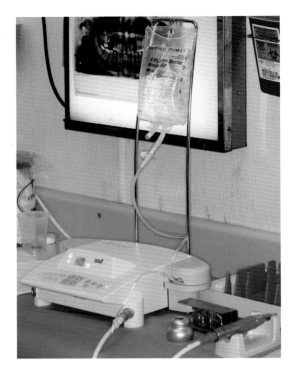

图 13-6　超声骨刀 Piezotome（Satelec，Acteon-group，Merignac，France），用于牙槽嵴劈开术的超声骨锯

骨手术并发症。

· 可以同期种植，缩短治疗时间。

· 减少愈合时间。

· 避免腭向植入种植体。

· 可以纠正牙槽骨唇侧凹陷外形。

（二）缺点

骨劈开术也有如下一些缺点。

· 颊侧骨板骨折。

· 颊侧骨板吸收。

· 可能发生手术并发症。

· 良性阵发性位置性眩晕（梅尼埃综合征）。

骨劈开术颊侧骨板骨折可能发生在：①使用骨刀撑开颊侧骨板时；②使用种植钻预备种植窝洞时；③种植体旋入时（图 13-7、图 13-8）。

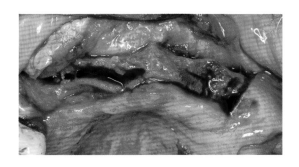

图 13-7　上颌前部颊侧骨板骨折

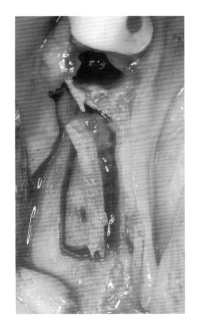

图 13-8　下颌颊侧骨板骨折

七、不同翻瓣技术的应用

可以使用三种类型的翻瓣完成缺牙区牙槽嵴劈开：全层黏骨膜瓣、半层瓣和骨膜瓣。种植体骨结合不是牙槽嵴劈开成功的唯一标准，我们还需要保持边缘骨稳定性，避免颊侧骨板吸收或裂开，才能保证种植体长期成功。黏骨膜瓣可以维持骨劈开区域血供，稳定移位的颊侧骨板。根据 Jenson、Ellis 和 Glick 于 2009 年的研究，当使用半层瓣、或仅小范

围显露的骨膜瓣时，能长期保持牙槽嵴宽度，以及种植体骨结合。全层黏骨膜瓣入路手术后，发生颊侧骨板骨损失/骨吸收概率较高，但全层黏骨膜瓣术野更清楚，有助于减少术中出血，方便手术操作。结缔组织菲薄的病例，半层翻瓣非常困难，而且骨表面附着的组织太薄，无法充分保护骨质。仅小范围显露的骨膜瓣技术敏感性更高，无法直视牙槽嵴全貌，只能盲视下植入种植体，可能导致种植体植入位置和方向不理想。

八、手术步骤

(一)牙槽嵴劈开延期种植(两步式)

术前 CT 片评估显示有利于骨劈开的牙槽嵴结构，但不适合同期种植(图 13-9)。

采用 2% 利多卡因(含 1∶100 000 肾上腺素)局部浸润麻醉，做牙槽嵴顶中线切口，全层黏骨膜翻瓣。在上颌牙槽嵴手术时，可以先用 15 ♯ 刀片(Bard-Parker Rib-Back 碳钢手术刀片)切入牙槽嵴骨质(图 13-10)。随后，用外科碳化钨骨刀完成前、后释放骨切口，形成梯形截骨，再使用骨锤轻敲骨凿插入最初的牙槽嵴顶骨切口，骨凿做轻柔的颊舌侧摆动，移位颊骨板，扩大截骨间隙宽度(图 13-11)。上颌骨密度较低，以上操作容易完成。两侧(颊、腭侧)皮质骨打开间隙后，植入骨充填材料(图 13-12)，覆盖生物膜(图 13-13)。关闭切口前有必要进行骨膜减张，以保证黏骨膜瓣无张力状态下复位缝合(图 13-14)。

(二)牙槽嵴劈开同期种植(一步式)

术前 CT 扫描评估(图 13-15、图 13-16)，11-22 牙周围用含 1∶100 000 肾上腺素的 2% 利多卡因局部浸润麻醉(图 13-17、图 13-18)，在缺牙区牙槽嵴顶中线偏腭侧 5mm 切开软组织，做全层黏骨膜翻瓣，前后翻瓣范围各至少 6mm，以显露拟定骨嵴劈开部位(图 13-19)。唇侧瓣做垂直松弛切口，全层黏骨膜翻瓣显露牙槽嵴顶和约 5mm 颊侧骨皮质(图 13-20)，此

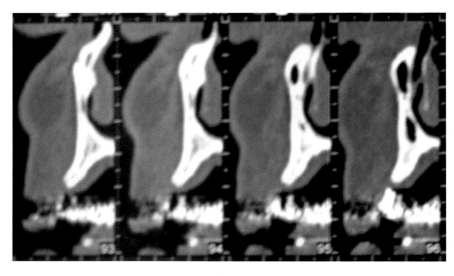

图 13-9   两步式牙槽嵴劈开的术前 CT 扫描

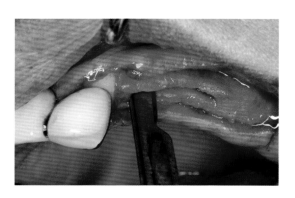

图 13-10   使用 15♯ 刀片和骨锤完成牙槽嵴顶初步切开

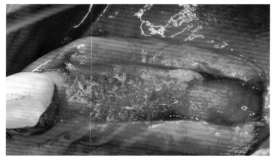

图 13-12   皮质骨间植骨

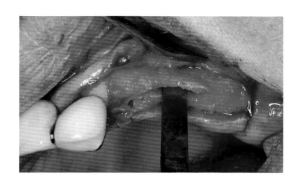

图 13-11   用骨凿和骨锤加深牙槽嵴顶骨切口

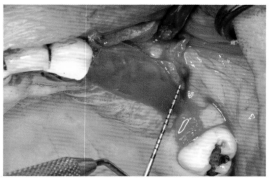

图 13-13   植骨区表面覆盖屏障膜

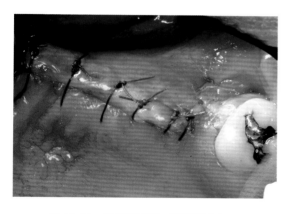

图 13-14　组织瓣复位，间断缝合切口

时切开骨膜，改为半层翻瓣，使黏膜瓣松弛，如前所述，术者也可以根据习惯选择不同翻瓣方法。上颌牙槽嵴劈开，可先用 15♯ 手术刀片（Bard-Parker Rib-Back 碳钢手术刀片）在牙槽嵴顶做骨切开（图 13-21、图 13-22），下颌牙槽嵴骨皮质厚，应首先使用直径 0.8mm 金刚砂球钻定点做出骨劈开标志虚线，去骨时注意大量冲水，再用外科碳化钨骨刀完成牙槽嵴劈开，以及前后释放骨切口，形成梯形截骨。

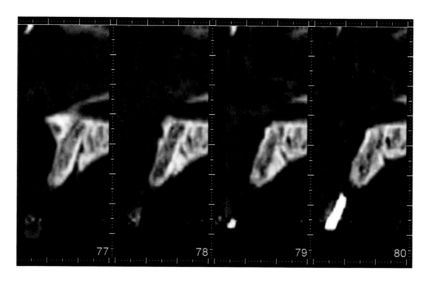

图 13-15　一步式牙槽嵴劈开及 21 牙同期种植的术前 CT 扫描

通常将第一个骨刀插入牙槽嵴顶下方 10mm，并留置于唇腭侧骨板及邻牙之间指示骨切开方向（图 13-23，图 13-24）。第一个骨刀进行初步分离后，外科医生可再用其他骨刀逐步分离骨皮质骨板，可用骨锤轻敲辅助操作，加深、扩大截骨间隙。

当颊侧骨皮质骨板分离后，可预备种植体植入骨位点，预备方法应能使种植体获得可靠的初期稳定性，是种植成功的基础，这种稳定性的获得，主要依靠植入部位根尖部分的精确预备。宜选用根形种植体而不是柱形

种植体，避免更宽的根尖部分推挤骨劈开间隙底部，增宽种植体植入床，影响种植体整体稳定性（图 13-25、图 13-26）。

骨劈开折裂间隙的根方应至少保留 3～4mm 完整骨质，以进行适当的种植窝洞预备，保证种植体的初期稳定性。颊侧骨板厚度应不小于 1.5mm。

如骨劈开形成的间隙小于 3mm，Jenson 等（2009）建议可以只填入胶原海绵，无需植入任何骨移植物。黏骨膜瓣复位，间断缝合切口（图 13-27、图 13-28）。

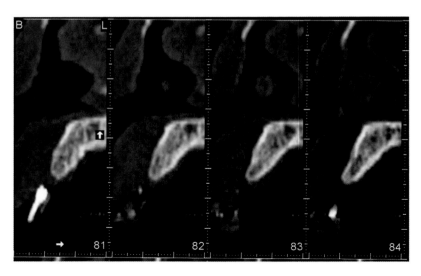

图 13-16 一步式牙槽嵴骨劈开及 21♯ 牙同期种植的术前 CT 扫描 (骨凿技术)

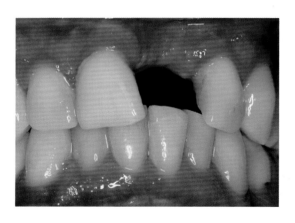

图 13-17 21 牙种植术前缺牙区的颊面观

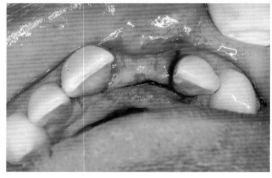

图 13-19 牙槽嵴顶偏腭侧软组织切口,并在近远中做两个松弛切口

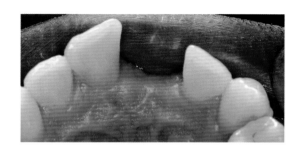

图 13-18 牙槽嵴的殆面观

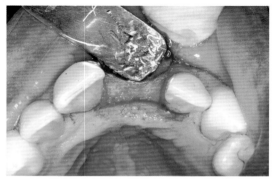

图 13-20 全层黏骨膜翻瓣,显露牙槽嵴骨面

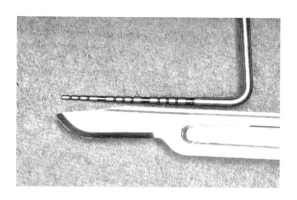

图 13-21　15＃手术刀片（Bard-Parker Rib-Back 碳钢手术刀片）

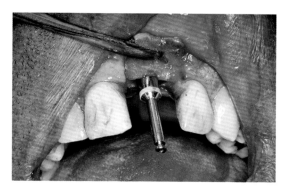

图 13-24　插入方向指示杆，检查种植体植入方向是否正确

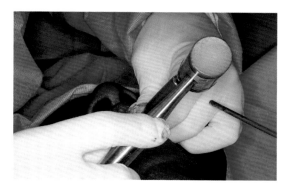

图 13-22　用 15＃手术刀片和骨锤在牙槽嵴顶做骨切开

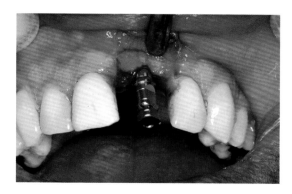

图 13-25　植入种植体

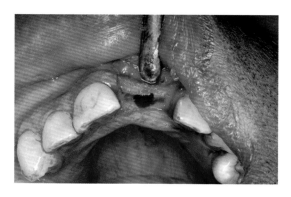

图 13-23　颊侧骨板已移位，可插入骨刀完成种植位点初步预备

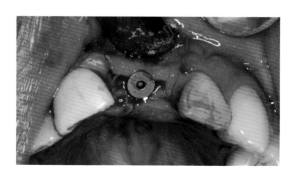

图 13-26　拆除种植体携带器，安装愈合螺钉

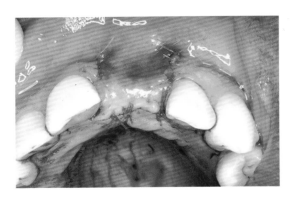

图 13-27 颊侧软组织瓣骨膜释放,松解瓣张力,以达到无张力缝合

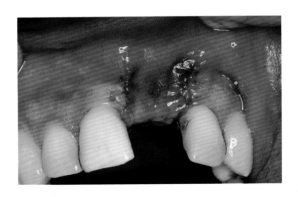

图 13-28 间断缝合切口

骨劈开术(ERE 技术)同期种植的愈合期与常规种植的愈合期基本相同(Scipioni 等,1999;图 13-29 和图 13-30)。

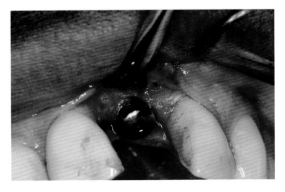

图 13-29 术后 4 个月种植二期手术;显示种植体周围的骨量

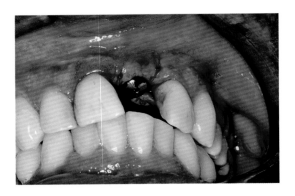

图 13-30 安装愈合基台,缝合

九、超声骨刀的应用

使用超声骨刀完成牙槽嵴劈开术时,前述一些无法采用一步式手术的骨解剖结构,也允许进行同期种植。超声骨刀能精确分开骨瓣,没有采用骨刀、骨凿技术导致的过度损伤和骨折风险,Vercelloti(2000)的研究表明,使用超声骨刀劈开术后,种植体周围愈合更为可靠,超声骨刀不会造成骨过热,能保证术区的良好血供。

此外,超声骨刀工作刀头直径比常用外科钻更小,有利于保存牙槽嵴顶骨质。当牙槽嵴宽度少于 3mm 且几乎没有骨松质时,超声骨刀也可以在完成骨劈开术的同时,植入种植体(图 13-31～图 13-33)。

超声骨刀工作刀头有选择性地切割硬组织,从而能保护重要的软组织,如神经和上颌窦黏膜(Danza,Guidi,Carinci,2009)。同时,术中冲水冷却还有助于使术野清晰。BS5 工作刀头(Piezotome,Satelec,Acteon Group)是非常好用的选择(图 13-34),与常规外科钻相比,牙槽嵴顶骨切开完成后所造成的骨质流失极小(图 13-35)。颊侧骨板可以精确的移开以增加牙槽嵴颊舌向宽度,常规使用种植钻预备种植窝洞,旋入种植体(图 13-36、图 13-37)。骨劈开间隙内植骨(图 13-38),黏骨膜瓣复位,间断缝合切口。术后 X线片显示手术效果良好(图 13-39)。

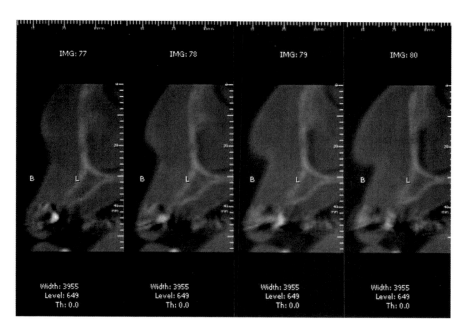

图 13-31　一步式骨劈开术前 CT 扫描

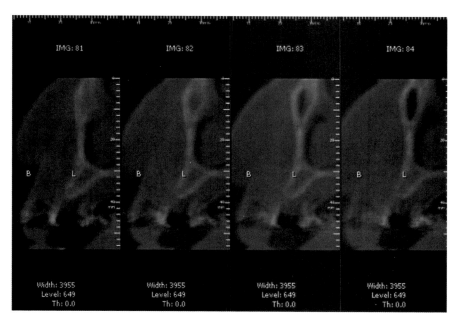

图 13-32　一步式骨劈开术(23-25 缺牙区)术前 CT 扫描

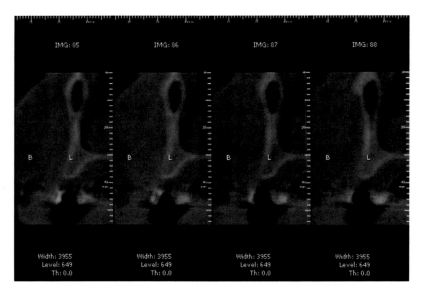

图 13-33　一步式骨劈开术(23-25 缺牙区)术前 CT 扫描

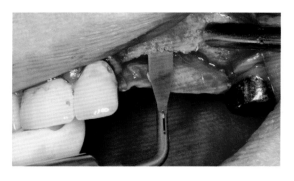

图 13-34　使用 Satelec 超声骨刀 BS5 工作刀头(Ac-teongroup,Merignac,France)

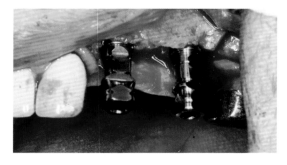

图 13-36　在 23 及 25 牙位植入种植体

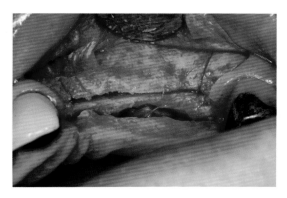

图 13-35　牙槽嵴顶骨切口和"释放"骨切口,显示骨切开线非常细

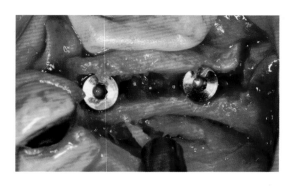

图 13-37　安装愈合螺钉后的种植体殆面观视图

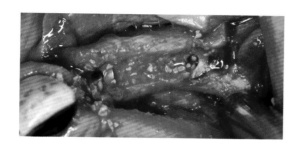

图 13-38 骨劈开间隙种植体周围填充植骨材料

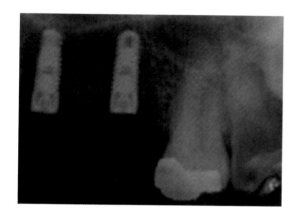

图 13-39 术后 X 线片显示种植体植入位置理想

（一）两步式下颌牙槽嵴劈开术

下颌骨以骨皮质为主，骨劈开后颊侧骨板折裂的概率高，所以主要采用两步式手术。术前做 CT 影像仔细评估（图 13-40），局部浸润麻醉，牙槽嵴顶中线切开软组织，全层黏骨膜翻瓣。使用 15♯ 刀片在牙槽嵴顶骨面刻槽标记劈开线，使用 2♯ 球钻在颊侧"骨瓣"的近远中端表面刻槽标记，"骨瓣"基部水平去除骨皮质，以削弱该部位骨皮质强度，允许颊侧骨板移位扩展（图 13-41）。然后从牙槽嵴顶部刻槽处开始根向切入骨刀，穿透骨皮质进入骨松质，向颊侧小心扳动骨刀移位颊侧骨板（图 13-42）。将种植导向杆楔入骨劈开间隙以维持扩张的空间（图 13-43），将两个骨钉穿过颊侧骨板并进入舌侧骨板，以固定和稳定劈开移位的颊侧骨板（图 13-44、图 13-45）。骨劈开形成的空隙内（图 13-46）植

入脱矿冻干骨粉（DFDBA）和 Bio-Oss 骨粉（图 13-47），屏障膜覆盖牙槽嵴（图 13-48）。组织瓣复位、间断缝合切口（图 13-49）。术后 6 个月复诊，CT 影像显示手术成功（图 13-50）。

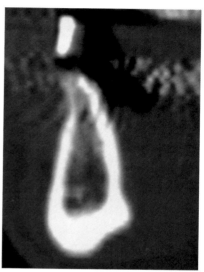

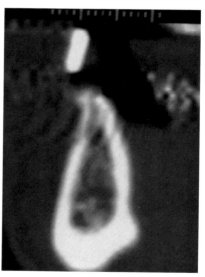

图 13-40 CT 扫描显示下颌骨后牙区需要在种植手术之前做牙槽嵴骨劈开，并选择两步式骨劈开手术程序

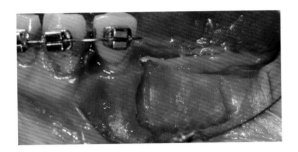

图 13-41 下颌骨(35,36 缺牙区)骨劈开术,未植入
种植体

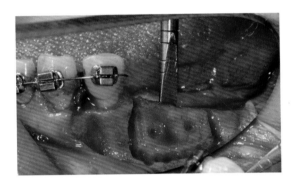

图 13-42 用骨凿轻柔移位颊侧骨皮质骨板

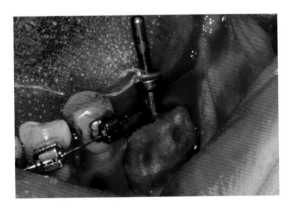

图 13-43 颊向移位的颊侧骨皮质骨板,通过在劈
开间隙内插入种植方向指示杆维持骨板
位置

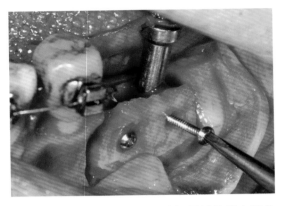

图 13-44 植入两个骨螺钉,确保颊侧骨板在新的
位置保持稳定不动

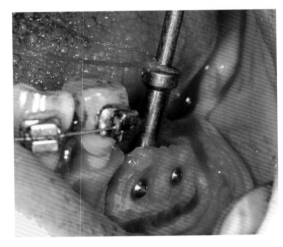

图 13-45 颊侧骨板已固定在其最终位置,骨劈开
间隙内准备充填植骨材料

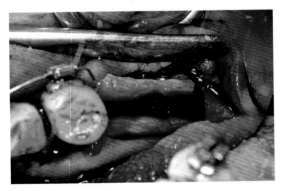

图 13-46 咬合面观,显示牙槽嵴劈开范围和颊侧
骨板移位位置

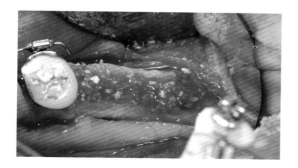

图 13-47　骨劈开间隙用同种异体骨移植材料填充

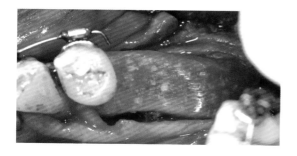

图 13-48　屏障膜覆盖骨移植材料

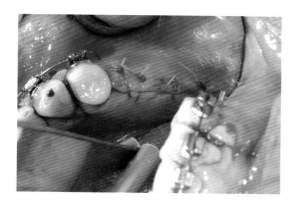

图 13-49　组织瓣复位、缝合

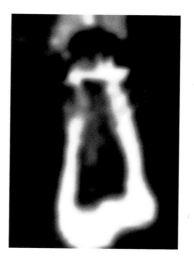

图 13-50　术后 6 个月 CT 扫描显示增宽的牙槽嵴

度应小于计划种植体的长度，不得超过其长度的 70%（如种植体长度为 10mm，则牙槽嵴顶到基部截骨虚线的距离不应超过 7mm，至少保留 3mm 的完整骨质以保证种植体的初期稳定性）。

颊侧骨板移位 3～4mm 后，常规种植窝洞预备，旋入种植体（图 13-54）。去除种植体携带器，并放置长效胶原膜（图 13-55）。组织瓣复位，间断加水平褥式缝合严密关闭切口（图 13-56）。一年后复诊，拍摄 X 线片显示手术成功（图 13-57），种植二期手术时可以看到种植体周围硬组织愈合良好（图 13-58），随后完成了联冠修复（图 13-59）。

（二）一步式下颌牙槽嵴劈开术（同期种植）

同前所述方法，全层黏骨膜翻瓣后（图 13-51），使用超声骨刀或外科钻行牙槽嵴劈开术（图 13-52）。用球钻在牙槽嵴顶中线及颊侧骨面打孔标记"截骨虚线"，并削弱骨皮质强度（图 13-53）。所设计颊侧"骨瓣"的高

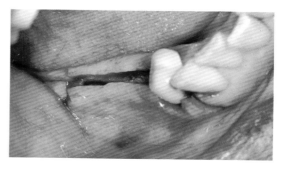

图 13-51　一步式 45，46 缺牙区牙槽嵴劈开，同期种植

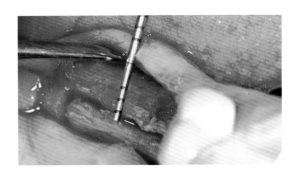

图 13-52 牙槽嵴截骨术

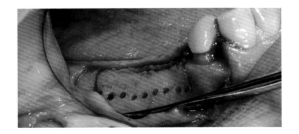

图 13-53 使用球钻削弱颊侧骨板移位阻力

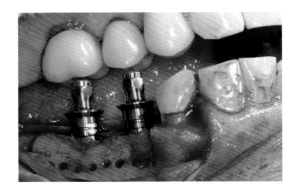

图 13-54 在 45,46 牙位置植入两颗种植体

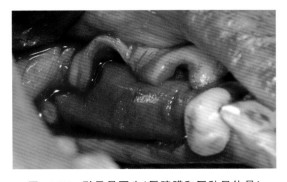

图 13-55 引导骨再生(屏障膜和同种异体骨)

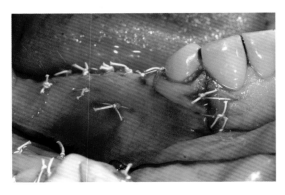

图 13-56 用 ePTFE 缝线缝合组织瓣

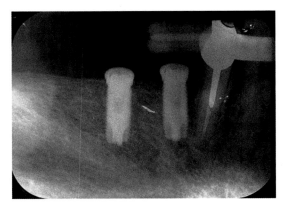

图 13-57 术后 1 年 X 线片

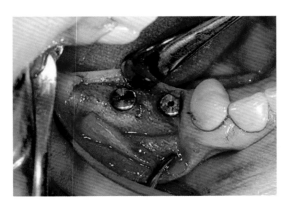

图 13-58 术后 1 年种植二期手术;显示种植体周围的骨质

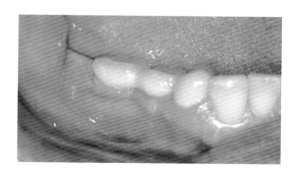

图 13-59　种植修复 45,46 缺牙完成

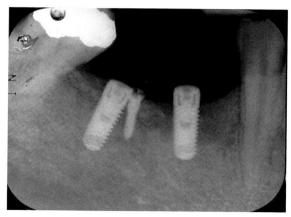

图 13-61　6 个月的 X 线片

（三）术后治疗及康复期

手术后，患者应遵从以下医嘱。

1. 口服抗生素 8 天。

2. 口服非甾体镇痛药 8 天。

3. 保持口腔卫生(0.2%洗必泰漱口 2 周)。

手术后 8～15 天拆除缝线，上颌牙槽嵴劈开术同期种植的病例，需要至少 3 个月愈合期以形成骨结合，才能进行上部义齿修复。

十、并发症

主要并发症是颊侧骨板骨折(通常发生在下颌骨)。发生骨折时，可以把游离的颊侧骨板视为块状移植骨，使用骨螺钉(图 13-60～图 13-62)或接骨板固定(图 13-63～图 13-67)，同时骨劈开间隙内及骨板表面植入骨充填材料，覆盖屏障膜引导骨再生。

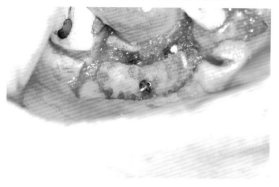

图 13-60　折断的颊侧骨板已经用骨螺钉固定(螺钉植入舌侧皮质骨，为颊侧骨板提供稳定性)

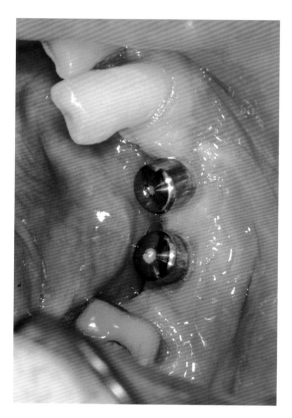

图 13-62　种植二期手术，安装了愈合基台。准备进行最终的冠修复

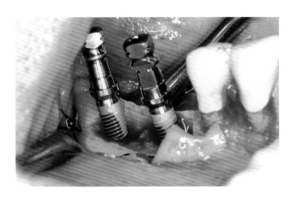

图 13-63　颊侧骨板有两处骨折，取出，将两个种植体植入截骨区

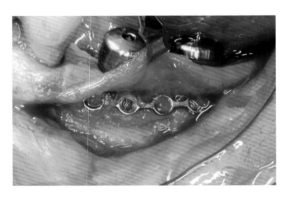

图 13-66　1 年后，在颊侧黏膜反折处切开翻瓣，以拆除接骨板

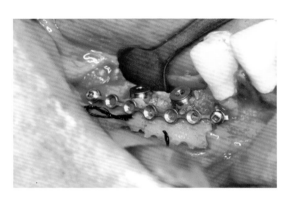

图 13-64　将折断的颊侧骨板回植在种植体表面，并用接骨板固定

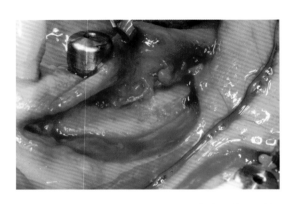

图 13-67　拆除接骨板后，可见已经愈合的颊侧骨板

　　另一个并发症病例是下颌牙槽嵴劈开术后 1 周切口裂开，屏障膜暴露。可以通过适当的颊侧骨膜释放，以及舌侧黏骨膜瓣减张（使用骨膜剥离器和手指钝性剥离舌侧组织瓣）消除裂隙。手指剥离过程中，可轻微松解下颌舌骨肌，少许抬高口底，使瓣的缝合更加容易。上颌切口裂开重新缝合困难时，可以使用腭部带蒂组织瓣转移覆盖、缝合关闭裂口（图 13-68、图 13-69）。

　　另一个并发症是阵发性位置性眩晕。根据 Danza 及其同事（2009）的研究，"良性阵发性体位性眩晕（BPPV）是一种常见的前庭终末器官疾病，其特征是经常复发的短暂眩晕，由后半规管平面中的某些头部运动触发。BPPV 可能为特发性，或继发于多种潜在疾

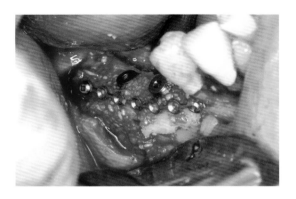

图 13-65　充填同种异体骨颗粒，覆盖屏障膜引导骨再生

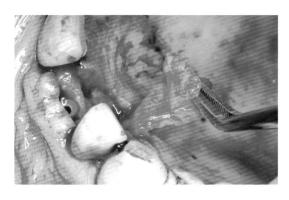

图 13-68　当颊部软组织量不足时,可以切取腭黏膜内层结缔组织瓣转移修复切口裂隙

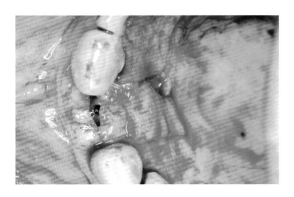

图 13-69　切取腭黏膜内层带蒂结缔组织瓣,转向颊侧弥补颊侧软组织不足,严密缝合关闭切口

病,例如头部受伤、病毒性迷路炎、骨手术和慢性化脓性中耳炎"。

使用骨刀和骨锤准备种植体植入床时,可能会导致眩晕,容易发生于中年患者中,对患者而言,这是一种令人不愉快且压力很大

的症状,应告知患者这是缺牙区牙槽嵴扩张手术的可能并发症,通过适当治疗可以很快解决这种情况。

十一、种植体存留率

Sciopioni 的研究表明,牙槽嵴劈开并完成种植体植入后,经过 7 个月的愈合期,种植体-骨界面的状况与常规种植术后的种植体-骨界面相似。

在一项为期 10 年的多中心临床回顾性研究中,观察了采用牙槽嵴劈开技术植入的1715 颗种植体(Bravi 等,2007),10 年期间总体成功率为 95.7%,下颌种植的成功率高于上颌,圆柱形种植体的失败率约是根形种植体失败率的 2 倍。下颌种植体存留率达100%,上颌种植体存留率为 94.7%,与常规种植体植入后的存留趋势一致。后牙区种植体的存留率为 99.5%,高于前牙区的 82%存留率,这与常规技术植入的表现相反。Sethi 和 Kraus(2000)及 Ferrigno 和 Laureti(2005)的研究也显示,骨劈开种植手术有很高的种植体存留率。

十二、小结

牙槽嵴劈开术是一个相对简单的手术过程,患者耐受良好,在需要额外的骨增量时,是一个有效的替代手术技术,但该技术存在局限性,即无法实现垂直骨增量。使用超声骨刀可以获得理想的手术效果,且并发症少。

第 14 章

自体块状骨移植

Onlay 骨移植是将骨移植材料置于骨缺损区表面、用以增加颌骨牙槽骨宽度或高度，适用于骨量体积不足以容纳骨内种植体、需要进行骨重建手术的病例（Collins，1991）。这种方法也可以用于矫正骨外形畸形，或覆盖骨裂隙缺损。在较小的骨移植术中，可以从下颌骨颏部、下颌升支或上颌结节切取骨块（口内来源），受植床需用小球钻打孔，促使移植骨与受植床之间形成血凝块，使用骨螺钉、接骨板或牙种植体固定移植骨（Kahnberg，1989；Kahnberg，Nystrom 和 Bartholdsson，2005）。骨缺损严重，需要大型骨移植修复时，最常使用来源于髂骨或颅骨的供骨块（口外来源）。

上述这些移植物都称为"自体骨"（或"自体骨移植"），患者骨缺损部位由自身其他部位的骨替代，即将同一个人的骨组织从一个部位（供骨区）移植到另一个部位（受骨区）。自体骨移植的来源可以在口内，也可以在口外。口内的两个主要供骨部位是下颌骨颏部和下颌升支部。如上所述，口外供骨部位可以是髂骨，但髂骨源于软骨内成骨，其特点是移植后有更高的吸收率（Zins，1983），而取自下颌骨的移植骨块吸收率更低。此外，髂骨取骨手术创伤大，需要住院完成（Shwartz-Arad，2005）。一般情况下，种植体骨增量手术不需要很大的植骨块，除了颌骨大型重建手术以外，无需在髂骨取骨。而且，近年来超

声骨刀外科手术不断进步，使下颌升支和颅部取骨变得更加容易，并且超声骨刀可以精确切割，骨组织损失少，也有利于在这些部位切取更大的移植骨块（Vercellotti 等，2005）。

术前对骨缺损区形态仔细评估，选择合适的骨增量技术，自体骨移植是最常见的选择。自体骨移植被认为是骨移植的金标准，其本质上是具有完整细胞的活组织，同时没有免疫排斥反应，与使用异基因的同种异体材料技术相比，手术早期愈合和远期预后良好，成功率很高。自体骨块还具有良好的生物和机械性质，具备骨传导性和骨诱导性，是 Seibert Ⅰ类至 Seibert Ⅲ类大型骨缺损修复的理想移植材料。

所有类型的自体移植都有相似的再生过程，但移植手术的成功关键取决于血管重建的质量和强度（Burchardt，1983），如果没有血供，骨组织会发生坏死、吸收。移植骨块的血运重建除了受供骨部位质量的影响，还取决于受区的骨再生潜能，然而这在手术前通常是未知的。因此，有必要解决在保持骨密度和骨结合特性的同时、改善移植物再生和血运重建的问题，在这方面已有一些理论，例如，Wolff 在 1863 年提出的所谓成骨理论（Glicenstein，2000），认为通过成骨作用实现了移植骨的愈合；1893 年，Barth 提出了"框架理论"，指出再生是通过骨传导发生的（受区部位成骨细胞移行定植于移植骨的矿化框

架）；如今的研究主要支持骨诱导原理（骨诱导是指募集未成熟细胞、并刺激其发展为成骨细胞的作用）（Boyne，1997）。所有这些理论都证实自体骨移植在骨再生能力方面的优势。

一、下颌颏部取骨的优势

下颌颏部是下颌骨颏联合的最低点，该区域骨质致密，是文献报道中重要的取骨部位，颏部取骨的平均体积为 4.71 ml。颏部取骨的多种优势已有大量报道（Reddi，1987；Pikos，2005a，2005b），如前所述，在牙槽嵴厚度和高度存在问题的情况下，采用自体颏部骨块 Onlay 移植能有效修复骨缺损，为种植体植入提供充足骨量。已知颏部取骨区域可以快速再生，被认为是最健康和最佳的骨增量自体骨来源，并发症概率很低，移植骨吸收率很小。膜内成骨的移植骨相较于软骨内成骨的移植骨，能更快重建血运，从而保持更大的体积，事实上，与其他口内取骨部位相比，颏部供骨区可以提供更多的骨组织。但为避免颏部移植骨过度吸收，除非特殊情况，建议在骨移植后 4 个月内植入种植体（Sindet-Pedersen 和 Enemark，1990；Pikos，1995）。

颏部取骨的另一个主要优势是手术入路简单，手术操作方便。颏部骨来源于外胚层，再血管化快，移植后骨吸收较少，是种植前骨增量手术的理想骨移植材料。据报道，颏部骨皮质内有大量的启动子蛋白，如骨形态发生蛋白质（BMP）或骨生成素（Urist，Mikulski，Lietze，1979；Urist 和 McLean，1952）。

此外，颏部取骨通常是局麻手术，在局部浸润和两侧颏神经阻滞麻醉后，术中出血少，不需要住院，并发症发生率低，恢复期短，没有皮肤瘢痕，容易被患者接受。

颏部骨块移植适用于上、下颌骨缺损重建，特别是小到中等骨缺损的病例（Pikos，1996）。

二、下颌升支取骨相对于颏部取骨的优势（Misch，2000；Capelli，2003；Toscano 等，2010）

下颌升支可以提供足够的取骨量用于中到大范围的骨缺损重建，在水平和垂直方向骨增量可达到 3 ~ 4mm（Pikos，2005a，2005b）。实际上，下颌升支取骨移植适用于中等到严重的局部骨缺损，如 1~4 个牙位的缺牙区牙槽嵴重建，下颌第三磨牙已拔除或先天性缺失、颏部取骨量不足时，可以选择下颌升支取骨。另外，大范围缺牙区重建时，可选择从双侧下颌升支取骨，以获得更大体积的移植骨。下颌升支部位的骨皮质很厚，尽管手术入路受限，还是能够切取相当大的矩形植骨块。颏部取骨时，有面部轮廓发生改变的风险，需要在颏部取骨部位植入颗粒状骨，而升支取骨不存在此类问题。此外，下颌受区与升支邻近，使其成为理想的供骨来源区域。下颌骨升支取骨大部分是骨皮质，与颏部取骨相比，并发症发生率更低。升支取骨相对于颏部取骨的另一优势是，术后面部和牙感觉障碍发生率低，无需担心美学问题（Pikos，1996；Misch 和 Misch，1995）。总体上，升支取骨较优于颏部取骨，并发症报道更少，移植后骨吸收率更低，远期预后更好。但是，升支取骨的手术入路受限，少数病例可能会损伤下牙槽神经血管束。在任何情况下，似乎升支取骨手术都做的比颏部取骨更多，实际上，由于较低的并发症和术后疼痛，术者常优先选用下颌升支作为供区部位。颏部取骨时，只要手术范围不超过颏部下缘，并妥善处理颏肌附着，一般不会出现颏下垂问题，并能获得质量满意的移植骨块。下颌升支移植骨块所需愈合时间较短（4~5 个月），并显示出最小的骨吸收，能提供高密度的增量骨质（Capelli，2003）。

总体而言,还需要注意的是,根据经典研究报告及对下颌升支和颏联合移植骨进行的文献复习,牙槽骨宽度增量范围为 1～7mm,平均增加宽度为 4mm。块状骨移植能为种植体提供质量更好的骨质,骨结合形成也更快,与引导骨再生相比,前者在术后 4 个月即可植入种植体,而后者需要 6～9 个月。但是,仍缺乏对块状骨移植的长期研究,已知移植骨内的骨细胞是无法生存的,骨块是通过成骨组织逐渐长入并形成新骨的方式得到转换(爬行替代学说)。骨块移植后到种植体植入时约有 25% 的吸收率,了解随着时间推移骨吸收和骨重建的骨量是非常重要的,但目前文献中尚没有这样的报道(Toscano 等,2010)。

使用屏障膜的基本原理是防止移植物吸收,由于缺乏对照性研究,使用屏障膜效果的回顾研究结论变得复杂,尽管如此,目前最好的证据表面,屏障膜的使用是合理的,对移植骨块吸收有一定的预防作用(Rasmusson 等,1999;Gielkins 等,2007)。

以下情况不适合下颌升支取骨:升支宽度小于 10mm;下颌管的位置靠上;患者下颌活动受限或先前接受过矢状劈开截骨术;第三磨牙存在病理性状况也可能影响取骨。另外需要谨记的是,取自下颌升支的移植骨块厚度与形态不均匀,从定性角度看,属于单骨皮质,很少或没有骨松质。

下颌骨颏部和升支具有共同的胚胎学起源(第一和第二鳃弓),都属于骨膜内成骨,吸收速率慢。

三、手术步骤

颏部取骨

切口设计可以是龈沟内切口或前庭沟切口,但牙周膜不健康、术区有冠和桥,以及薄龈生物型等情况下,禁忌进行龈沟内切口设计(Pikos,1996;图 14-1)。类似于其他翻瓣过程,龈沟内切口黏骨膜翻瓣会导致牙槽骨

一定程度的吸收,还可能有黏膜撕裂和穿孔风险,如果牙槽嵴剩余骨质很薄,手术创伤加上骨膜剥离超过颊侧骨面 1/3 所导致的骨膜供血不足,可能引起牙槽嵴顶不可逆的骨丧失,然后是软组织退缩。尤其是当颏部肌肉从其附着处剥离时。软组织的重新定位很困难,通常在下前牙唇侧做龈沟内切口,两端不超过尖牙远中,全层黏骨膜翻瓣显露下颌骨颏部前表面(图 14-2)。

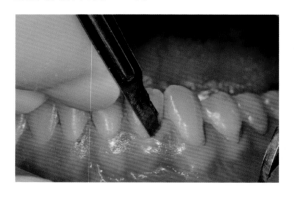

图 14-1 牙龈沟切口

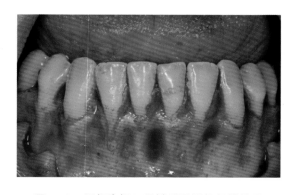

图 14-2 牙龈沟切口翻瓣后显露颏部供骨区

前庭沟切口是在前庭底部做的浅切口,位于两侧第一前磨牙之间,并与双侧牙槽嵴切口连续,以显露颏联合区域,从而可以设计切取所需的移植骨。切开黏膜、肌肉和骨膜直达骨面,在前庭切开黏膜后,应将刀片略作偏转使垂直于骨膜,并切断颏肌附着,这样在后期关闭伤口时,能将松解的肌肉复位缝合

到仍然附着于骨面的部分,全层翻瓣以显露供骨区域(图 14-3、图 14-4)。这种切口的优点是:不干扰下前牙牙周膜,切开更快速,且两侧可扩展范围很大;缺点是:术后并发症更多,术后恢复较慢。切开、翻瓣显露颏部取骨区后,用探针测量所需的骨量并绘制截骨轮廓。为避免各种意外损伤,最重要的原则是保证 5mm 的安全边界,即距离下颌牙列根尖下 5mm、颏孔前 5mm,以及下颌骨下缘上 5mm,使用球钻或超声骨刀做骨切开时,应保证切开角度小于 90°,避免倒扣样截骨,以使所制备的移植骨块易于用骨刀从供区分离(图 14-5～图 14-7)。取骨区植入可吸收的生物材料以控制出血并促进新骨的形成,从而避免改变面部轮廓。缝合分为两个步骤:首先缝合肌肉,然后缝合黏膜。研究表明,颏

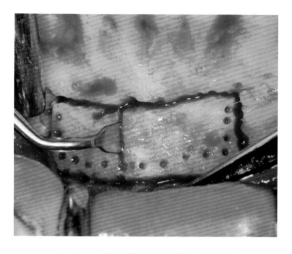

图 14-5 超声骨刀切出截骨线轮廓

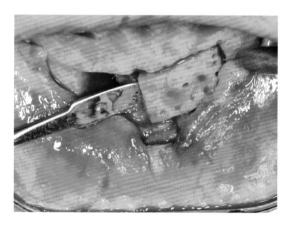

图 14-6 用薄骨刀撬起截骨块

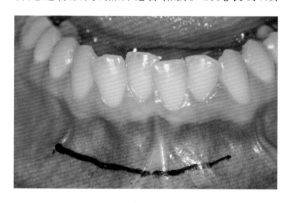

图 14-3 前庭沟切口设计

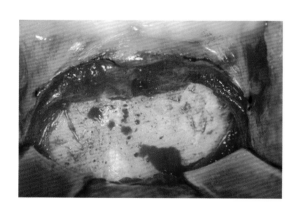

图 14-4 翻瓣后显露颏部供骨区

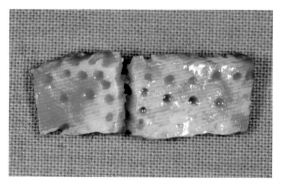

图 14-7 块状移植骨

部至少可以切取 18mm×6.5mm×6mm 的骨块（Montazem 等，2000）。

两种切口设计都需要仔细剥离，建议使用锐利的骨膜剥离器在下颌下缘处将附着肌肉与骨面分离，为了避免损伤颏神经，不建议在骨膜下颏孔处进行解剖。

通常为了安全起见，颏部取骨过程需要遵循所谓"5s 规则"，即截骨线必须距离根尖、颏孔和下颌骨下缘各至少 5mm。这对于保证牙髓活力至关重要，并避免损伤颏神经。取骨方法依据植骨量需求和骨缺损大小有所不同。

一种便宜有效的截骨工具是裂钻，可以精准地控制截骨线，截骨缝宽度便于放置骨刀撬动骨块。环钻（不同直径）可用于切取小柱状皮质-髓质骨，保留舌侧骨板完好无损，避免口底损伤和出血风险。骨刀和摆动锯也可用于截骨，骨切开线狭窄，创伤较小。盘状锯虽然切骨效率高，但潜在危险大，使用时必须格外小心，以免损伤周围组织。此外，需要在整个颏联合区域取骨时，可在移植骨块中间做截骨线，降低骨块折裂风险，有助于在下颌颏部获得最大的取骨量。

当需要颗粒状自体骨时，需要用骨磨机将骨块磨碎，另外，建议将碎骨与富血小板血浆（PRP）混合在一起，使碎骨粘合成团块状，便于植骨操作（Anitua，2001）。

另外，强烈建议在取骨后续操作之前，先关闭供骨区，以避免出血过多和感染风险。如果有持续性出血，可以使用局部止血药来控制。供骨区可以充填牛骨基质和 PRP 促进骨再生（图 14-8、图 14-9）。

移植骨需塑形以完美贴合缺损区骨面。通常，用两个骨螺钉足以固定植骨块，并避免骨块旋转移位。待移植骨块很好地结合愈合到受区部位，就可以拆除螺钉，如果骨重建足够稳定，可以同时进行其他移植及种植体植入。

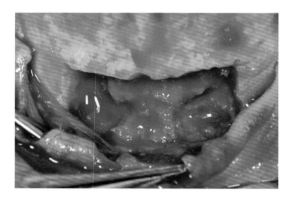

图 14-8　颏部供区取骨后

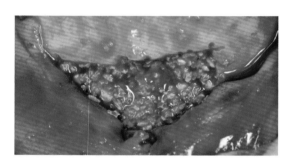

图 14-9　颏部供区用植骨材料颗粒填充，以免颏部轮廓变形

四、下颌升支移植骨块

术前仔细评估骨缺损情况，确定移植骨块的大小和形状。切口长度要延伸到足够高的位置，以显露下颌升支供骨区，避免术野受限。

切口的高度一般不超过咬合平面，这样可以最大限度地减少颊动脉损伤或颊脂垫外露的风险（图 14-10、图 14-11）。切口从第二磨牙远中牙槽嵴颊侧向前和向外侧延伸，显露下颌升支（图 14-12～图 14-14），切开时，触诊确定下颌升支前缘位置非常重要，以避免切口偏舌侧致舌神经甚至下牙槽神经损伤。全层黏骨膜翻瓣，显露升支骨面。测量所需植骨块的大小，可绘制标记线辅助截骨。

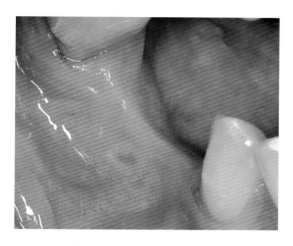

图 14-10　**取骨术前口内照片**

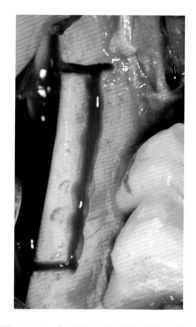

图 14-12　**全层黏骨膜翻瓣显露供骨区**

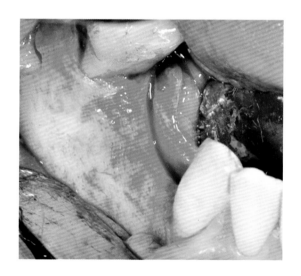

图 14-11　**口内照片显示缺牙区水平向骨吸收**

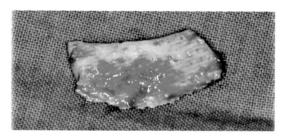

图 14-13　**切取的块状移植骨**

截骨长度取决于所需移植骨块大小,而且,骨切开必只能通过骨皮质进行。

可以使用超声骨刀工作刀头(BS2)做垂直和水平骨切开,注意避免损伤下牙槽神经。术前 CT 扫描可以确切显示下颌管尺寸和位置,使用超声骨刀截骨也可以避免对神经的损伤。考虑到这点,值得了解的是骨髓质厚度在第一磨牙远中部位最大,下颌管位置多变,难以准确判断,因此操作要谨慎,避免可能的神经损伤。此外,移植骨块切取时,使用骨凿与升支侧面平行小心操作,要注意避免滑脱意外损伤神经或神经移位。

供骨区并不一定填充植骨材料,但这样做确实可以减少出血并缩短愈合时间。下颌升支区域一般可切取约 4mm 厚、3cm 长或更长、1cm 宽的矩形骨块(Misch,1997)。骨块取出后,使用骨钻或骨锉修整升支供区可能遗留的尖锐边缘。另外,植入移植骨块前,需要在受区骨皮质表面打孔,以促进移植骨块的血供重建(图 14-15)。

由于骨移植供区和受区部位接近,手术和麻醉时间的缩短,相关并发症大大降低。

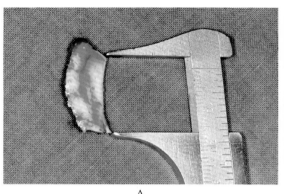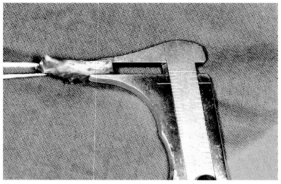

A　　　　　　　　　　　　　　　B

图 14-14　A. 块状移植骨的长度；B. 块状移植骨的宽度

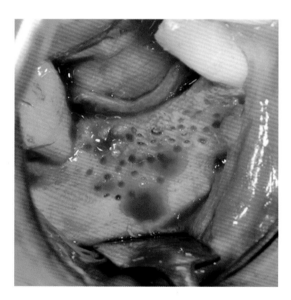

图 14-15　用裂钻（702L）去皮质和打孔后的受区骨面

另外，该手术可以在门诊静脉镇静和局部麻醉下完成，因此大大提高了患者的依从性和满意度。

五、受区部位

在所有情况下，都应在取骨前对移植骨受区部位先行显露，以确保移植骨块获取与移植之间的时间最短，并且可以在取骨前确切测量所需供体移植骨的尺寸。受区切口位于牙槽嵴顶偏腭侧（上颌）或偏舌侧（下颌）部位，两侧松弛切口要远离缺损植骨区，以利于伤口严密关闭和维持血液供应（图 14-16），为保证切口无张力缝合，还可采用斜行松弛切口（梯形翻瓣）及瓣基部骨膜切开释放。此外，必要时应重塑受区骨表面和移植骨块下表面，以改善骨-移植骨接触，受植骨床应使用骨钻打孔和去皮质（图 14-17），去皮质和打孔操作可以引发区域加速现象（regional acceleratory phenomenon，RAP）（Frost，1983；Shin 和 Norrdin，1985）。

RAP 是对损伤刺激的局部反应，导致组织形成速度超过正常水平。在骨皮质中比在小梁骨中更明显，随着生长因子的释放，伴随着全身性反应（全身性加速现象或 SAP）。

应使用小直径钛合金螺钉（图 14-18）OsteoMed 套件固定块状移植骨。固定之前，将供体块状移植骨边缘削磨圆钝。切开黏骨膜瓣基部骨膜，使黏膜能够拉伸，黏骨膜瓣无张力复位，这是手术成功的关键（图 14-19）。

另外，移植骨块与受植骨床的紧密贴合对两者结合愈合很重要。如果形态适应不良，移植骨块与受植骨床之间有空隙，可能有

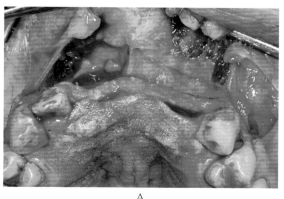

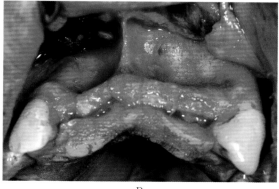

A　　　　　　　　　　　　　　B

图 14-16　术前口内照片显示牙槽嵴水平向骨丧失

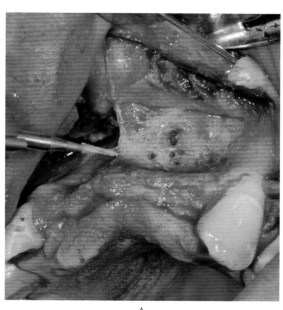

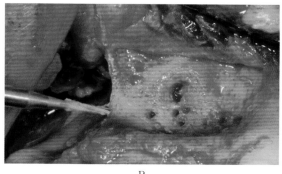

A　　　　　　　　　　　　　　B

图 14-17　受区用 702L 直裂钻（Brasseler USA，Savannah，GA）在打孔和去皮质预备

纤维组织长入，或可能发生感染（图 14-20、图 14-21）。由于移植骨块形状和大小不规则，建立这种紧密的接触有时会很困难。必须使用适当的骨钻套件来修剪移植骨块，使之与受区部位紧密贴合（图 14-22～图 14-24）。Onlay 骨移植术后 4 个月，可在新移植的骨内植入种植体（图 14-25～图 14-27），种植体形成骨结合后（一般 3～4 个月），最终完

成义齿修复（图 14-28～图 14-30）。

　　在进行 Onlay 骨移植手术之前，受区部位必须完全愈合，强烈建议在移植前至少 8 周完成拔牙、彻底清除异物和软组织手术。为测量骨缺损大小和形态，应在切取移植骨之前进行受区翻瓣显露。切开翻瓣时仔细处理软组织，最大限度减少受区部位软组织瓣的外科创伤。受区位于下颌后份无牙区时，

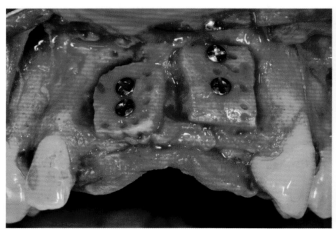

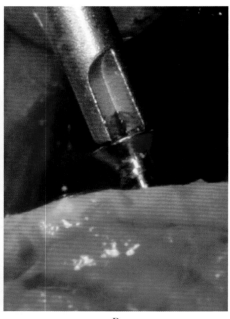

A   B

图 14-18　A. 用至少两个螺钉固定块状移植骨,以避免骨块旋转;B. 用螺钉固定移植骨块

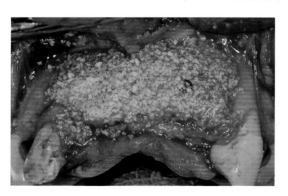

图 14-19　术区软组织瓣的无张力适应

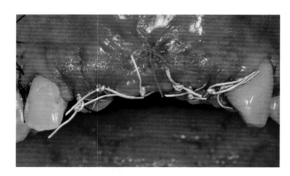

图 14-21　覆盖可吸收膜保护移植骨

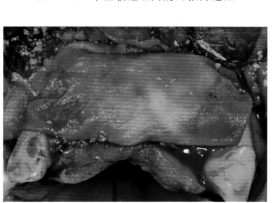

图 14-20　植骨块与受植床的间隙内填充植骨材料

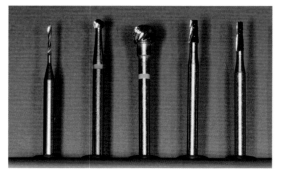

图 14-22　Pikos 骨钻套装（Salvin Dental Special-ties,Charlotte,NC）,用于受植骨床预备。702L 直裂钻也可用于供区预备

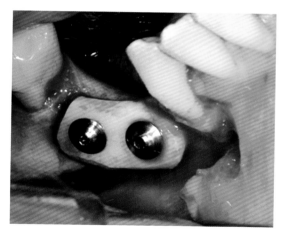

图 14-23　植骨块固定

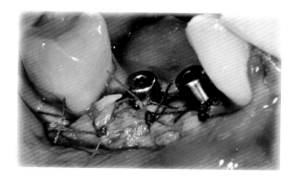

图 14-26　种植二期手术安装愈合基台。软组织移植可以促进种植体周围组织质量,利于维护

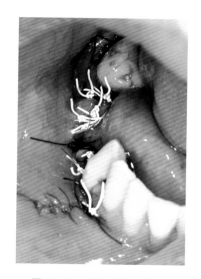

图 14-24　切口无张力缝合

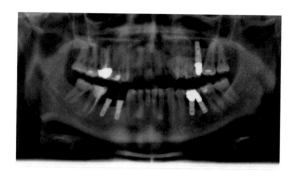

图 14-27　种植体植入后的 X 线片

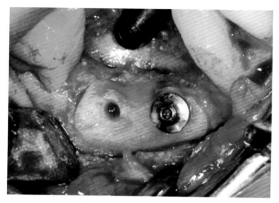

图 14-25　4 个月后复诊

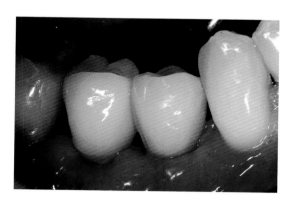

图 14-28　种植修复完成(技工 M. DiPietro)

应在膜龈联合处侧向切开骨膜做半层翻瓣,于骨膜上剥离,向前继续延伸至牙列末端,以利于在移植骨表面无张力严密缝合伤口(Misch 和 Misch,1995)。

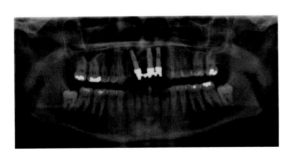

图 14-29 种植体植入 6 个月后的 X 线片

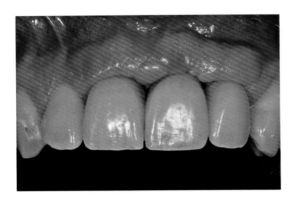

图 14-30 种植修复完成(技工 M. DiPietro)

六、颏部取骨并发症

颏部取骨手术可能会引起一些术中并发症:损伤神经肌肉会导致颏部和下唇区域感觉异常或丧失;损伤牙根或根尖孔牙髓血管会导致下颌前牙牙髓失去活力,继而需要根管治疗;切口不当会导致颏下垂;术中可能会损伤颏神经或切牙神经,因此,术前熟悉和掌握相关解剖学知识很重要;如果组织瓣未能无张力复位缝合,术后可能发生切口裂开。切口裂开有多种原因,通常其根本原因是骨暴露面积很大、大量牙龈从颌骨剥离后无法保持正常血供,所有人体组织在缺乏充足血供的情况下都存在生存问题,可能发生坏死。牙科手术部位的感染也会减少血液供应并导致切口裂开。

部分颏部取骨患者术后出现长期的神经感觉障碍。取骨部位植入骨充填材料很重要,避免颏联合强度降低,以及继发颏部骨折(Raghoebar 等,2001;Nkene 等,2001)。

术后反应包括术区不同程度的肿胀和疼痛,如果选择龈沟切口、骨膜下翻瓣,避免横行切断颏部肌肉,术后肿胀和疼痛反应较轻。

七、升支取骨并发症

下颌升支取骨也有潜在的术中并发症可能,骨折、张口受限、切口裂开和下牙槽神经血管束损伤是取骨过程中可能发生的最常见并发症。但只要采用正确的外科技术,就可以避免这些并发症。如前所述,使用超声骨刀进行骨切开、触诊明确升支前缘位置、小心牵开组织瓣显露可将神经损伤风险大为降低。为保护面动脉的上行分支,应在骨膜下剥离显露至下颌下缘(Nkene 等,2001)。

术后并发症包括轻度至中度肿胀和疼痛,主要是由于分离或切断局部肌肉引起。还可经常观察到水肿和血肿,可能会发生感染,因此,建议术前预防性使用抗生素,术后继续使用 5 天。术中如果暴露下牙槽神经,术后感觉障碍可能性大,这些病例应给予糖皮质激素药物治疗。使用敷料压迫和局部冰袋可以减轻、避免术后早期并发症。

八、术后医嘱

术后,患者应遵循以下医嘱:

1. 口服抗生素 5~8 天。

2. 非甾体类镇痛药使用 3~5 天。

3. 口腔卫生维护的详细说明(0.2% 洗必泰漱口 2 周)。

4. 给予地塞米松(以减轻肿胀)。

5. 手术部位冰袋冷敷 5~7 小时(以减轻肿胀)。

6. 颏部绷带包扎以减少血肿。

第四部分

正畸治疗中的骨外科手术

第 15 章

超声切开：微创牙周手术加速正畸牙移动

一、概述

为促进正畸治疗而进行的牙槽嵴外科处理早有先例，自 19 世纪末期到 20 世纪末期，我们即可看到以下机械概念在外科领域盛行：牙槽骨皮质对正畸牙齿移动构成物理性阻碍，因此，有必要通过外科手术中断骨皮质连续性，以允许更快的牙齿移动。1892 年，Bryan（Guilford，1898）被认为首次报道了采用牙槽骨皮质切开术纠正错𬌗畸形，数十年后，Kole（1959a，1959b，1959c），Generson（1979）和 Suya（1991）分别使用不同类型骨皮质切开术获得了相同的结果。他们切透牙槽骨皮质，形成"可移动的骨块"，其中牙齿仅通过髓质骨连接，认为去除骨皮质层使疗程缩短。

20 世纪后期，Wilcko 兄弟对这一概念提出了挑战，他们回顾接受骨皮质切开促进正畸治疗的患者 X 线片和 CT 扫描，发现牙周加速成骨正畸（PAOO）术后，会发生颌骨脱矿及随后的再矿化，进而对骨块移动的机械概念提出质疑，认为牙齿快速运动是牙槽骨脱钙-再钙化这一明显而短暂过程的结果。此概念在整形外科相关文献中被称为区域加速现象（regional acceleratory phenomenon，RAP），由 Frost 于 1983 年首先描述，他报道在骨外科手术部位出现局部破骨细胞和成骨活性增加，区域性骨密度降低伴随骨转换增加，他注意到 RAP 在手术后几天内开始，通常在 1～2 个月时达到峰值。Wilcko 兄弟在他们自己的患者中见证了这种现象的发生：牙槽骨颊侧和舌侧全层黏骨膜翻瓣并行广泛的牙槽骨去皮质术后，所导致的物理性损伤引发暂时性脱矿过程伴随局部骨转换增加，为典型的 RAP。他们推测，这种暂时性骨质减少（骨体积相同，骨密度降低）使牙齿能在更"柔韧"的环境中移动，是牙齿移动加速的原因。他们创新性的将牙槽骨去皮质与骨移植结合，在扩充牙槽骨体积的同时，加速牙齿快速和使牙齿能移动到新扩充的部位，所取得的成就是开创性的（Wilcko 等，2001）。

2007 年，Vercelotti 和 Podesta 引入超声骨刀手术，与传统翻瓣结合，形成有利于牙齿快速运动的环境。这些技术尽管非常有效，但由于需要广泛的翻瓣和骨外科手术，所造成的创伤较大，可能引起术后不适及术后并发症，并且由于这些缺点，尚未被患者或牙科领域医生广泛接受。Park 等（2006）及 Kim 等（2009）分别提出采用不翻瓣的骨皮质切开（Corticision）技术作为替代的微创骨外科致伤手术，在这项技术中，医生使用了一种强化手术刀和槌子穿透牙龈及骨皮质，无须进行颊舌侧翻瓣，所致外科手术损伤足以引起 RAP 效应，并在正畸治疗过程中加速牙齿移动,该技术具有一定创新性,但存在两个主要缺点:无法在手术过程中移植软硬组织以纠正牙周组织不足和增强牙周支持,并且反复的锤击可能导致术后头晕。在此,我们描述一种新的微创手术技术,称为"超声切开(Piezocision)",采用颊侧微小切口,使超声骨刀可以作用于骨面,并通过选择性的黏骨膜下隧道进行硬软组织移植。

二、适应证

超声切开技术应用的适应证如下。

· Ⅰ类错𬌗伴随中至重度牙列拥挤的非拔牙矫治。

· 深覆𬌗矫治。

· Ⅱ类错𬌗选择性矫治(端入式)。

· 成人快速正畸治疗。

· 牙齿快速拉出和压入。

· 骨和膜龈缺损的同时矫正。

· 正畸治疗期间或之后膜龈缺损风险的预防。

三、设备器材

超声切开所需设备器材如下。

1. 表面麻醉药和局部麻醉药。

2. 15♯C 刀片手术刀。

3. 骨膜剥离器(24G,Hu-Friedy,伊利诺伊州,芝加哥)。

4. Piezotome(超声骨刀,Satelec,Acteon集团,法国梅里尼亚克,法国),带 BS1 刀头。

5. 同种异体或异种植骨材料。

6. 5-0 铬肠线。

7. Castroviejo 持针器。

8. 手术剪。

9. Peri-acryl 氰基丙烯酸酯胶。

10. 需要软组织移植时,使用 Coe Pack。

四、技术方法

超声切开手术在正畸矫治器安置 1 周后进行(图 15-1),使用含 1:100 000 肾上腺素的 2% 赛罗卡因(利多卡因)进行浸润麻醉,麻醉起效后,在颊侧牙间附着龈或牙槽黏膜做小的垂直切口。优先考虑附着龈切口,术后遗留瘢痕更不明显。中等水平的切口位于牙根之间,切记软组织切口要切透骨膜,以便超声骨刀能够插入并直接接触骨面。

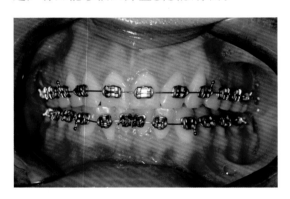

图 15-1　Ⅰ类错𬌗,中度前牙拥挤,23 存在膜龈缺损

在此需要强调以下概念:超声切开对骨的作用具有局限性和选择性,只需对将要移动的牙或牙弓进行手术,手术未涉及区域不会受到脱矿过程影响,可以在总体治疗计划中作为支抗发挥作用。上下颌牙弓或局部节段的牙间垂直切口完成后,将 Piezotome(BS1)尖端插入切口,进行 3mm 深超声皮质骨切开术(图 15-2~图 15-4)。

在 BS1 刀头距尖端 3mm 处设置第一个标记,作为去皮质深度的界标。操作时应注意避免过于靠近龈乳头或牙根部,否则一旦损伤将难以弥补。在牙龈薄或少的区域(牙龈退缩),以及颊侧皮质骨薄弱或缺乏的区域(皮质骨裂开/皮质骨孔洞),可采用隧道法移植硬组织和软组织,实现组织增量(图 15-5~图 15-6)。

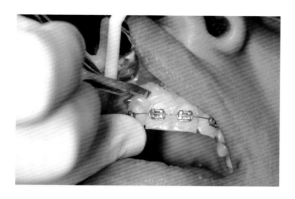

图 15-2 采用 15♯ 刀片完成牙间切口

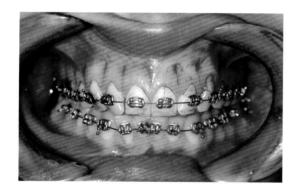

图 15-3 上颌牙间切口完成

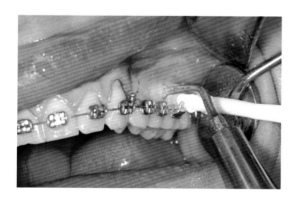

图 15-4 使用 Piezotome（BS1 刀头，Satelec，Ac-teon）完成超声皮质骨切开

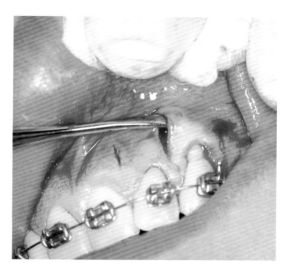

图 15-5 超声切开术中，为矫正 23 牙牙龈退缩，使用薄的骨膜剥离器（24G，Hu-Friedy）从一个垂直切口向另一个垂直切口剥离形成隧道，该隧道将用于容纳结缔组织移植物，以纠正牙龈退缩

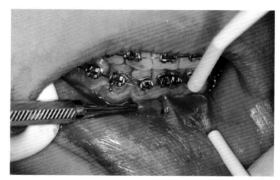

图 15-6 为扩充下颌牙槽骨骨壁，使用骨膜剥离器剥离，形成从一侧尖牙到另一侧尖牙的隧道，用以容纳骨移植物，增加的骨量将允许下颌切牙向前安全移动

制备隧道时，将骨膜剥离器（24G，Hu-Friedy，Chicago，IL）从一个垂直切口插入骨膜与骨面之间，向前钝性剥离，隧道形成后，

先在牙根之间进行超声皮质切开术，再植入骨移植物或软组织移植物（图 15-7、图 15-8）。

在下颌骨前牙区的操作可能会有些棘手，一般只做三个软组织垂直切口，分别位于尖牙与侧切牙之间及两个中切牙之间，这样

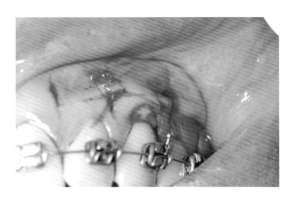

图 15-7　从腭部获取上皮下结缔组织移植物,置于隧道中,用 5-0 铬肠线缝合固定

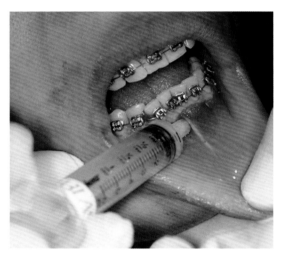

图 15-8　将同种异体骨移植物注射到预备好的隧道中,可实现骨增量,并允许前牙无风险移动

每 2 周复诊一次,以便正畸医生充分利用超声切开术造成的暂时性脱矿阶段,加速牙齿移动并尽早完成治疗(图 15-9、图 15-10)。

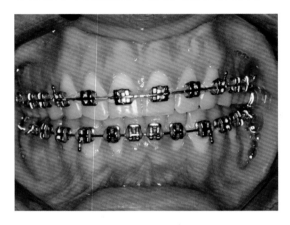

图 15-9　经过 3 个月的治疗,23 牙牙龈退缩得到矫正,并显示 42 牙外观

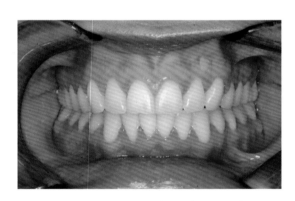

图 15-10　病例治疗在 12 个月后完成

可以形成较长的植入袋,有助于保留骨移植物。手术完成后,只有隧道制备区域的切口需要用 5-0 铬肠线间断缝合,氰基丙烯酸胶(Periacryl)也可用于保护这些缝合。

其余只做了垂直皮质骨切开但未制备隧道的区域则无需缝合或胶粘。

五、术后护理

患者术后 1 周复诊随访,术后 2 周开始正畸加力。此后至为重要的是,患者应保证

六、可能的并发症

主要并发症包括牙间龈乳头丧失(图 15-11),切口和超声切开操作过于靠近牙间龈乳头时可能发生,所以,切口应置于牙根中部,远离龈乳头是至关重要的。

手术也可能导致牙根受损,常见原因是未使用正确的刀头,或未正确评估局部解剖结构,所以,如果牙根紧密相邻,没有把握保护牙根,最好跳过该区域。

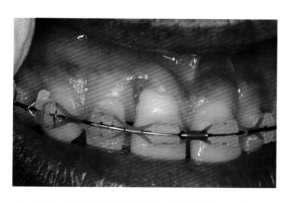

图 15-11　超声切开部位过于靠近龈乳头，导致 21 牙牙龈退缩，该缺损已经存在 2 个月

七、超声切开优点

超声切开技术应用的优点如下。

1. 创新的微创手术过程。

2. 极少的术后不适。

3. 较短的手术时间。

4. 可同期行硬软组织增量。

5. 广泛的用途，可用于正畸治疗，也可作为跨学科综合治疗的一部分（如大范围牙周-修复-种植康复治疗）。

6. 很高的患者接受程度。

八、小结

应牢记超声切开是由正畸引导的外科过程，由正畸医生设计，并由牙周、口腔外科医生执行。术前要有全面的数据收集和分析，并在此基础上由正畸医生与外科医生共同讨论病例的外科治疗计划；正畸医生应已明确诊断并制定矫治计划，能够告知外科医生哪些牙齿或节段需要移动和移动到哪里，并确定需要硬软组织增量的区域；然后，外科医生对手术可行性、切口设计、切口位置、移植物类型等做出判断和计划；会议讨论结果应生成外科"路线图"，由外科医生带入手术室并遵循该路线图完成手术（图 15-12）。

这种新的治疗方法结合了微创手术和正畸技术，是 21 世纪牙科团队武器库中的强大工具。该技术用途广泛，经过治疗小组全面临床和影像学检查后，可以在需要的区域进行软组织和硬组织移植（图 15-13、图 15-14）。

对于术前完整资料收集及正畸外科医生充分沟通的重要性，怎样强调都不过分。如果沟通中断或计划不充分，就可能发生不幸的结果（图 15-15 和图 15-16），这些结果本可通过专家之间的明晰交流轻易避免。

超声切开的创新之处在于颊侧单侧手术入路，无需腭侧或舌侧操作。颊侧牙间微小切口与局部超声皮质切开术相结合，能够在需要移动的牙齿周围产生显著而足量的脱矿作用，相较于传统的创伤更大的技术，显然更具吸引力。与常规牙齿正畸技术不同，在治疗过程中，可观察牙齿活动性急剧增加，这缘于手术引起的短暂骨质减少，是预期的正常现象。需要强调的是，为保持对牙槽骨的机械刺激和暂时性骨质疏松状态，从而进行快速治疗，要施加较大的牙齿加力。最后，对于正畸和外科医生而言至关重要的一点是要理解，手术引起的高组织转换仅限于手术区域，这创造了所谓的局部时空机会窗口。必须注意，仅在计划移动的牙齿周围进行骨切开，远离手术部位的牙齿就可以保持较高的支抗作用，而邻近手术部位的牙齿支抗作用较低。RAP 是暂时性的，但持续的牙齿机械刺激会延长手术引起的骨质疏松作用，因此在治疗期间，患者需要每 2 周复诊一次并调整正畸矫治器。

超声切开术是一种创新的微创技术，可快速进行正畸牙齿移动，并且没有传统外科手术方法引起的广泛创伤等缺点。无论从患者还是临床医生的角度来看，超声切开术都被证明是有效的和具有优势的，将在牙科医生和患者群体中获得更多认可。

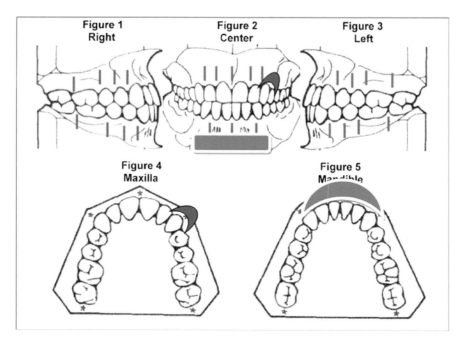

图 15-12　手术单("路线图"),标示在哪里切开(红色)、骨移植(蓝色)和软组织移植(深红色)

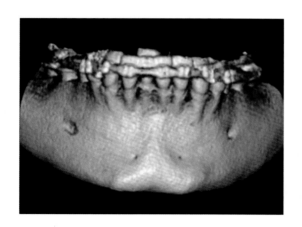

图 15-13　下颌骨三维重建视图,显示两侧尖牙之间牙槽骨骨壁薄弱,正畸唇向移动牙齿之前,需要在唇侧植骨

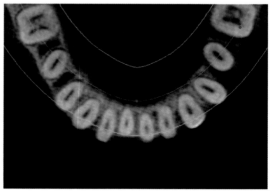

图 15-14　下颌骨的水平横截面确认下部前部区域在正畸牙齿移动之前需要进行骨移植

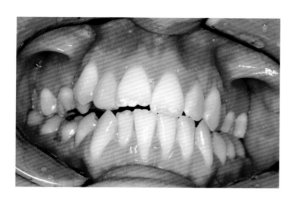

图 15-15 超声切开术前初始照片,未做软组织或硬组织移植计划

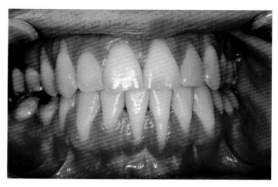

图 15-16 正畸治疗完成,发生严重的牙龈退缩,而这种结果本可以通过超声切开术中进行硬组织和软组织移植予以避免

第五部分

未来的方向和困境

第 16 章

计算机辅助种植：可能性和局限性

一、概述

种植体支持的修复体已成为全球无牙和部分缺牙患者越来越普遍的治疗选择。在美国，每年种植体植入数量都在增加。随着再生技术和材料的发展，即使先前被认为不适合种植修复的有牙槽骨缺损的患者，现在也可以完成种植体植入。在牙种植学发展早期，主要根据可用的剩余骨量决定植入种植体位置和方向，随后许多研究发现，未考虑修复学和生物力学要求的情况下植入种植体，即使达到骨结合愈合，最终也会损害修复效果，包括咬合功能差、美学效果不佳及生物力学损害（Stanford，1999；Kopp，Koslow 和 Abdo，2003；Duff 和 Razzoog，2006；Widmann 和 Bale；2006；Azari 和 Nikzad；2008a）。颊向或舌向倾斜植入的种植体不能延其长轴工作，受到有害的横向力作用，从而产生生物力学问题甚至断裂（Rangert 等，1995；Stanford，1999；Azari 和 Nikzad，2008a）。

为了满足功能和美学要求，以修复为导向的种植理念逐渐被接受，此理念结合了功能和美学概念，通过修复体诊断铸模和诊断蜡型指导种植体植入位置（Garber，1996；Widmann 和 Bale，2006）。修复为导向的种植理念指导下，要综合考虑可用骨量和义齿修复形态与排列。

计算机技术的发展改变了牙种植学的诊断和手术手段，现代牙种植学中，目标不仅是要提高种植体植入精度和可靠性，而且还要减少手术创伤，采用微创手术程序，并最终以较少的手术时间实现即刻负载（Katsoulis，Pazera 和 Mericske-Stern，2009）。随着计算机成像和软件程序的发展，可以对种植体数量、大小、位置、角度进行术前规划，这使得牙种植外科医生可以专注于患者和手术本身，同时缩短手术时间（Vercruyssen 等，2008）。

在本章中，我们将讨论计算机辅助种植牙的现状，及其所有可能性和局限性。我们将首先描述以修复为导向的种植理念含义，再讨论影像学方法，重点是计算机断层扫描（CT）和相关设计软件，回顾手术指南进展，对计算机辅助设计（CAD）、计算机辅助制造（CAM）和导航技术进行描述，并将讨论不翻瓣手术的适应证和局限性，本章结尾是一例将虚拟种植计划与常规种植手术相结合的病例报告。

二、以修复为导向的种植学

以修复为导向的种植学（PDI）是一种结合了种植体牙科功能和美学概念的方式，在此理念中，可根据义齿要求植入牙种植体。为了实现这个目标，设计好的修复体被导入CT 影像中，种植规划既要考虑颌骨解剖结构,又要考虑上部结构(义齿)关系,从而同时改善生物力学和修复美学,重要的是,种植体长轴应与固定义齿的牙长轴重合,并投影于牙冠咬合面圆周范围内(Sethi 和 Sochor,1995;Becker 和 Kaiser,2000;Vercruyssen 等,2008;Azari 和 Nikzad,2008a)。

在以修复为导向的种植理论发展初期,秉持此理念的临床医生使用修复体蜡型和(或)在石膏铸模表面制成的手术模板指导种植,为解决将修复计划转移到手术部位的问题,个性化定制的影像学模板和外科手术模板成为治疗的常规部分(Pesun 和 Gardner,1995;Garber,1996;Becker 和 Kaiser,2000)。然而一段时间后,研究者发现石膏铸模的硬表面不等于口腔的软组织表面,并且,如不了解表面以下(牙槽骨)的确切解剖结构,在诊断石膏模型上制作的模板是不可靠的(Lal 等,2006;Widmann 和 Bale,2006;Azari 和 Nikzad,2008a)。随后人们理解,此类模板不能用于骨结构的术前影像学评估,并且阻碍了对影像学照片中对应牙的"透印"(Basten,1995;Wat 等,2002)。模板应基于实体而非模型,并有双重用途,不仅可用于影像学检查和患者评估,而且可在术中种植体植入时应用(Cehreli,Aslan 和 Sahin,2000)。在三维成像开始发挥作用前,患者接受常规牙科全景断层扫描和平片断层扫描时,通常需要佩戴照相模板,在蜡型位置集成金属球,根据影像放大系数和金属球已知尺寸,可以估算种植体尺寸和的植入深度。事实上,这种两用模板能在一定程度上解决指导种植、保证植入位置良好的问题,但很快确定,所有基于 X 射线透射的照片都存在局限性,它们本质上是复杂三维解剖结构的二维投影,有较为严重的诊断局限性,如影像放大和变形、设置错误和位置伪影(Azari 和 Nikzad,2008a)。不久之后,三维成像技术引入,并与修复为导向的种植学概念完美适应。

三、牙科成像方法

(一)二维放射影像

牙科最常用的放射影像学照片是根尖片、咬合片和全景片,可以对识别标志结构、病理学表现、可用骨量初步估计等提供诊断信息。优点是拍摄方便、成像快速、辐射量较小。口腔种植学发展早期,牙科医生只能依赖二维 X 线影像,随着更先进的种植体治疗计划发展,这些影像学应用的局限性越来越明显。由于缺乏三维视野,对种植相关解剖结构,例如,上颌窦情况、牙槽嵴高度、颊舌向宽度、骨面凹陷,以及与下牙槽神经关系等,所提供信息非常有限(Jabero 和 Sarment,2006)。线性断层扫描可用于牙种植规划中的颊舌向骨量评估,但不能提供准确成像。也不能生成相邻结构的立体图像,以便在复杂情况下进行精确设计与植入。

(二)三维成像技术在牙种植学的应用

计算机断层扫描(CT)是显著提高临床医生牙种植术前诊断和计划能力的最重要技术进步之一。尽管自 1973 年以来,计算机轴向断层扫描(CAT)已实现医疗用途(Hounsfield,1973),但是直到 1987 年,这项创新技术才可用于牙科临床(Schwarz 等,1987a,b)。CT 技术吸引牙科医生注意的主要特征之一是能够避免结构影像重叠,相比于常规放射影像学照相,CT 扫描作为形态测量工具显然更为理想(Azari 和 Nikzad,2008a)。

CT 是用于牙种植术前诊断的最先进放射影像学方法(Todd 等,1993;Gher 和 Richardson,1995;Jacobs 等,1999),该技术与先前影像学方法的不同之处在于:采用圆周运动的放射线投照源,并通过数字接收器和先进软件重建投照结果,在产生一系列轴向图像的基础上,计算机可以重建这些轴向图像,提供横截面图像、全景截面图像和三维视图。

与传统放射线照相方法不同,不通过胶片曝光,而使用软件查看计算机文件(Jabero 和 Sarment,2006)。CT 可用于以下目的(Iplikcioglu,Akca 和 Cehreli,2002)。

1. 确定骨骼的质和量。

2. 评估种植体潜在位置。

3. 诊断骨内病变。

4. 对广泛的手术区域进行随访追踪。

CT 现在已是常用成像技术,并开发了针对颌面部应用的专用软件,能够将轴向截面数据重建为全景图像和多平面横截面图像(Schwarz 等,1989)。如今,可使用三维种植规划软件,通过种植手术导板将虚拟种植规划可靠地转移到手术区域,帮助外科医生实现理想的口腔种植体植入(van Steenberghe 等,2002)。

1. CT 的优势　CT 最具前景的优势之一是与其他方式相比,其准确性很高。几乎没有由几何畸变引起的放大误差,而这种误差在常规牙科 X 线片中很常见。研究人员比较传统射线照相与 CT 的准确性和失真度(Jemt,1993;Bahat,1993)。发现,最不准确的方法是全景片(准确度 17%),其次为常规断层扫描(39%)和根尖片(53%),CT 准确度高达 95%(Bassi 等,1999)。Sonick 等(1994)还比较了二维和三维成像的准确性。

卡尺测量真实尺寸与照片尺寸之间的差异如下。

- 根尖片:0.5～5.5mm/平均 1.9mm。
- 全景片:0.5～7.5mm/平均 3.0mm。
- CT:0～0.5mm/平均 0mm。

放射影像变形率的差异如下。

- 根尖片:8%～24%/平均 14%。
- 全景片:5%～39%/平均 23.5%。
- CT:0～8%/平均 1.8%。

CT 还具有测量骨密度的能力。多平面重建允许医生获得轴向、冠状和矢状切面的立体数据集,并建立多个横截面和全景截面图像(Schwarz 等,1987a,b)。目前,这些优势使 CT 成为制定种植牙计划最精确、最全面的放射学技术。

现代口腔种植学确立之始,人们就认识到牙种植成功率受骨的质与量影响(Ulm 等,1999;Azari 和 Nikzad,2008a),临床报告也证实,牙槽骨质量对种植体预后的影响很大(Jaffin 和 Berman,1991;Jemt 等,1992)。但常规牙科 X 线片,包括根尖片、全景片、侧位头影、甚至常规断层扫描,对骨密度的诊断作用都较小。

2. 关于 CT 高剂量辐射的问题　研究表明,与常规放射线照相相比,接受 CT 检查会承受更大的辐射剂量(Ekestubbe 等,1993;Frederiksen,Benson 和 Sokolowski,1994,1995)。美国口腔颌面放射学会(AAOMR)和欧洲骨结合协会(EAO)建议对接受种植的患者采用断层成像方式(Tyndall 和 Brooks,2000;White 等,2001;Harris 等,2002)。另一方面,CT 扫描系统已迅速发展并取得巨大进步,随着扫描图像获取速度的提高,CT 的多功能性也随之提高,现在可以实现分期多相扫描,以极少的相关时间损失、很低的辐射剂量对更大的体量完成扫描,并以多种形式快速筛查(Dawson,2004;Azari 和 Nikzad,2008a)。

(三)锥形束 CT

CT 扫描技术的不断进步,进一步发展出锥形束 CT(CBCT),锥形束技术仅需旋转一次即可捕获整个对象,扫描时间减少到 10～40 秒,旋转时能迅速捕获大量投影,随后,重建算法可渲染出横截面图像。与传统平面螺旋和立体螺旋 CT 相比,CBCT 已成为最先进的 X 线照相技术,其优点包括:成本降低、辐射减少、扫描时间缩短、患者活动减少、机器更小更便捷,以及成像更精确(CBCT:切面厚度 0.2～0.4mm;CT:切面厚度 0.5～1mm)(Jabero 和 Sarment,2006)。CBCT 所需辐射剂量相较传统 CT 扫描仪少 30～90 倍(van der Zel,2008)。因此,CBCT 能提供更低剂量辐射和较低成像成本的影像学手段,从而提高了基于三维图像术前设计的适用性和可行性。外科医生利用虚拟现实技术正确定位种植体植入位置(Vercruyssen 等,2008)。成像分辨率取决于数据采集、切面厚度和重建间隔,CBCT 系统的特征之一是能够根据临床需求选择兴趣区(Guerrero 等,2006)。

(四)CT 扫描应用

为满足修复为导向种植概念的要求,将有关缺牙位置、咬合、排列和形状的信息整合入某种类型的 X 线阻射 CT 扫描模板,使之与底层结构的关系形成可视化数据(Israelson 等,1992;Klein,Cranin 和 Sirakian,1993;Verde 和 Morgano,1993;Basten,1995;Borrow 和 Smith,1996;Amet 和 Ganz,1997;Azari 和 Nikzad,2008a),这样,修复医生就可以从美学和生物力学角度可视化设计种植体植入位置。有关扫描模板设计可分为三代(Rosenfeld,Mandelaris 和 Tardieu 2006;Azari 和 Nikzad,2008a)。

1. 建议修复体的钡涂层轮廓模板。

2. 真空成型模板制备的填充丙烯酸树脂/钡的射线阻射牙。

3. Tardieu Scannoguide,一种钡信号差分梯度扫描模板。

Tardieu Scannoguides 使临床医生能够转移修复结果,并在 CT 上定义软组织,这为制备用于不翻瓣种植体植入手术的专用外科种植预备导板提供了潜在可能(Rosenfeld,Mandelaris 和 Tardieu,2006)。

正确解读 CT 输出图像需要医生具有一定程度的专业知识,这对于普通牙科医生并不容易。从 CT 获得的图像实际上是二维的,需要观察者对多个图像进行心理整合,才能得出三维信息(Gillespie 和 Isherwood,1986)。在计算机上显示各个二维视图是比较容易的,但它们基本上只是打印图像的数字化版本。为了克服解读上的障碍,我们需要能够在可视化二维重建图像的同时,可视化三维重建骨表面标志的系统,这样,我们就有机会在从 CT 数据获得的图像上,人机互动植入模拟种植体的计算机辅助设计(CAD)模型(Azari 和 Nikzad,2008a)。

四、从图像到实践

(一)虚拟种植规划

通过使用软件程序,临床医生可以查看 CT 扫描数据并与之互动,在术前模拟植入种植体,并可视化预判修复效果。CT 扫描数据重建能够提供骨骼解剖结构的精确三维视图,临床医生可以在其中以人机互动方式将种植规划引入 CT 图像中(Jabero 和 Sarment,2006;Azari 和 Nikzad,2008a)。如今已有许多软件程序被开发,可辅助计划上/下颌骨牙种植手术。已开发的特定软件应用程序,能将医学数字成像和传输数据(digital imaging and communication in medicine,DICOM)直接导入诊断和交互式治疗计划工具(Vercruyssen 等,2008),所有重建图像,以及三维可视化重建结果都可以直观展示,随时可以测量骨高度、宽度及密度,可以追踪下颌神经等解剖学标志,可以轻松完成虚拟种植体植入,并选择合适的种植体大小和正确的植入位置(Jabero 和 Sarment,2006)。这些软件程序使临床医生可以根据修复学设计及邻近重要结构位置,规划种植体的最佳位置、角度和大小(图 16-1)。在将种植体虚拟放置在最佳位置后,能够看到种植体周围骨密度,这使种植手术医生得以初步了解种植体的初期稳定性,从而可以计划最终的种植窝洞预备尺寸,以获得最佳的初期稳定性。由于外科导板的使用,手术医生很难在钻孔备洞过程中感受骨密度大小,术前设计窝洞直径就更为重要,大多数外科导板设计用于中等骨密度,在上颌后牙区的牙槽骨是很难做到的。

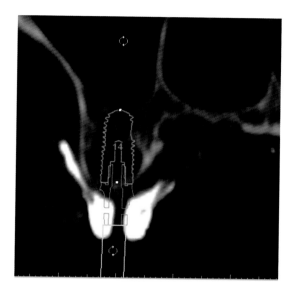

图 16-1 使用虚拟种植软件确定种植体尺寸,种植体与上部修复体和邻近重要解剖结构的关系

(二)将计算机规划转移到手术部位

革命性的 CAD/CAM 技术是将计算机规划转移到实际患者的基础。

主要有两种引导手术系统:静态引导系统和动态系统。

1. 静态手术导板 传统外科手术导板由丙烯酸制成,通过复制诊断牙、或未来使用修复体的长轴,记录在诊断和治疗规划阶段确定的种植体位置,转移到手术中辅助正确植入种植体。但是这些导板不能保证种植体能植入推荐位置,因为牙槽骨量可能无法满足所需位置要求或有解剖学限制。传统外科导板是在根尖片、咬合片和全景片的帮助下,在石膏模型上设计制作的,对于复杂种植病例有诸多的设计缺陷,可能影响治疗的整体执行(Jabero 和 Sarment,2006)。因此,放射线阻射外科导板和 CAD/CAM技术代替了传统的外科导板。

(1)CAD/CAM 手术导板:为了解决传统手术导板存在的问题,一些计算机软件程序开发出来,使用复杂的计算机辅助设计(CAD)和计算机辅助制作(CAM)制备导板。CAD/CAM 技术是将虚拟设计变为现实的第一次尝试,CAD/CAM 技术在牙种植学中的早期应用是为了免除骨膜下种植的骨面取模外科手术(Truitt 等,1988),有了 CAD/CAM 技术,我们首次有可能直接感知兴趣区域,如上颌骨或下颌骨的物理模型对临床医生非常有帮助,可以将模型拿在手中,直接了解无法在屏幕图像上获取的复杂解剖学细节(图 16-2)。

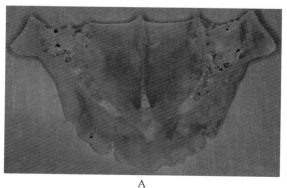
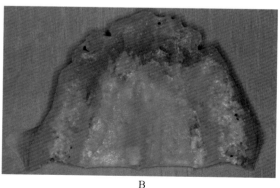

A B

图 16-2 A 和 B. 三维打印的上颌骨模型

用于牙种植的 CAM 方法包括三维打印或计算机导向钻孔,应用这些导板可以使手术更加精准、可靠性更强、效率更高。CAD/CAM 外科导板制备需要先行 CT 扫描,并在计算机软件程序中完成诊断与设计,一旦确定 CT 数据和种植计划程序,可以使用不同的三维打印技术或计算机导向钻孔系统制作手术导板(Jabero 和 Sarment,2006)。

(2)三维打印导板-快速成型:CT 扫描的层数据格式有利于将数据转换为与快速成型(rapid prototyping,RP)设备要求兼容的格式。根据定义,RP 是指直接从 CAD 模型制造三维物理模型,当前最先进的 CAD/CAM 外科手术导板制备方法使用三维打印,模型根据三维数据逐层构建(Jacobs,1992;Cooper,2001)。这种机械成型技术可以直接从 CAD 模型快速制造具有复杂形状的三维部件。这与普通 CAD 技术采用的切削方式不同(Azari 和 Nikzad,2008a)。

一种称为立体光刻的三维打印方法是使用激光固化树脂模型(SurgiGuide,CSI Materialise,Glen Burine,MD)(Ganz,2003)。该技术从患者接受 CT 扫描开始,最好佩戴扫描模板,做种植设计时,即可看到最终修复情况。采集 CT 数据文件提交给公司重建,然后,种植规划团队会通过电子邮件接收包含所有图像的小型专有文件,使用软件(SimPlant,CSI Materialise,比利时)进行种植设计,可以随时修改方案直到达成满意的治疗计划,然后通过电子邮件提交计划文件进行处理。对于牙支持式 CAD/CAM 导板,还必须将石膏模型与文件一起邮寄,因为需要对模型进行单独的光学扫描。随后开始快速建模过程,使用计算机导向激光固化液态聚合物薄层,逐层堆叠固化,从而形成三维模型。该过程完成后,将金属套管插入导板,为种植体植入提供指导。这种方法还产生了解剖模型的三维模板,制作系列导板以适应不同尺寸的种植钻(Jabero,Sarment,2006)。

市场上有很多软件程序用于 CT 建模和快速成型制作手术导板,例如 Simplant,Implant 3D,Vimplant,NobelGuide,Implant Master,CADImplant,Galileos,10DR 和 DDent/DDent plusI。

(3)计算机导向钻孔:CAD/CAM 外科导板制作的另一种方法是计算机导向钻孔,CADImplant(CADImplant Inc.,Medfield,MA)系统就使用这种技术,其过程不会产生三维模型,而首先从修复研究模制备外科导板。然后将定位立方体附加到模板,制成专用于 CADImplant 技术的扫描模板,患者佩戴扫描模板进行 CT 扫描。检查完成后,将文件发送回临床医生,由临床医生将其导入 CADImplant 计算机软件,虚拟植入种植体,然后将扫描模板、研究模和规划数据发送至 CADImplant 钻孔中心,使用随附于扫描模板的多维数据集匹配规划数据和模型,执行计算机导向钻孔,然后插入金属套管,这样带有引导管的扫描导板就成为手术导板(Jabero 和 Sarment,2006)。

快速成型(三维建模)和计算机钻孔系统的优势是可以使用软件进行虚拟种植体植入,从而使牙医可以三维查看术野,并将种植规划转移到手术部位,这些程序增强了以修复为导向种植外科手术执行能力。

2. 动态手术导板——导航系统　导航系统开始尝试将机器人学原理纳入种植体规划中,医学领域以图像引导手术(导航)的发展为种植治疗规划与手术植入开辟了新途径,是将手术规划转移到手术区域的另一种选择。导航技术首先需进行 CT 扫描,扫描时患者佩戴专用的丙烯酸夹板来辅助定位(三维匹配),种植手术期间,患者也必须佩戴此丙烯酸夹板,夹板和牙科种植手机配备了策略性定位的红外发射器,使位于室内的摄像机探测器可以跟踪手术过程中的运动,从而即刻将患者下颌及种植手机位置与患者 CT 扫描及种植规划完成匹配(Casap 等,

2004，2005；Jabero 和 Sarment，2006），通过实时更新和反馈位置信息给外科医生，就能够不断获知种植窝洞预备位置及其与规划植入位置的关系。

导航系统的设计主要是为了解决 RP 技术的共同缺点：如果颌骨萎缩严重，外科导板戴入后容易移动，就无法保证精确引导手术。此外，手术过程中要控制种植预备钻头与关键结构（如下牙槽神经、鼻腔底部或上颌窦）的距离，始终是一个值得关注的问题（Azari 和 Nikzad，2008a）。导航系统不仅能帮助种植医生按照术前规划手术，还允许其在术中实时作出调整。

（1）导航系统如何工作：导航系统提供传感器和软件程序，可将术前计划传输给患者，还提供对手术过程的自动监控。以导航概念构建的系统基本上是使用标记参照方法（定位点、基准标记等）确定工具的坐标系，以向患者转移，将标记与光或声音发生器结合，就可以听觉引导和（或）视觉引导临床医生，

在导航系统的支持下简单地将钻头移动到合适位置，进行预备并最终植入种植体。导航系统可以在术前规划及手术过程中为外科医生提供帮助（Azari 和 Nikzad，2008a）。

（2）导航系统的准确性：种植手术期间计算机辅助术中导航系统（IGS）的准确性取决于两点：手术导航系统的精度，以及外科医生在种植窝洞预备过程中解读计算机屏幕上显示的位置数据的技能（Wanschitz 等，2002），类似于 RP-CT 方法，术中计算机导航要求在整个手术过程中将接口模板牢固地连接到手术颌骨上（通常使用骨螺钉固定）（Azari 和 Nikzad，2008a）。

局麻状态下的患者进行术中导航有一定困难，由于下颌运动等，需要定期对固定参考点进行重新校准，最大的问题是规划种植位置和方向与实际手术结果之间存在较大的差异（Wagner 等，2003）。

目前已有许多提供手术导板和导航系统的商业服务公司（表 16-1）。

表 16-1　当前可用的静态和动态计算机辅助牙种植系统

应用程序	网址	公司	钻孔导板产品
外科导板			
Biodental Models	www.biodental.com	BioMedical Modeling，USA	RP
Implant3D	www.implant3d.com	Media Lab，Italy	RP
3D-Doctor	www.ablesw.com	Able Software，USA	CDD
Cyrtina guide	www.cyrtina.nl	Oratio，Netherlands	RP
DentalSlice	www.bioparts.com.br	BioParts，Brazil	RP
EasyGuide	www.keystonedental.com	Keystone Dental，USA	CDD
GPI S	www.gpitechnology.net	GPI Technology，Germany	CDD
ILS	www.tactile-tech.com	Tactile Technologies，Israel I	Custom tubes
ILUMA DigiGuide	www.imtec.com	MTEC，USA	RP
InVivoDental	www.anatomage.com	Anatomage，USA	CDD
AnatoModel	www.anatomage.com	Anatomage，USA	CDD
implant3D	www.med3d.de	med3D GmbH，Germany	CDD
Implant Master	www.ident-surgical.com	I-Dent Imaging，USA	RP

（续　表）

应用程序	网址	公司	钻孔导板产品
Scan2Guide	www. ident-surgical. com	I-Dent Imaging，USA	RP
OnDemand3D	www. cybermed. co. kr	Cybermed，Korea	RP
Oralim Oral Implant Planning System	www. medicim. com	Medicim，Belgium	RP
NobelGuide	www. nobelguide. com	Nobel Biocare，USA	CDD
Simplant Master	www. materialise. com	Materialise，Belgium	RP
Simplant Planner	www. materialise. com	Materialise，Belgium	RP
Simplant Pro	www. materialise. com	Materialise，Belgium	RP
VIP	www. implantlogic. com	Implant Logic Systems，USA	CDD
导航系统			
coNavix	www. codiagnostix. de	IVS Solutions，Germany	None
MONA-DENT	www. drheuermann. de	MSc Implantologie，Germany	None
NaviBase，　NaviDoc，NaviPad	www. robodent. com	Robodent，Germany	None
Treon	www. medtronicnavigation. com	Medtronic，USA	None
IGI	www. image-navigation. com	Image Navigation，Israel	None
VISIT		University of Vienna，Austria	None

RP. 快速成型；CDD. 计算机导向钻孔

五、计算机辅助种植手术的准确性

图像导引手术的准确性定义为：与实际结果相比，规划种植位置和角度的偏差，其中包括从图像采集到种植手术定位过程所有可能的误差（Widmann 和 Bale，2006）。这种偏差可能会因所使用的系统而异，是累积性和交互性的，并且可能在任何阶段发生，例如CT 扫描数据收集、扫描模板正确定位、层面分析、光刻或 CAD/CAM 建模、外科导板在颌骨的固定，以及是否使用高精度套管等。理论上，所有误差是叠加的，即使它们有可能互相补偿，因此，在使用某一种计算机辅助种植系统时，最重要的是了解其最大偏差（Vercruyssen 等，2008）。

（一）图像采集的准确性

正确评估骨结构和解剖结构的测量值是准确种植规划的前提（Benjamin，2002；Widmann 和 Bale，2006）。CT 数据的准确性一般取决于切面厚度与可能伪影的影响，切面厚度越薄，体素尺寸越小，分辨率和测量精度就越高（Vannier 等，1997；Odlum，2001；

Widmann 和 Bale,2006),而扫描时头颌部移动、金属义齿修复体则可能导致几何变形和无效数据采集。

(二)定位的准确性

虚拟规划向手术部位的精确转移取决于定位程序的准确性。这称为图像到物理转换。牙种植手术需要最准确的定位,据报道,用计算机导向钻孔获得手术导板的平均精度在上颌骨为 0.6mm,下颌骨为 0.3mm,最大偏差为 1.5mm (Besimo, Lambrecht 和 Guindy,2000)。Van Steenberghe 等(2002)发现,快速成型导板的平均精确度在种植体基台部位为 0.8mm,在种植体根尖端为 0.9mm。Wanschitz 等(2002)报道,图像导引的扩孔钻跟踪导航系统平均精度在基台部位为 0.5~0.6mm(最大偏差 1.5mm),在根尖端约为 1.4mm(最大偏差 3.5mm)。由于种植体根尖端位于重要解剖结构附近,因此需要区分基台精度和根尖端精度。图像导引制作导板后,如果外科导板固定不稳固,即可能造成偏差,将导板精确的机械性装配至患者口内是至关重要的,同样,如果扩孔钻套管直径过大,钻孔不精确,也会导致角度偏差(Widmann 和 Bale,2006)。

(三)人为误差

不翻瓣种植手术已被推广使用,这使种植手术变得更容易,但在临床实践中能否取得成功,取决于外科医生在种植窝洞预备过程中解读和执行数据的技能。在图像导引手术的所有步骤中都可能出现人为误差,包括成像、规划和传输错误,因此,需要仔细控制和精心完成每一步。为获得最精确的结果,需要准确安置定位装置、CT 数据采集中保持进行静止不动、精确的虚拟规划、对定位精确度反复验证,以及持续关注导板装配的精确性和稳定性。

(四)准确性研究

尽管在系统精确度、投资和成本效益比等方面仍存在争议,计算机辅助系统还是具有显著优势的。Katsoulis 等(2009)分析 40 例上颌虚拟种植规划,发现采用 4 个种植体支持覆盖义齿时,70% 的患者和 79% 的种植体有足够的骨量保证在适当的位置植入,而另外 21% 的种植体,需要减小其直径、并采用引导骨再生(GBR)扩增骨量。这表明前牙区经常存在骨壁过薄的问题,如采用固定义齿修复,就必须增加种植体数量,并且,在更靠后的区域植入种植体变得至关重要,由于后牙区常存在骨高度降低和上颌窦底扩张的情况,大多数病例需要经牙槽嵴入路或侧壁入路行窦底提升手术。在这项研究中,仅有 30% 的患者能通过不翻瓣导引手术安装全部六个种植体(Katsoulis 等,2009),因此,病例选择和 CT 数据解读对于选择计算机辅助的种植手术非常重要,只有 30% 的时间可以使用不翻瓣方法进行。

在 Jung 等(2009)最近的系统评价中,对 9 个计算机辅助系统进行测试并作 meta 分析,其中大部分是动态系统(导航),另有两个使用钻孔导引的计算机辅助种植规划。扩孔钻入口水平方向的总体平均偏差为 0.74mm (95% CI 0.58~0.9mm),最大值为 4.5mm,而根尖点平均误差为 0.85mm (95% CI 0.72~0.99mm),最大值 7.1mm(Jung 等,2009)。使用外科导板的系统,入口平均偏差为 1.12mm(95% CI 0.82~1.42mm;最大 4.5mm),根尖点平均偏差为 1.2mm(95% CI 0.87~1.52mm;最大 7.1mm);动态导航系统入口点平均偏差为 0.62mm(95% CI 0.43~0.81mm;最大 3.4mm),根尖点平均偏差为 0.68mm(95% CI 0.55~0.80mm;最大 3.5mm)。动态系统显示出具有统计学意义的更高的平均精度,入口处平均精度为 0.5mm(P = 0.0058),根尖点平均精度 0.52mm(P = 0.0354)。相较于在尸体和模型进行的种植体窝洞预备或植入研究,实际在人体植入种植体时,入口处和根尖点都显示有更高的平均偏差(Jung 等,2009)。植入角度的总体平均偏差为 4.0°，最大值 20.43°。所有观察期在 12 个月以上的临床研究（13 个人体研究）中，年均植入失败率是 3.36%，范围从 0 到 8.45%，成功率为 96.6%，但仍缺乏长期研究数据。13 项临床人体研究中，有 10 篇论文报道了术中并发症，包括：咬合间距离过低导致无法进行导引式种植体植入；初期稳定性不足；或需要移植增量硬软组织。术中并发症或意外事件发生率 4.6%（95%CI 1.2%~16.5%），使用动态导航系统时并发症发生率高 2.2 倍，但没有统计学意义（$P = 0.5282$）（Jung 等，2009）。

六、计算机辅助种植外科的关注点与弊端

转移种植规划到手术区域时，主要关注点是种植规划位置和术后结果之间的最大偏差，即使这种偏差仅发生一次，考虑到患者安全及法律后果，也是必须予以重视的。知晓最大偏差的意义在于确定术中可预期的最大安全边界，目前临床可获得的最佳数据中，仍有 1~1.5mm 的最大偏差报告（Vercruyssen 等，2008）。

考虑到修复为导向的种植理念，以及需要准确估计骨密度、并安全植入长度适合的种植体时，计算机辅助种植的优势是可以让临床医生和患者显著受益的（Azari 和 Nikzad，2008a），但这种复杂技术需要更多的成本和更细致的工作（CT 成像，定位模板制作等），以及更高水平的培训。此外还必须考虑的是，导板会阻碍种植窝洞预备时外部冲水冷却，可能导致热损伤。种植外科医生还必须熟悉种植体周围软组织手术管理的临床目标与原则，目前认为，不翻瓣手术的临床目标是建立一个适当的种植体穿龈部位软组织环境，其应位于附着龈、黏膜角化良好、软组织冠根向厚度（宽度）约 3mm（Schwarz 等，1987a）。长期临床观察表明，理想的组织厚度在 2.5~3mm 之间，并且足够的软组织厚度对维持种植体周围软组织环境稳定有重要作用（Schwarz 等，1987b；Azari 和 Nikzad，2008b）。虽然种植修复体周围角化组织厚度小于 3mm 时，也有可能取得长期成功，但其不确定性明显增加；只有角化组织达到建议厚度时，才能更好地承受修复手术、基台连接和重新连接导致的创伤，承受咀嚼和口腔卫生维护的作用力，以及承受可摘种植修复体的弹性固定附件所带来的机械性挑战（Sclar，2007）。此外，充足的软组织厚度及充足的种植修复体周围角质化组织冠根向宽度，有助于抵抗牙龈退缩，保护种植体周围牙槽嵴骨水平，并对下层结构金属成分形成美学遮盖；软组织厚度理想时，角化组织冠根向宽度略窄也可能是可以接受的（Berglundh 和 Lindhe，1996；Sclar，2007）。

在决定使用不翻瓣或翻瓣手术时，种植外科医生应熟悉用于牙种植术的最佳软组织瓣设计要点，这些要点包括：保持血液供应、维护牙槽嵴形态、提供种植器械所需入路、能够识别重要结构等；必要时，能够为骨轮廓修整和（或）局部取骨提供入路；显露范围足够，切口应远离瓣下方固定装置或骨增量部位；尽量避免术后细菌污染；翻瓣设计有利于剥离、复位、缝合各项操作；能在种植体穿龈部位实现高质量的软组织周向适应（Sclar，2007）。考虑到计算机辅助种植手术所需知识和技能，似乎更适用于经验丰富且训练有素的外科医生，对于初学者，计算机辅助手术并不能使种植手术更容易，但有望最终获得更好的种植牙修复效果。

七、不翻瓣手术 vs. 翻瓣手术

如今，种植体支持的口腔修复已成为无牙或部分缺牙患者最有效的治疗选择之一。随着诊室锥形束计算机断层扫描技术的引

入、常规 CT 扫描数据访问的改进以及新型牙种植规划软件的开发，种植外科医师可以更方便地对潜在种植部位进行三维评估，不翻瓣微创外科种植体植入方法已越来越流行。许多临床医生提倡不翻瓣手术（Azari和 Nikzad，2008b），采用组织打孔装置获得牙槽嵴入路，以进行种植体植入或基台连接。尽管不翻瓣手术最初是建议全科医生采用的方法，但该方法的成功实施通常需要更成熟的临床经验和手术判断。

不翻瓣手术的适应证

如果外科医生确信牙槽嵴骨组织解剖结构理想，能够满足规划植入种植体直径及在牙槽嵴内三维定位的要求，即可以采用不翻瓣手术（组织打孔）。如在拔牙时进行了位点保存，外科医生应仔细观察并记录剩余牙槽嵴骨量，以及牙槽窝骨壁缺损的形态，对于大多数计划在拔牙后延期植入种植体的病例，这些信息可以帮助外科医生做出决定：在随后的种植术中采用不翻瓣入路是否可行（Sclar，2007）。

外科医生还必须能够确定：是否保留了足够数量的优质软组织围绕种植体穿龈结构，以获得最佳功能和美学外观。在术前考虑采用不翻瓣或翻瓣手术时，应结合规划种植体穿龈结构，评估现有角化软组织的数量、质量和位置，以最大程度减少软组织并发症，避免种植修复的长期效果不佳。种植术中出现意料之外的并发症时，种植医生还必须有所准备，有能力完成翻瓣手术以获得必要的手术入路或显露（Sclar，2007）。因此，不翻瓣手术并非适合每个人，只有满足以上标准时才是一个可行的选择，最好由经验丰富的种植外科医生作出判断。

不翻瓣手术的优点包括：保存血液循环、软组织结构，以及种植位点骨组织体积；减少术后出血、缩短手术时间；改善患者舒适度；减轻或消除术后肿胀；加快恢复速度、即刻恢复正常的口腔卫生维护（Azari 和 Nikzad，

2008b；Sclar，2007）。

根据 Sclar（2007）的说法，"对于外科医生来说，使用不翻瓣方法进行种植体植入和显露手术要有某些先决条件"，其内容包括：深入了解适用于牙种植手术的最佳翻瓣设计要点，掌握种植体周围软组织手术管理的临床目标，具备常规翻瓣开放手术中种植体周围软组织处理所需的适应证和技术方面的知识。种植外科医生最好还能熟悉其他微创技术，例如 U 型半岛翻瓣、短梯形翻瓣、袋型或隧道剥离等，在许多临床情况下，这些方法可能比不翻瓣组织打孔方法更为有益，不翻瓣外科手术并不是牙科种植软组织管理中唯一的微创方法。

因此，不翻瓣种植手术有局限性和适应证，合理应用需要在牙科种植和软组织管理等多方面的经验与知识。

尽管有很多好处，但不翻瓣种植手术通常被认为是盲视手术，这种方法确实存在一些缺点，包括以下内容。

• 医生无法直视颌骨解剖标志和重要结构。

• 种植窝洞预备时缺少外部冲水降温，可能导致骨热损伤。

• 种植深度和角度偏差的风险增加。

• 无法进行牙槽骨外形修整以方便修复体就位和完善软组织轮廓。

• 无法调整软组织以确保种植体穿龈结构周围有足量角化牙龈组织完成周向适应。

八、结论和未来发展方向

出于各种原因，部分种植外科医生存在反对计算机辅助种植手术的异议，外科医生常怀疑该技术能否提供足够的精度，他们倾向于翻瓣后使用常规外科导板完成标准种植程序。许多专家认为，不翻瓣手术的计算机技术仅适用于少数患者，即骨量充足且不需

要辅助性外科处理（如引导骨再生或上颌窦底提升）的患者。但即使在无法实施不翻瓣手术的情况下，三维计算机指导的种植规划也是非常有用的。

一旦医生熟悉软件后，即可对计算机 X 线断层图像和虚拟种植体位置进行三维分析，手术时间的缩短，以及术后随访次数的减少可以补偿较高的设计成本，基于新型计算机技术的高效计划工具可以促进种植修复治疗的最终决策（Katsoulis 等，2009）。

计算机辅助种植手术的准确性非常重要，应结合临床情况进行评估，关注最大偏差而不是平均偏差，以防止重要结构损伤。系统的准确性取决于从数据获取到手术操作的所有步骤累积和交互误差，手术导板安置固定和稳定性，以及扩孔钻在导向套管中的平行中心定位对于防止偏差至关重要。为避免钻头切割、加热金属套管，需要在两者之间留出一定距离，但这可能会产生偏差，其他材料也可以制备导向套管，防止加热切割，从而可以进一步减小偏差（Jung 等，2009；Van Assche 和 Quirynen，2010）。

尽管有证据表明，计算机辅助种植手术可以达到更高的准确性，但现有文献缺乏长期数据，因此尚不清楚手术效果和长期修复成功率是否得到改善。但相关技术每天都在进步，并且充满希望，有必要开展长期临床研究，进一步理解其临床适应证，并证实计算机辅助种植手术有关努力和成本是物有所值的。综合考虑安全性、治疗效果、并发症和治疗效率，尚无足够证据表明计算机辅助种植优于传统手术。

颌骨三维视图可有效辅助确定最佳种植位置，优化种植体轴向角度，并为患者选择最佳外科和修复解决方案。现有资料表明，许多患者无法完全采用不翻瓣手术完成治疗（Katsoulis 等，2009），但是将计算机指导技术与常规外科手术相结合，是一个极有希望的选择方案。种植外科医生必须意识到，将图像导引技术和虚拟种植规划与常规手术相结合是可行的，并且可能是有利的。在此设想中，可使用手术导板对所有种植窝洞进行先锋钻预备，从而确定种植角度和间距，插入方向指示器，对所有区域进行评估，以确定是否可以通过不翻瓣方法进行进一步预备，骨量充足的部位可采用不翻瓣方式植入，移除手术导板，对剩余部分通过翻瓣手术完成植入，还可以根据需要选择其他手术，例如上颌窦提升、引导骨再生或剩余牙槽嵴劈开术。本章结尾以案例形式给出了这种情况的演示，最终结果使外科医生和修复科医生都非常满意，最重要的是，从患者角度出发。虚拟种植规划可以帮助我们确定最佳种植体位置、植入轴向角度，以及最佳的外科和修复解决方案。

病例报告

一位 33 岁的非洲裔美国男性到波士顿大学 Goldman 牙科学院牙周病学研究生牙周临床部就诊。临床检查、X 线评估结合患者家族史诊断为广泛性侵袭性牙周炎（Armitage，1999）。牙周检查发现，边缘性牙龈炎，全口牙周探诊出血，探诊深度范围为 2～11mm，临床牙周附着丧失≥7mm。影像学检查显示全口中度到重度牙槽骨丧失（图 16-3～图 16-5）。

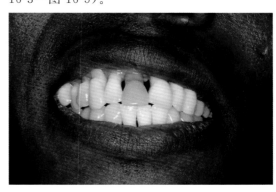

图 16-3 广泛性侵袭性牙周炎患者的口外视图

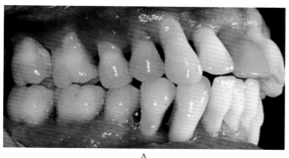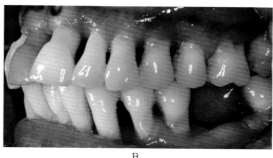

A　　　　　　　　　　　　　　　　B

图 16-4　广泛性侵袭性牙周炎患者的口内视图

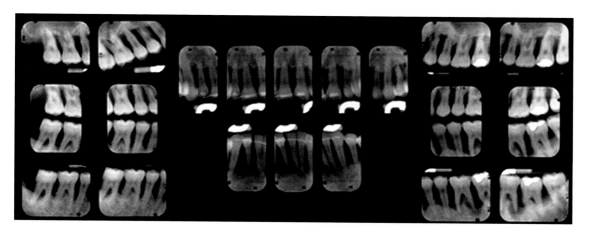

图 16-5　患者全口牙的根尖片

由于晚期广泛性侵袭性牙周炎治疗预后较差，计划拔除所有牙齿。拔牙前，给予患者口腔卫生指导，并完成了全口牙翻瓣刮治术。无创拔除所有牙齿，未行牙槽嵴保存术，拔牙术后即刻佩戴全口过渡义齿（图 16-6）。

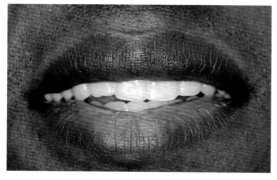

图 16-6　患者佩戴全口义齿后的微笑

拔牙术后 3 个月进行 CT 扫描，显示上颌后牙区牙槽骨剩余骨高度不足。使用超声骨刀双侧上颌窦侧壁开窗行窦底提升术，一侧上颌窦底植入重组人骨形成蛋白-2（rh-BMP-2），另一侧上颌窦底植入异体脱矿冻干骨（DFDBA）。上颌窦底提升植骨术后 7 个月，进行第二次 CT 扫描（图 16-7、图 16-8）。

患者佩戴义齿样原位模板进行 CT 扫描。CT 扫描之前，对全口义齿的记录、美观性、义齿基托适合度、功能性、咬合和垂直距离等做临床检查，然后摘除全口义齿，换为佩戴义齿样外科模板，完成 CT 扫描，该义齿样模板有牙胶制成的射线阻射标记（图 16-9）。

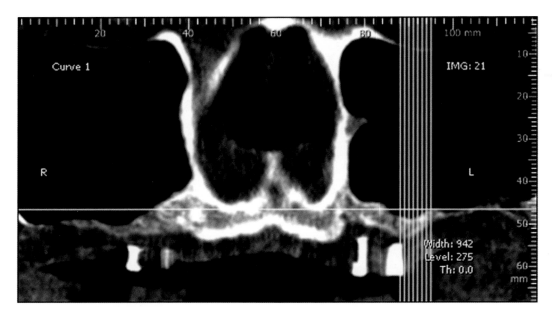

图 16-7 全口牙拔除后 CT 扫描显示,上颌后牙区缺乏足够骨量满足种植需要

本病例中,使用 InVivo Dental 软件程序执行 CT 分析和虚拟种植体规划,对应于牙槽骨结构和预期义齿位置,确定了最佳种植体位置(图 16-10、图 16-11)。

CT 扫描分析显示上颌后部可用骨高度 8~9mm,虚拟种植规划表明需要进行上颌窦内提升手术,下颌前牙区牙槽骨宽度约 5mm,因此计划采用翻瓣常规种植手术。虚拟种植规划可以帮助我们确定最佳种植体植入位置、轴向角度,以及最佳外科和修复方案。

上颌植入 6 颗种植体,同期完成上颌窦内提升,下颌植入 7 颗种植体(骨水平,SLActive surface, Straumann, Andover, MA)(图 6-12~图 6-16)。

在一个病例报告中,Emrani 等(2009)表明牙周病原体可以长期存留于无牙区部位,种植体植入后,可以定植于种植体并损害种植体健康。因此,我们在种植二期手术时(图 16-16)给予患者口服阿莫西林和甲硝唑联合药物治疗,根除口腔环境中可能存在的牙周病原体,以防止细菌再次定植于种植体周围。种植一期手术后 6 周,安装临时全口义齿(图 16-17)。鼓励并指导患者进行良好的家庭口腔卫生护理。患者 3 个月复诊一次,进行种植修复体卫生维护。

致谢

我要感谢波士顿大学 Goldman 牙科学院全科口腔医学系的种植牙和 CBCT 协调员 Dhurata Shosho,感谢她付出的努力和时间帮助患者 CT 扫描,并指导我使用软件虚拟规划种植治疗设计。我还要感谢 Serge Dibart 博士将患者介绍给我,提供了宝贵的临床实践机会。我要感谢口腔修复科的 Arthur O'Connor 博士和 Gurkan Goktug 博士,他们帮忙制定种植治疗计划和出色地完成了种植修复。

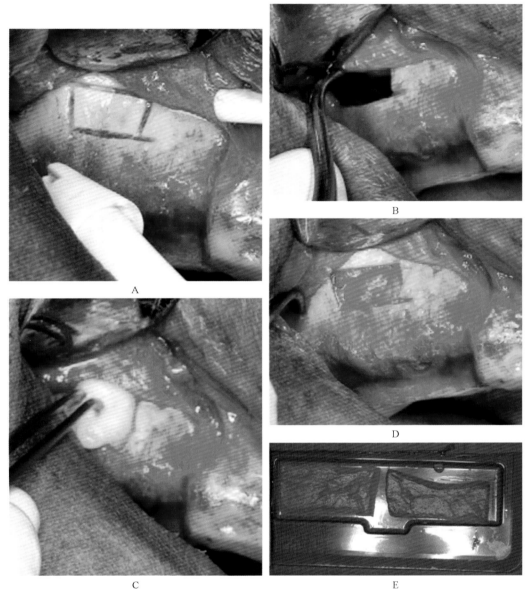

图 16-8 A～E. 上颌窦侧壁开窗窦底黏膜提升，植入 rhBMP-2

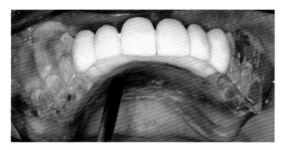

图 16-9 带有放射线阻射牙胶标记的全口义齿样 CT 扫描模板

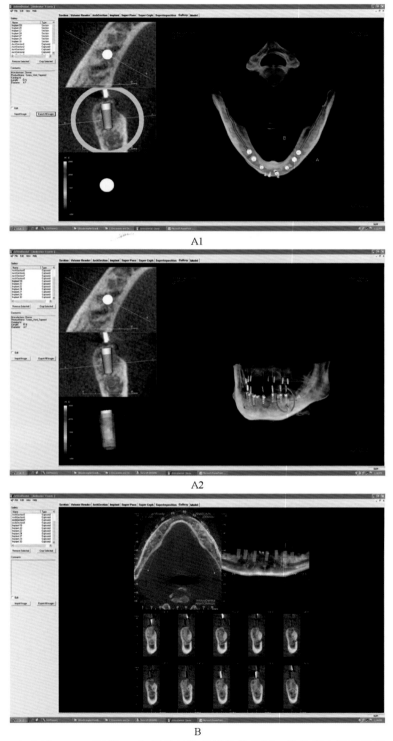

A1

A2

B

图 16-10 A,B. 下颌 CT 扫描分析和虚拟种植规划。软件程序显示下颌骨和虚拟种植体的三维图像

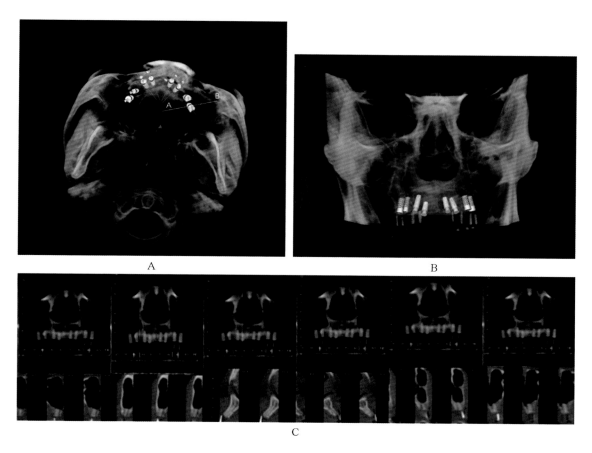

图 16-11　A～C. 上颌 CT 扫描分析和虚拟种植规划。软件程序显示上颌骨和虚拟种植体的三维图像

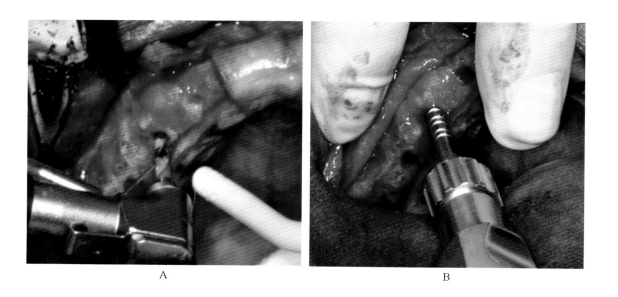

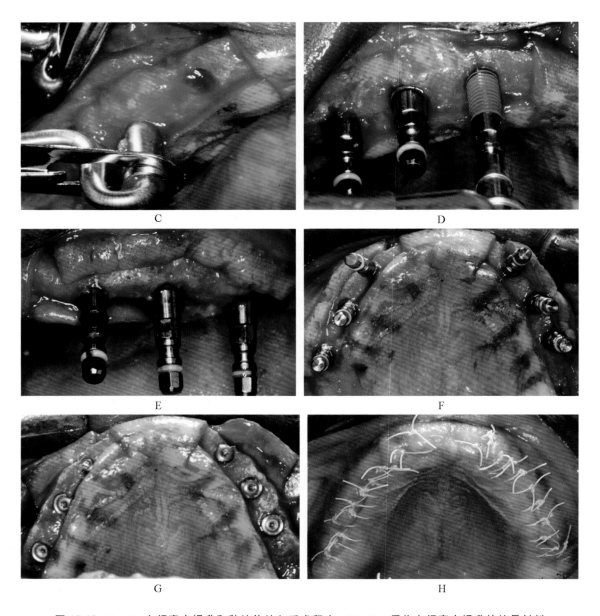

图 16-12 A~H. 上颌窦内提升和种植体植入手术程序。Bio-Oss 用作上颌窦内提升的植骨材料

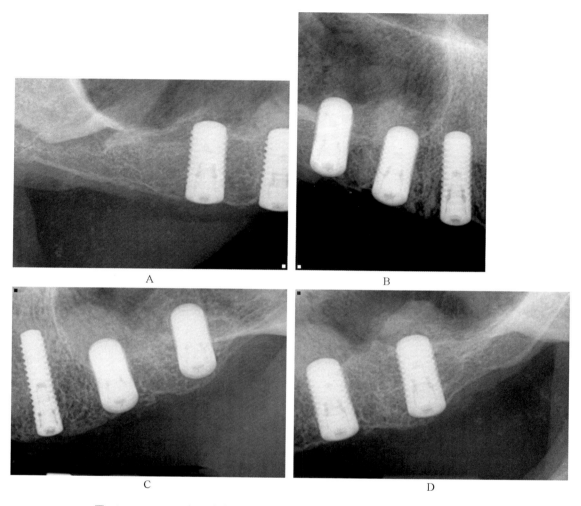

图 16-13　A～D. 上颌窦内提升和种植体植入手术后当天拍摄的数字根尖片

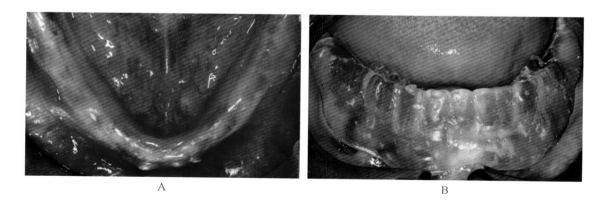

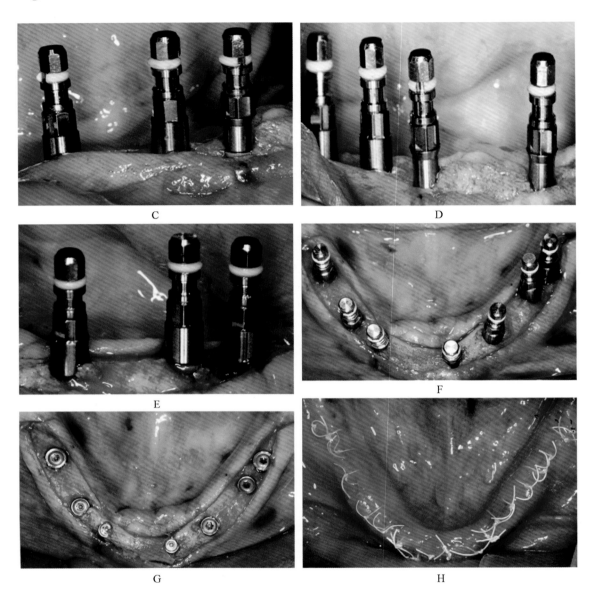

图 16-14　A～H. 下颌种植体植入手术程序

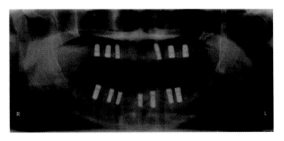

图 16-15　上、下颌种植体植入术后患者的全景片

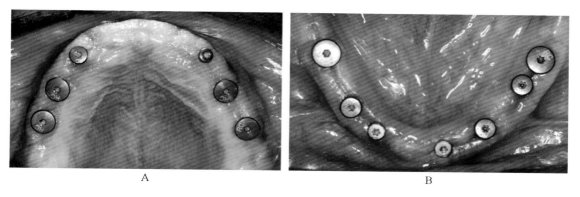

图 16-16　A,B. 种植一期手术后 4 周进行了二期手术。在二期手术当天,给予患者每天 3 次口服 250mg 阿莫西林和 250mg 甲硝唑,持续 10 天

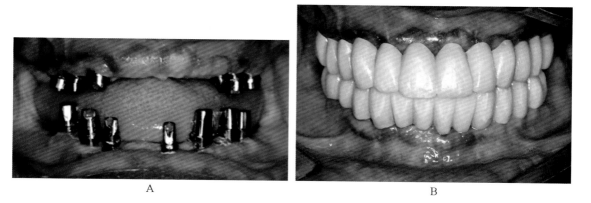

图 16-17　A,B. 患者佩戴临时修复体

第 17 章

显微根管外科手术还是种植牙

一、概述

在过去的 20 年中,非手术根管治疗在材料和技术上都取得很大进步,这种进展使牙髓病医生能够有效进入复杂根管系统,并为患者提供更可靠的治疗。2000 年,据统计完成了大约 3000 万次牙髓治疗,同期,植入 91 万颗牙种植体(Millennium Research Group and ADA;图 17-1)。在美国,评估 140 万颗初始治疗为牙髓治疗的牙,8 年内存活率为 97%,只有 0.7% 的牙需要外科根管手术,这

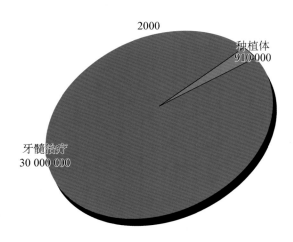

图 17-1 饼状图显示了 2000 年美国植入种植体的数量和完成的牙髓治疗病例数量(数据来自 Millennium Research Group and ADA)

从一个方面证实非手术根管治疗的高存活率(Salehrabi 和 Rotstein,2004;图 17-2)。另一方面,牙种植学也在外科和修复领域取得巨大进步,有望实现高度的美学和功能效果。但不幸的是,种植牙的高度商业化导致其他先进而可靠的治疗方式付出代价,例如显微根管外科手术,出现了一旦根管治疗失败就选择拔牙及种植修复的过度趋势,而不是将其转诊给根管外科专家进行治疗,对传统根管外科的陈旧经验,以及对显微根管外科方法最新进展的了解不足进一步强化了这一趋势。

二、显微根管外科

从历史上看,由于缺乏专用手术器械、放大倍率不足、充填材料生物相容性不佳等导致成功率较低,降低了从业者和教育者对根管外科治疗的热情。20 世纪 90 年代,外科手术显微镜得以引入根管治疗领域,并能够制造更小、更方便的设备,例如微型口镜、微型挤压器和超声工作头等,这些设备使术者能更方便和更精确地对根管系统根尖部分进行处理和填充,生物相容性材料的研发也带来了卓越而可靠的治疗效果。显微根管外科的整体进步使操作者更加自信、治疗成功率更高、患者体验也更好。

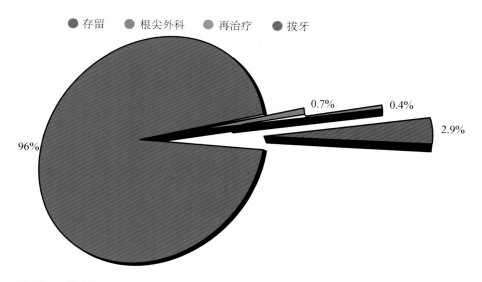

● 存留　　● 根尖外科　　● 再治疗　　● 拔牙

0.7%

0.4%

2.9%

96%

图 17-2　饼状图显示 1 463 936 颗牙齿根管治疗结果的 8 年随访。数据来自 Delta 牙科保险数据库,代表了美国所有 50 个州的患者(数据来自 Salehrabi and Rotstein,2004)

(一)显微根管外科手术的定义、目标、适应证和注意事项

1. 定义和目标　显微根管外科最好定义为一种临床,旨在去除根尖、充填生物相容性材料、并去除相关的病变软组织。其理想目标与任何根管治疗一致,包括:预防不良体征和症状,完全清除根管系统内容物,形成放射影像学上良好封闭的根管系统,促进根尖周组织愈合与修复,并防止进一步折裂(AAE Quality Assurance Guidelines)。

2. 适应证　根管外科治疗的适应证包括以下内容(Ingle,Craig 和 Baumgartner,2007)。

·非手术根管治疗或再治疗失败

如果完成了符合处置标准的根管治疗或再治疗,但患者症状和体征持续存在超过 4 年,则表明两种治疗程序均失败。出现失败的临床表现时可能需要早期干预,仅有影像学失败迹象时,可先做客观随访和诊断,但医生也应积极寻找失败的其他原因,例如根管遗漏、根管处理不充分和(或)根管阻塞、冠方

渗漏和折裂等。对经过良好治疗后又受到污染的根管系统进行再治疗,通常会缓解症状或体征,再治疗在进行任何外科手术之前也是必须的。

·非手术"初始"治疗失败、再治疗不可能或不可行或无法取得更好结果

由于最近刚完成的永久冠修复、主根管系统闭锁(内源因素例如根管钙化、或外源因素例如根管桩)等原因,使常规根管治疗不可能或不可行(图 17-3)。应注意的是,如果初始根管治疗符合处置标准,没有明显的失败原因,则医生不要尝试进行根管再治疗。

·需要活检

如果怀疑牙根纵折,则切除根尖进行染色常可以提供纵折的准确诊断依据(图 17-4)。持续根尖区感染(例如放线菌病)需要活检时,可以与显微根管外科手术同时完成。

3. 注意事项　几乎所有适合口腔外科手术的患者都可以耐受显微根管外科手术,少数禁忌或注意事项如下。

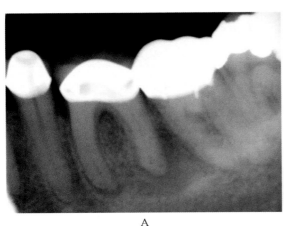
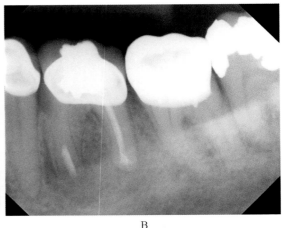

A　　　　　　　　　　　　　　　　B

图 17-3　A,B. 显微根管外科的适应证:由于广泛的钙化,近中根在冠方 2/3 阻塞;非手术根管治疗不可能完成,实施根尖切除,根管倒充填。6 个月后随访 X 线片

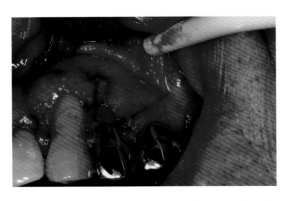

图 17-4　24 牙根管治疗后影像学检查显示持续的根尖区病变,根管外科术中检查发现根尖向冠方有 6mm 的纵折线

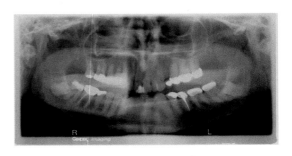

图 17-5　显微根管外科手术需要关注的重要解剖学结构:X 线片显示 35 牙根尖与颏孔邻近

· 患者的健康状况不佳,包括高血压未得到控制,最近发生过心肌梗死,亚急性细菌性心内膜炎,血液系统疾病未得到控制,放射性骨坏死,糖尿病未得到控制。

· 医生技能和经验不足,以及缺乏专业设备。

· 解剖注意事项,如根尖折裂高度、颊侧骨壁厚度、术区邻近颏孔和下颌管(图 17-5)。

(二)显微根管外科其他注意事项

决定施行显微根管外科手术之前,需要评估几个与牙有关的因素。首先是牙冠可恢复性和当前的冠/根比,通常认为,牙根要为上层修复结构提供良好支持,需冠/根比达到 1:1,冠/根比不佳的牙应仔细评估,因为根尖切除会进一步缩短牙根长度,对于多根牙(如双根前磨牙),如果不是所有根尖都需切除,这一点就不是如此重要了。需要强调的是,只有排除了所有其他导致根管治疗失败的原因后,方可实施根管外科手术。应评估目前非手术根管治疗的质量,影像学检查根管封闭的长度、均匀性、致密性、管径、锥度,以及是否存在遗漏的根管(图 17-6)。如果常规根管治疗未达标准,贸然采用手术治疗就不能达到彻底清除根管内容物的治疗目标,只要根管再治疗的好处超过外科治疗,就应尽可能选择再治疗而不是外科治疗作为第一治疗方法(Moiseiwitsch 和 Trope,1998),研究表明,根管外科治疗与常规治疗相结合的成功率显著高于单纯根管外科治疗(Dorn 和 Gartner,1990;Grung 和 Molven 等,1990),如果病例由于新近的永久冠修复、存在根管桩或其他管内阻塞物而使常规根管再治疗变得困难或不可能完成,不得已采用根管外科治疗前,也应仔细评估,如果先前的根管治疗未达标准,可能会损害手术治疗效果。根管外科术前,要完成充分的冠修复,成功的根管治疗必须同时实现冠封闭和根尖密封,冠封闭不足会导致冠方微渗漏,是牙根管治疗失败的重要原因(Saunders 和 Saunders,1994),一项对 1010 例非手术根管治疗效果的回顾性研究,评估根部放射影像学状况,发现导致根管失败更多的是冠修复技术质量原因,而非根管治疗本身质量原因(Ray 和 Trope,1995)。如果怀疑存在冠方微渗漏,应首先进行非手术再治疗并合理修复牙冠,以确保充分的冠方封闭,并随访确认治疗效果。

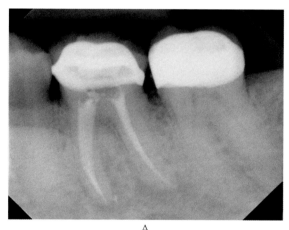
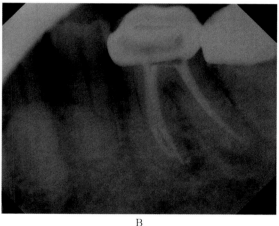

A　　　　　　　　　　　　B

图 17-6　A. 垂直角度拍摄的根尖片显示 36 牙根管充填充分。但患者长期未能将临时修复体替换为永久修复体。B. 变换角度拍摄的根尖片揭示远中根的根管治疗失败。显示远中根管充填物偏离根管中心,有双层板状结构提示远中根存在额外的根管。这个病例理想的治疗计划是根管再治疗

(三)手术步骤

显微根管外科手术的基本步骤与其他任何需要全层黏膜骨膜翻瓣的外科手术相同(图 17-7),具体如下。

1. 术前监测患者的生命体征。

2. 查询患者的健康史。

3. 选择适当的麻醉方式。

4. 全层黏骨膜翻瓣。

5. 根尖区截骨开窗术。

6. 刮除病灶组织(如果存在的话),用于活检。

7. 根端切除术(根尖切除术)和根端检查。

8. 根端预备(根尖倒预备)。

9. 根端填充(根尖倒充填)。

10. 组织瓣复位和缝合。

11. 术后医嘱和处方,记录生命体征。

12. 复诊。

(四)根管外科传统技术与现代技术的差别

为达到根管外科治疗目的,医生应能诊

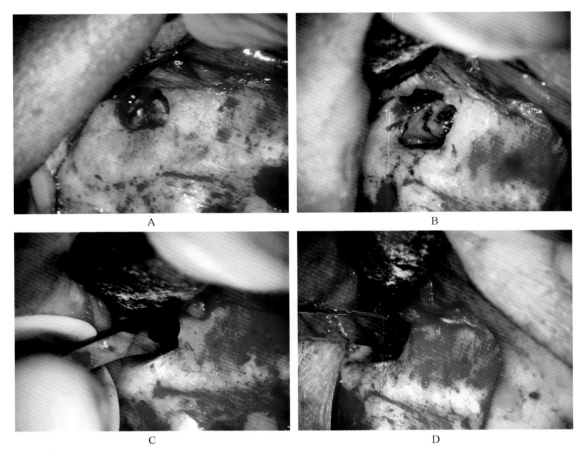

图 17-7 显微根管外科手术的具体步骤:颊侧截骨开窗术(A),根尖切除术(B),根管倒预备(C),根管倒充填(D)

断、进入和观察复杂的根尖分支,以确保充分清洁、成型、封闭剩余根管系统,显微根管外科最新进展使初始根管治疗失败病例的诊断和处理变得更容易。数字放射影像学技术可以即时生成高质量图像,可以对捕获的图像进行放大等处理,从而提高诊断能力,进而为治疗带来许多潜在好处;与传统 D 速摄影胶片相比,数字影像曝光剂量较低,并且患者无需反复拍照曝露于射线中,具有更安全的环境;数字射线照相还有归档和远距会诊便捷性,周转时间更短,曝光和图像解读时间减少,以数字形式记录,成为医生和患者的优先选择(Wenzel 和 Grondahl,1995;Naoum 等,

2003)。麻醉技术的改善为患者提供了更好的舒适性和止血效果。外科手术显微镜于 20 世纪 90 年代引入,之前术者不得不扩大截骨开窗范围以便能够看清根尖,并为较大的手术器械提供入路,而现代技术中截骨开窗范围几乎缩小一半,通常只取决于所需根尖切除长度;使用微型口镜可以更好地检查根尖切除截面情况,不必采用陡峭的斜截面以实现截面显露和根端预备,可将根尖切除角度控制在 0°~10°内,从而可以保护根部结构和周围骨质,并减少牙根斜截面导致过多暴露的牙本质小管数量及其引起的微渗漏(Gilheany 等,1994);通过手术显微镜可以

更好地检查牙根截面,探查有无牙根纵折、隐裂、峡部和侧管。显微外科超声根管器械也于 20 世纪 90 年代问世,使根管治疗具备了优越的可操作性和精确的根尖倒预备能力,而传统微型手动器械需要更大范围的截骨,以及陡峭的斜行截面。三氧化矿物凝聚体(mineral trioxide aggregate,MTA)是于 20 世纪 90 年代发明并得到广泛使用的生物材料,而生物相容性较差的汞合金已被大多数牙髓病医生淘汰。较细的单丝缝合线也被引入。可实现出色的软组织愈合以尽早拆除缝线,患者体验非常出色。所有这些进步,使显微根管外科手术的总体成功率达到了可靠的85％～96.8％范围,而在显微镜时代之前,大体成功率只有 40％～90％。

表 17-1　根管外科传统技术和显微技术之间的差异

	传统根管外科手术	显微根管外科手术
时间	20 世纪 90 年代之前	20 世纪 90 年代之后
影像学检查	普通胶片	数字化牙片
麻醉方式	神经阻滞和浸润麻醉	神经阻滞、浸润麻醉骨腔内和牙周膜浸润麻醉
是否使用外科显微镜	否	是
骨开窗大小	8～10mm	3～4mm
根尖切除角度	45°～65°	0°～10°
根尖切除剖面检查	否	是
根管峡部确认和处理	不可能	是
根管倒预备	很少在根管内	总是在根管内
根管倒预备器械	牙科钻	超声工作刀头
跟管倒充填材料	生物相容性差	生物相容性好
缝合线	4-0 丝线	5-0,6-0 尼龙线
拆线时间	术后 7 天	术后 2～3 天
愈合成功率(1 年以上)	40％～90％	85％～96.8％

摘自 Kim and Kratchman(2006)

(五)显微外科器械的现代进展

外科手术显微镜引入牙髓病学治疗后,促进了更小、更精确器械的开发(图 17-8)。手术显微镜提供了高达 30 倍的放大倍率和更好的局部照明,可以使用更小的器械精确操作,对关键部位骨质和牙结构的去除大为减少。截骨开窗的范围取决于需切除根尖的大小,而不是器械本身的大小,微型口镜、超声工作头、微型挤压器、微型充填器和微型堵塞器的大小与截骨开窗范围一致或更小,器械多具有不同的角度,以适应后牙区较为困难的手术入路。

(六)超声在根管外科手术中的应用

使用微型手机和牙科钻进行根管倒预备有很多缺点:入路困难导致根管倒预备的管腔与主根管不平行,不符合根管整体形状,常导致牙根舌侧穿孔;倒预备深度不足,导致倒充填困难是一个普遍问题,而为显露牙根截面采用陡峭的斜行根尖切除,以及由此增加的额外根管倒预备会去除过多关键根部结

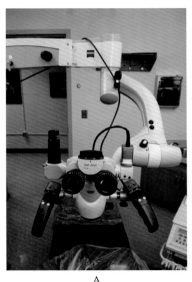 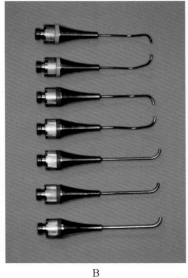 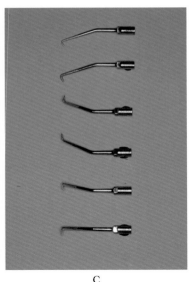

A   B   C

图 17-8　A. 手术显微镜;B. MAP 系统工作刀头;C. 超声工作头

构。超声器械在根管治疗中的应用彻底改变根管外科治疗,从历史上看,超声波或超声器械最早被引入牙科领域时是用于研磨窝洞预备(Catuna,1953)。Richman 于 1957 年首次提出了在牙髓病学中使用超声波的概念。Martin(1976)证明了超声驱动的 K 型锉有切割牙本质的能力,这种器械已广泛用于根管充填和封闭前的预备(Martin 等,1980a,1980b)。术语"超声根管治疗"是 Martin 和 Cunningham(1984,1985)创造的,它的定义是超声和其他根管器械协同作用,完成预备、消毒。以下是超声在根管治疗中的常见应用(Plotino 等,2007)。

· 扩通根管,寻找钙化的根管并去除髓石。

· 清除根管内阻塞物(折断的器械、根管桩、金属尖和折断的金属桩)。

· 增强根管冲洗。

· 牙胶的超声挤压。

· 充填三氧化矿物凝聚体(MTA)。

· 根管外科手术,包括根端倒预备和倒充填、抛光。

· 根管预备。

在 20 世纪 80 年代中期,根管倒充填使用标准根管器械和氧化铝陶瓷桩进行,但无法用于根尖显露范围受限和粗大卵圆形根管的牙(Keller,1990)。20 世纪 90 年代初期,商品化的超声驱动显微根管倒预备工作头问世(Pannkuk,1991),这种新的根管倒预备器械及其使用技术被确立为根尖周手术的必要辅助手段(Carr,1992)。超声波在根管外科治疗中的应用克服使用牙钻时面对的许多问题:工作头尖端很小可以更好地进入根管,无需大范围截骨开窗即可适应其尺寸;许多工作头有不同角度,可以获得更好的操作入路(图 17-9);工作头预备范围精确,并与主根管系统平行,可预备足够深度以容纳填充材料(Wuchenich 等,1994);根尖切除角度减小,可以保留更多牙根结构,避免由陡峭斜行截根导致的过多牙本质小管暴露,使微渗漏最小化(Tidmarsh 和 Arrowsmith,1989);与低速手机相比,超声倒预备后产生的玷污层更少(Gorman 等,1995)。一些研究关注根端预备后裂纹形成的情况,Gutmann 和 Saunders(1994)首次报道超声波可能会在器械作用过程中产生裂纹,Abedi 和 Torabinejad 报道说,根端裂纹形成取决于功率设置、作用时间、原有裂纹,以及牙本质厚度或牙本质残留量(Abedi 等,1995)。Frank 和 Bakland 发现,使用中等功率超声波,同时喷水冷却,可以减少根部侵害发生率(Ingle,2007)。另一些研究则未发现与超声处理相关的任何裂纹形成(Beling 等,1997;Waplington 等,1997)。部分作者观察微裂纹对治疗效果的影响,值得注意的是,愈合后的根尖吸收可以消除其表面缺损,并有助于整体治疗的成功(Holland 等,1998)。总之,超声治疗显著优于牙钻治疗,可提高根管外科的总体成功率。

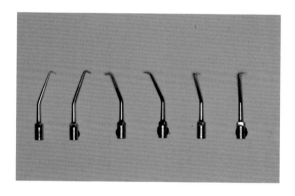

图 17-9　超声工作头有各种角度,方便进入根端切除后的根管内

(七)倒充填材料的进展

倒充填的目的是保持根尖良好封闭,防止刺激物从根管系统(RCS)渗漏至根周围组织(Bondra 等,1989),对于常规根管治疗遗漏或无法充填的复杂根管系统,这将显著改善根管封闭问题。根尖封闭不充分的牙出现根管治疗失败的概率增高(Frank 等,1992),除了少数病例外,倒充填是显微根管外科的标准程序。当前证据表明,我们已经拥有比常规根管充填材料生物和物理性能更加优越的倒充填材料,例如,已证明三氧化矿物凝聚体(MTA)有更好的生物活性和密封性,能促进组织愈合(Koh 等,1997;Torabinejad 等,

1997)。有相当多医生采用冷抛光处理根尖切除后暴露的牙胶,然而对于根管充填良好的病例,根尖切除后对暴露牙胶冷抛光可能导致根尖封闭变差,不如不作抛光;对于根管充填不佳的病例,根尖切除后对暴露牙胶冷抛光则可以增强根尖封闭(Minnich 等,1989)。诸多文献已经证实了根端倒充填的重要性,表 17-2 列举部分根尖切除后根端处理方式的研究报告,值得注意的是,这些研究样本量较小,使用的是传统技术和根端倒充填材料,不能反映最新的显微根管外科技术材料与理论进展,根尖切除部位较高以去除复杂根端根管结构,导致牙根结构受损,虽然这些文献缺乏结论性信息,但都建议常规保守性切除根尖并倒充填,保证根端封闭,除非在某些情况下,例如第二磨牙根尖切除后,显露和操作空间受限,无法根管倒预备和充填。

已有几种材料用于根管倒充填,理想的根端倒充填材料应具有以下特征(Hargreaves,2006)。

·将根管系统的内容物密封在根管内。

·防止任何细菌、细菌代谢物或毒素渗漏进入根周组织。

·不可吸收。

·生物相容性好。

·物理性质稳定,随着时间推移体积不变。

·诱导牙周膜(PDL)再生。

·临床操作方便,容易塑形和固位。

·合理的固化时间。

目前为止,还没有一种材料可以完美满足上述要求,这种材料问世之前,牙科医生只能寻找符合上述大多数要求的材料以追求更好的治疗效果。许多文献综述详细比较了几种倒充填材料(Torabinejad,1996),近年来 MTA 和基于氧化锌丁香酚基(ZOE-based)材料显示出更好的生物和物理性能,相比其他材料如银汞合金等,根管外科治疗成功率更高。在接下来的几段文字中,会详细介绍 MTA。

表 17-2 比较根尖切除后根端充填和不充填效果的文献筛选摘要

作者（年份）	样本量	随访时间	结果	提示
Altonen and Mattila（1976）	46 颗磨牙 93 条根管	1～6 年	正向根管充填好于倒充填	牙根切除 1/2
Lustmann 等（1991）	136 颗前磨牙和磨牙	6 个月到 8 年	与不充填相比，用银汞合金和 Super EBA 填充的结果好	根管闭锁病例的治疗成功率高
Rahbaran 等（2001）	176 颗牙	大于 4 年	根端充填对愈合有明显好的作用	冠修复边缘密封性好对治疗结果有重要影响
Rapp 等（1991）	424 位患者	6 个月	根端倒充填与不做倒充填没有显著差别	冠修复边缘密封性好对治疗结果有重要影响
August（1996）	23 颗牙仅做根尖切除；16 颗牙根尖切除＋银汞合金倒充填	大于 10 年	仅做根尖切除比倒充填愈合更好	

需注意这些研究的样本量较小，使用材料和技术较陈旧，并且根尖切除范围很大

1. 三氧化矿物凝聚体（MTA） 许多文献对 MTA 进行了详尽的分析，被认为是目前生物相容性最好的根端倒充填材料，具有可靠的根管外科手术预后结果（Kim 和 Kratchman，2006；图 17-10）。MTA 可用于根尖诱导成形、根尖发育促进、非交通式穿孔修复、直接盖髓和根端倒充填（Torabinejad 和 Chivian，1999）。MTA 的主要成分如下。

· 硅酸二钙。

· 铝酸三钙。
· 硅酸三钙。
· 四钙铝铁氧体。
· 水合硫酸钙。
· 石膏。
· 氧化铋。

MTA 的显著优点是：放射线阻射，所有充填材料中毒性最小，最佳的生物相容性，亲水性（Torabinejad 等，1995；Koh 等，1997），

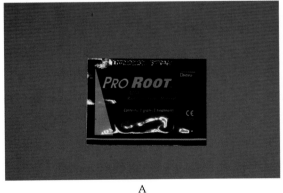
A

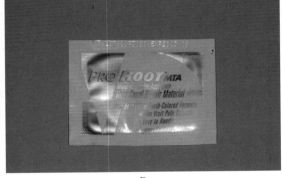
B

图 17-10 灰色（A）和白色 MTA（B）

不致炎性,高 pH,与口腔唾液和血液接触后形成不利于细菌生长的环境(Pitt Ford 和 Roberts,1990)。

缺点包括:有变色的可能性,材料组成中有毒性成分,难以塑形,固化时间长,材料成本高,缺少合适的溶剂,固化后难以清除(Naik 和 Hegde,2005;Duggal 和 Al Ansary,2006;Maroto 等,2006;Percinoto 等,2006;Watts 等,2007;Boutsioukis 等,2008;Ling 等,2008;Park 和 Lee,2008;Silveira 和 Sanchez-Ayala 等,2008;Bogen 和 Kuttler,2009)。

MTA 邻近部位可形成牙骨质,周围组织无炎症反应,这些组织学发现证实 MTA 具有良好的生物相容性(Torabinejad 等,1997),体外研究发现成骨细胞可在 MTA 附近生长,细胞因子水平升高(Koh 等,1997);MTA 有更好的密封性,与银汞合金、Super EBA 或 IRM 倒充填材料相比,根管外科术后 90 天,MTA 的表皮葡萄球菌渗漏更少(Wuchenich 等,1994),体外研究也表明,MTA 无论在根端预备有或无血液污染的情况下,都比 Super EBA、银汞合金或 IRM 渗漏更少(Torabinejad 等,1995)。

2. 放大的"力量"　过去十年中,根管治疗领域最重要的进展之一是将手术显微镜应用于根管外科(Kim,1997),大的医学学科(如神经外科、耳鼻喉科和眼科)早在 20～30 年前就已广泛使用手术显微镜(Kim 和 Kratchman,2006)。外科手术显微镜的优势如下。

• 更好地放大倍率,因此不会错过重要的解剖结构。

• 更好的照明条件。

• 术中实时拍照,方便病历记录。

• 更好的人体工程学设计,改善各种牙髓手术治疗中术者的舒适度。

使用手术显微镜的缺点是费用高,体积大,技术敏感性强,需要长期的培训和练习才能掌握,限制了其推广使用。公司提供了多种悬挂系统(天花板、墙壁和地板安装),以方便在牙科诊室使用。1998 年以来,所有的牙髓病研究生课程都必须按照美国牙科协会牙髓治疗计划认可标准教授手术显微镜使用方法(Commission on Dental Accreditation of the American Dental Association 2004)。

现代显微镜放大倍率能够达到 30 倍,但这与"实际可用放大率"没有直接关系。可用放大率是在特定临床情况下可以使用的最大对象放大率,要根据具体景深和视野大小进行调整。随着放大率的增加,景深减小并变窄,高放大倍率下,患者的轻微移动就会改变显微镜视野及焦点(Kim 和 Kratchman,2006),所以需要经常调整视野和焦距,较不方便,低倍放大率下视野和焦距则较为稳定。表 17-3 给出了不同口内手术的推荐放大倍率。

研究表明与不使用放大镜的传统根管外科相比,现代显微镜下根管外科手术的成功率更高(参见表 17-4 中的手术结果研究)。

表 17-3　显微根管外科手术不同阶段推荐的放大倍率

放大率	手术程序
低倍 (4× 到 8×)	定位,检查手术部位,颊侧去骨开窗,校准超声工作头,根端倒预备,缝合
中倍 (8× 到 14×)	大多数外科程序,包括止血;刮除肉芽组织,检查根尖细微结构,根尖切除,根端倒预备、倒充填
高倍 (14× 到 26×)	检查根尖切除表面和倒充填;观察细微解剖结构,拍照记录

摘自 Kim 和 Kratchman(2006)

表 17-4　根管外科文献筛选摘要

作者（年份）	分类	牙数量	随访时间	研究设计	纳入/排除标准	是否使用放大设备	根尖倒预备器械	倒充填材料	成功率
Tsesis 等 (2006)	传统 vs. 现代根管外科	71 位患者 88 颗牙	2 年	前瞻性研究；随机临床试验	有	无显微镜 vs. 有	牙科钻 vs. 超声工作刀头	IRB	传统手术成功率 44.2%；现代手术成功率 91%
Wang 等 (2004)	愈合	138 位患者 155 颗牙	4~8 年	前瞻性研究	无	无	超声工作刀头	银汞合金；Super EBA；IRB 或 MTA	74%
Wesson 和 Gale (2003)	术后 1 年完全愈合的牙齿 5 年时 75% 存留	790 颗磨牙	5 年	前瞻性研究	无	无	牙科钻	银汞合金	57%
Chong 等 (2003)	IRM vs. MTA 1 vs. 2 年	122 颗牙/108 患者	1 vs. 2 年	前瞻性研究	有	显微镜	超声工作刀头	IRM vs. MTA	76%/87% IRM 84%/92% MTA
Maddalone 和 Gagliani (2003)		120 颗牙	3 年	前瞻性研究	无	放大镜	超声工作刀头	Super EBA	92.5
Schwartz-Arad (2003)	Did not advocate SRCT	101 位患者 122 颗牙	平均 11.2 个月	回顾性研究	无	无	牙科钻	银汞合金和 IRB	44.3%
von Arx 等 (2001)		25 颗磨牙 39 支根管	1 年	前瞻性研究	有	无	超声工作刀头	Super EBA	88%

（续 表）

作者（年份）	分类	牙数量	随访时间	研究设计	纳入/排除标准	是否使用放大设备	根尖倒预备器械	倒充填材料	成功率
von Arx and Bornstein (2003)	内镜 vs. 微型口镜	129 颗牙	1 年	前瞻性研究；随机临床试验	无	内镜	超声工作刀头	Super EBA	88.9%（内镜） 75.4%（微型口镜）
Rubinstein and Kim (2002)		59 支根管	5~7 年	前瞻性研究	有	显微镜	超声工作刀头	Super EBA	91.5%
Rahbaran 等 (2001)	牙髓治疗 vs. 口腔外科手术	167 颗牙	4 年	回顾性研究	无	无	超声工作刀头 vs. 牙科钻	Super EBA 和银汞合金	37.4%（牙髓治疗） 19.4%（口腔外科手术）
Rud 等 (2001)		520 颗牙 834 支根管	1 年	回顾性研究	无	显微镜	不详	牙本质粘接树脂	92%
Zuolo 等 (2000)	根管外科	114	1~4 年	前瞻性研究	有	无	超声工作刀头	IRM	91.2%
Testori 等 (1999)		181 颗牙 302 支根管	4~6 年	回顾性研究	无	无	超声工作刀头 vs. 牙科钻	Super EBA 和银汞合金	68%（牙科钻） 85%（超声工作刀头）
Rubinstein (1999)		91 支根管	1 年	前瞻性研究	有	显微镜	超声工作刀头	Super EBA	96.8%
Rud 等 (1997)	根管内容物对愈合的影响	551 颗牙	2~4 年	前瞻性研究	有	显微镜	牙科钻	复合物	根尖填充病例 92% 的成功率

（续　表）

作者（年份）	分类	牙数量	随访时间	研究设计	纳入/排除标准	是否使用放大设备	根尖倒预备器械	倒充填材料	成功率
Danin 等 (1996)	根管再治疗 vs. 根管外科手术	38颗牙	1年	前瞻性研究；随机临床试验	无				根管外科的成功率比根管再治疗的高
Jesslen 等 (1995)	材料（银汞合金 vs. 玻璃离子）	64位患者67颗牙	1~5年	前瞻性研究；随机临床试验	无			银汞合金 vs. 玻璃离子	总体1年成功率90%，5年成功率85%
Molven 等 (1991)	手术	224颗牙	1~8年	前瞻性研究	无	显微镜	牙科钻	银汞合金	76.6%
Molveneet 等 (1991)	手术	474颗牙	1年	前瞻性研究	无	显微镜	牙科钻	银汞合金	250颗牙成功
Rapp 等 (1991)	根尖切除	424颗牙	6个月	回顾性研究	无	无	牙科钻	银汞合金，IRM，Super EBA	总体成功率65%，68%(IRM)，70.8%(银汞合金)，65.4%(EBA)
Dorn and Gartner (1990)	材料	488颗牙	6个月~10年	回顾性研究	无	未注明	未注明	银汞合金，IRM，Super EBA	91%(IRM)，75%(银汞合金)，95%(EBA)

(八)显微根管外科手术的成果评价标准

与种植牙不同,根管外科治疗成功与失败的评价标准多年来没有太大改变。所有根管外科治疗的最终目的是体征和症状的完全消失。1956 年,Strindberg 提出根尖周围是否存在放射线透射影作为评价根管外科治疗成功与否的标准。根管外科手术预定愈合期结束时,如果影像学检查仍有根尖区放射线透射影,则应考虑治疗失败。虽然 Strindberg 发现有些根管外科手术病例直到术后 10 年才完全愈合,他仍然建议以术后 4 年为预定愈合期。对持续的根尖区放射线透射影病例进行根尖周组织活检,证实可能发生非炎性愈合(瘢痕愈合)(Penick,1961),并且在根尖周手术区域愈合过程中,很难确定一个大的根尖周透射影是瘢痕组织还是炎症组织(Andreasen 和 Rud,1972)。放射影像学上很难完成治愈/不愈病例的诊断,医生面对有根尖周透射影的无症状牙,可能需要更长的观察时间,并随时评估再治疗的总体获益/风险比。牙髓治疗临床成功的标准如下(Gutmann,1991)如下。

- 叩诊或触诊无压痛。
- 牙齿动度正常。
- 无鼻窦炎。
- 没有窦道或深牙周袋。
- 牙齿维持功能至少 2 年。
- 没有感染或肿胀的迹象。
- 邻牙对刺激反应正常。
- 没有软组织瘢痕或变色。
- 患者没有主观不适。

临床失败的标准如下。

- 持续的主观不适症状。
- 反复出现窦道或肿胀。
- 叩诊和(或)触诊不适。
- 无法修复的牙折。
- 牙齿松动或进行性牙周组织破坏。
- 牙齿无法行使咀嚼功能。

根尖区完全愈合的影像学标准如下。

- 正常的牙周膜宽度或略有增宽。
- 放射线透射影消失。
- 正常的牙槽骨硬骨板。
- 正常的骨小梁。
- 没有牙根及骨质吸收。

根尖区愈合期的影像学标准如下。

- 术后随访不足 4 年,根尖区放射线透射影的范围减小。

根尖区仍有病变(不愈合)的标准如下。

- 牙周膜腔增宽,骨硬板结构。
- 环形骨质稀疏区。
- 对称性漏斗形骨质稀疏区。
- 骨质稀疏区骨小梁减少。
- 牙根及骨质吸收。

为了提高准确性和可重复性,提出了根尖周放射影像评估的评分指标,1988 年 Orstavik 提出根尖周指数(periapical index,PAI),是 1967 年 Brynolf 提出根尖区影像学评分的简化版。PAI 是一种等级分类指数,范围从 1(健康)到 5(严重牙周炎伴加剧特征),将参考牙影像表现与已证实的组织学诊断结合,证实其有效性,采用下列方法判断分值。

- 找到与评估牙根尖区表现最为相似的参考牙放射影像,给予相应评分值。
- 如有疑问,给予较高的评分值。
- 对于多根牙,取单个牙根的最高评分值作为患牙的评分值。
- 所有牙齿必须评分。

牙髓病学文献中使用索引来提供一种严格的、无偏见的方法,用以评估愈合或疾病的放射影像学证据。牙髓病学文献中不断涌现新的索引,以克服旧索引的局限性。最近提出的基于锥形束计算机断层扫描的指标,将根尖骨皮质扩张和破坏加入计分系统(Estrela 等,2008)。

(九)外科疗效评估研究的牙髓病学文献

基于疗效评估研究做出治疗决策的问题在于,牙髓学文献中许多研究属于较低级别的循证医学研究（队列研究和病例序列报告），大多数作为牙髓病学系统评价对象的文献，所采用的材料与方法受到该论文撰写时代的局限性影响，并没有反映出牙髓病学的进步。理想的研究是进行随机临床试验，其中一半患者接受传统牙髓治疗手术，另一半患者接受现代牙髓显微治疗手术，这样的研究将提供强有力的证据，证明技术和材料的变化如何影响成功率，但这又存在伦理道德问题。治疗决策应基于最佳证据，并仔细了解目前文献的局限性，表 17-4 总结了部分疗效评估研究。

根管外科相关文献表明，随着根管技术和材料的改进，治疗成功率得以提高，如前所述，未使用手术显微镜、采用牙科钻进行根管倒预备、应用生物相容性较差的倒充填材料（例如银汞合金）的病例，其根管外科手术成功率显著低于使用手术显微镜、超声器械和生物相容性倒充填材料如 MTA 的病例。

（十）再手术疗效评估研究的牙髓病学文献

判定有持续影像学证据的患牙治疗失败时要谨慎，因为根尖区放射影像透射影完全消失可能需要长达 10 年的时间（Strindberg，1956）。Reit 等建议术后每年定期随访，至少随访 4 年，尤其是诊断不明确的病例（Reit，1987）。研究表明，非手术根管治疗的最终结果也可能是瘢痕愈合（Penick，1961）。Andreasen 和 Rud 认为根管外科术后愈合期内，根尖区大范围放射线透射影很难确定是瘢痕组织还是炎症组织（Andreasen 和 Rud，1972）。根管外科治疗失败的原因很多，例如所采用充填材料、充填技术和冠方渗漏，与MTA 和 Super EBA 相比，银汞合金倒充填材料的渗漏率很高（Testori 等，1999；Chong等，2009）。对采用陡峭斜行根尖切除、并用牙科钻倒预备的病例，可以通过现代显微根管外科手术改善治疗效果（图 17-11），有研究关注根管外科预后和再手术，Peterson 等

发现再手术成功率为 62.4%，且不确定病例随时间减少（Peterson 和 Gutmann，2001），Gagliani 等比较再手术与单次手术，5 年成功率分别为 59% 和 78%（Gagliani 等，2005），Taschieri 等发现使用手术显微镜和显微器械进行再手术的成功率为 77%（Taschieri 等，2007），Saunders 等也比较了手术和再手术成功率，前者为 88.8%，而后者为 74.5%。

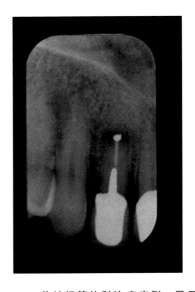

图 17-11　传统根管外科治疗病例。显示陡峭的根端斜面，银汞合金倒充填长度不足，根尖组织残留。可通过现代显微根管外科手术和倒充填材料给予改善，但是因冠根比不佳选择拔除

三、根管外科与种植文献回顾

（一）概述

当前大多数比较根管外科与种植治疗的系统评价，集中于非手术根管治疗与种植体支持单冠，缺乏关于根管再治疗、根管外科手术与再手术，以及种植体支持单冠的比较；另

一方面,种植体支持的固定桥、种植体支持的覆盖义齿、其他复杂的种植体支持的修复体也没有系统评价。对这些治疗方式的结果进行系统回顾是很必要的,但尚无文献报道。一篇有关种植治疗和非手术根管治疗的文献综述显示出有趣的发现。比较两种治疗费用,种植修复比根管治疗修复高出 70%～400%(Moiseiwitsch 和 Caplan,2001),这项研究尚未将其他种植相关手术,如上颌窦底提升和骨移植等,列入考量范围。牙种植所需的后续干预是根管治疗修复牙的 5 倍(Doyle 等,2007),调查治疗后满意度,只有80% 患者对种植修复满意或非常满意(Gibbard 和 Zarb,2002),而高达 97% 的根管治疗患者对治疗后的生活质量满意。值得注意的是,患者前期接受两种疗法的经历可能极大影响他们的后期决定(Dugas 等,2002)。现在,美学考量已成为种植的成功标准之一,种植修复的美学失败多于机械问题,尤其是前牙种植修复(Goodacre 等,2003),与对侧天然牙相比,种植体植入后龈乳头退缩的美学问题发生率为 5%～20%(Chang 等,1999)。

(二)选择种植还是根管外科治疗的问题

与种植牙不同,牙髓治疗旨在治愈现有疾病,牙髓病研究既要评测现有疾病的治愈率,也要评测新疾病的发生率,而牙种植研究只评测疾病存在/发展这单个因素,所以两种治疗的环境因素没有可比性,牙髓治疗处理的是更具挑战性的疾病状态。

为了回答哪种治疗效果更好的问题,骨结合学院在 2006 年牙种植学科现状研讨会上,委托 Iqbal 和 Kim 系统审查单个种植牙与牙髓治疗修复牙的存留率,做临床比对研究,以下讨论他们的结论。

1. 成功 vs. 存留　在牙种植学文献中,许多研究没有将种植成功的严格标准作为常规,而是使用自己的成功标准,通常将种植体存留率称为成功率。在牙髓病学文献中,根管预后研究则采用了基于临床和放射影像学检查结果的严格标准。存留的定义应与成功不同,是指通过特定干预措施使牙或种植体得以保留(Iqbal 和 Kim,2008),相较于严格评估和报告的牙髓治疗成功率,采用存留率评估会夸大种植牙的整体成功率。为了对两种治疗方法进行可信的比较,关键是要采用相同的疗效评判标准,由于成功的含义有一定差异,使用存留率比较所导致的偏差比较小,但同时比较的信息量也减少。种植文献中使用寿命表分析表达种植体在一段时间内的保留情况,也是对预期结果的一种评测分析,但是,寿命表分析可能会产生误导,因为随诊失访患者纳入分析的同时又被排除于分析内容。以上两种方法都有扭曲评估临床治疗效果的风险(Iqbal 和 Kim,2008)。

2. 谁在给患者治疗　从历史上看,种植体是由专科医生植入的,而许多牙髓病研究中患者的牙髓治疗是由口腔医学生完成的。回顾 13 047 篇研究论文,对其中 147篇关于牙髓病学、修复学和牙种植学的论文进行系统分析,没有全科牙医或医学生植入种植体的报道,而 63% 的牙髓治疗是由全科牙医或医学生完成的(Torabinejad 等,2007)。评价现代牙髓治疗结果时应该考虑到这一点,显微根管外科手术几乎完全由牙髓病专科医生完成,牙髓病专科医生使用手术显微镜的比例从 1999 年的 52% 增加到2007 年的 90%(Kersten 等,2008),对根管外科治疗效果有积极影响。尚无文献报道手术显微镜的应用在口腔外科医生、牙周科医生和全科牙医中形成趋势,口腔医学生使用显微镜实施根管外科手术的比例也很低。形成对照的是,种植体通常由种植专科医生植入,学生仅被允许参与修复过程,随着牙种植学发展,种植手术方法变得更容易实施,全科牙医也开始植入种植体和完成修复(图 17-12),但可能会对种植整体成功率有影响,因为最近的研究表明,种植成功关键取决于术者经验。

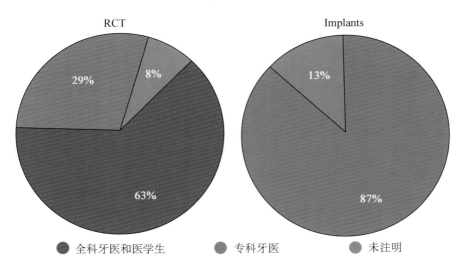

图 17-12　根管治疗(RCT)(左)和牙种植体由全科牙医和医学生、专科牙医或未注明治疗实施者完成的百分比(右)(数据来自 Torabinejad 等,2007)

3. 病例筛选　适当的病例选择对任何牙科治疗的成功率都起着重要作用,在牙种植研究中,病例选择通常要遵守严格的纳入/排除标准,大多数病例是根据诸如患者总体健康状况、患者是否吸烟或其他不良习惯、牙槽骨类型等有利条件选择的;在牙髓病学文献中,通常没有纳入/排除标准,如果患者只要适合进行牙科治疗,就可以进行牙髓手术,牙髓病治疗的排除标准通常是为了消除治疗变量而不是改善治疗效果,多数牙髓治疗旨在治疗现有疾病,而基于修复目的(如超覆𬌗)或外伤进行的牙髓治疗就被系统文献回顾排除了。

4. 出版偏倚　只有 13％牙种植研究文献中采用第三者评估,而在牙髓病学文献中这一比例是 88％(Torabinejad 等,2007)。对种植文献的系统审查证实存在出版偏倚,调查人员建议不要基于有限的研究病例决定治疗方案(Moradi 等,2006),针对特定品牌种植体的病例研究文献容易出现偏倚,而牙髓治疗方法和材料基本是统一的(Brocard 等,2000;Iqbal 和 Kim,2007)。

5. 进展　如前所述,Iqbal 和 Kim 及

Torabinejad 和其同事的回顾,均使用前几十年的资料进行系统评价,反映的是当时流行的治疗方法。

6. 随访期　对 13 项研究中 23 000 颗根管治疗牙和 56 项研究中 12 000 颗牙种植体的系统评价显示,根管治疗牙的平均随访期为 7.8 年,而牙种植体的平均随访期为 5 年(Torabinejad 等,2007)。对牙种植体的长期研究数量较少,涉及患者人数较少,并且有失访偏倚,涉及大量病例的几项研究表明,种植牙短期效果极佳,但长期效果尚不确定。相反,牙髓治疗的效果不仅在短期内是极好的,还随着时间推移有进一步改善趋势。例如一项研究中,将根尖稀疏区减少归类为不确定结果,延长随访时间后,该牙髓病学治疗成功率得到提高,因为其中一些结果不确定的病例最终改善为成功病例(Molven 等,2002)。另一方面,将存留率作为成功率评估的牙种植研究,则可能显示出相反的趋势,因为在更长的随访期内,最终将会失去一些存留但有病理表现的种植体(Iqbal 和 Kim,2008)。

7. 牙冠修复体的作用　许多医生认为,

如果没有良好的冠修复,根管治疗是不完整的,没有完成冠修复的牙髓治疗牙更容易发生冠方渗漏和折裂。在牙髓学文献中,只有13 篇论文在报道根管治疗疗效时,明确完成了正确的冠修复,而其余文献则未阐明冠修复情况(Iqbal 和 Kim,2007)。对 1010 颗完成永久冠修复的牙髓治疗牙进行影像学评估发现,对于存在根尖周炎的患者,冠修复的质量比牙髓治疗的质量更为重要(Ray 和 Trope,1995)。根据几项细菌和内毒素渗漏研究,完成根管治疗的牙暴露在冠方渗漏环境中超过 3 周时,就必须予以根管再治疗(Ray 和 Trope,1995;Alves 等,1998;Khayat 和 Jahanbin,2005)。研究表明,与完成正确修复的牙相比,没有完善冠修复的牙最终被拔除的概率要高 4 倍(Lazarski 等,2001)。

8. 牙髓病学和牙种植学文献的独立比较　最近对 13 047 项研究(包括种植体支持义齿、固定桥和根管治疗牙)进行的审查发现,直接比较治疗方法的论文极为罕见,分析

其中 143 项研究表明,种植体支持单冠的成功率高于根管治疗牙,但成功标准差异很大;对牙髓病学和牙种植学文献的系统评价显示,两种治疗方式的存留率之间没有随时间变化的差异(图 17-13);牙周健康的牙出现牙髓和(或)根尖周病变时,根管治疗后牙存留率(97%)等于拔牙并种植修复的存留率(Torabinejad 等,2007);对牙和种植体的寿命表研究表明,牙周健康的牙具有很高的寿命值,99.5% 可达 50 年;牙周受损但合理治疗和维护的牙,存留率仍然很高,达 92%~93%;牙髓治疗的牙显示了很高的成功率。牙种植体 10 年后的存留率介于 82%~94% 之间。牙的寿命在很大程度上取决于根管或根尖周区域的牙周健康状况和重建程度,十年期牙种植体寿命不及受损后但成功治疗的天然牙(Holm-Pedersen 等,2007)。其他研究表明,承担功能的种植体需要更多的术后维护,而且随着时间的推移,其植入失败的可能性比采用牙髓治疗的牙要早(Doyle 等,

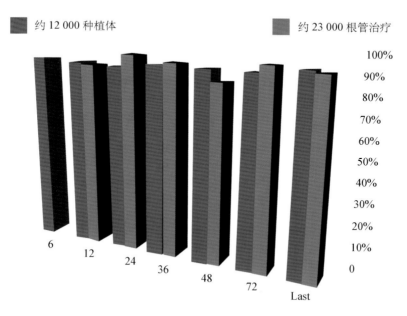

图 17-13　通过 meta 分析比较修复后的牙髓治疗牙和种植体支持单冠的存留率。随着时间的推移,两种治疗方式的存留率之间没有差异

2006；Hannahan 和 Eleazer，2008）。对牙种植和根管外科治疗的独立研究表明，两种治疗方式的成功率相似，随时间推移，两种治疗疗效都得到了改善，独立成功率也得到了改善，但这些研究为队列研究和病例序列研究，循证医学价值较低。我们应该记住，现代牙种植作为一种治疗选择，不应与根管外科治疗相提并论，尤其是现代显微根管外科。

（三）治疗方案决定

制定治疗计划时，考虑通过根管治疗保留牙，还是用种植体支持的单冠代替（Torabinejad 等，2007），Iqbal 和 Kim 指出，最终决定是基于手术疗效以外的因素，因为两种治疗均具有很高的成功率（Iqbal 和 Kim，2007）。要制定合理的治疗计划，就必须了解可治疗与不可治疗的关键区别，通常，这种区别在文献中不会被提及。必须为每个对象给出统一、客观和精确的定义，以便做出适当的治疗决策。最近，Iqbal 和 Kim（2008）提出了以下定义。

牙受损：牙的临床综合表现复杂，导致牙的正常功能受损，需要去除患病的组织，理想目标是恢复去除的组织，治疗策略包括安置修复体和各种牙髓治疗。

终末牙：牙的病理状态或结构缺陷无法通过根管治疗、再治疗等重建治疗成功修复，持续出现病理变化和临床功能障碍，治疗策略是拔牙，通过固定或可摘修复体、或种植体支持的修复体进行功能修复。

四、小结

有一个通俗比喻，将各种牙髓治疗程序与牙种植体进行比较，就像将苹果与橙子进行比较，这两种治疗方法都有各自的适应证和局限性。最好将牙种植体视为缺失牙的替代品，而不是现有牙的替代品。对终末牙进行牙髓治疗是不道德的，拔除可修复的牙并用牙种植体替代也是不道德的。医生不能因观念陈旧，认为根管治疗成功率低，就拔除需要根管治疗的牙。牙周健康的牙出现根管和根尖周病变，在制定治疗计划时应优先考虑牙髓治疗；已决定要拔除的牙，治疗计划中应优先考虑牙种植。任何一种治疗方式成功的最重要因素是病例选择。

第六部分

种植修复

第 18 章

每个种植外科医生需要了解的种植牙修复知识

一、概述

种植牙是缺失牙修复的可靠手段，种植体充当人造牙根，支持并固位人造牙冠；因此，牙种植学是包含修复前外科程序的口腔修复学分支。为了满足患者对美学、语音和咀嚼功能的期望，种植团队由修复医生、外科医生和牙科技工组成，必须协同工作，每个团队成员应清楚了解自己的角色。

患者要求种植牙，是因为他们需要人造牙代替缺失牙行使功能和美观，因此，种植治疗计划应从制作人造牙的修复科医生开始，此外，团队中的所有成员都应对整个治疗过程有一个总体了解，包括治疗计划、手术程序、临床义齿修复程序、技工室工作程序和后期维护。本章节回顾了每个种植外科医生必须了解的有关种植体支持的修复技术知识。

二、美学区单颗种植牙

用种植体支持的牙冠代替单个缺牙的常规方法包括：手术植入种植体，软组织瓣覆盖种植体，骨结合愈合后手术显露种植体，安置愈合基台，愈合基台周围软组织充分愈合后，取印模，安装修复基台，然后完成最终牙冠制作并在口内安装。这种方法在美学考量不很重要的部位，可以提供了令人满意的缺牙修复结果。然而，在美学区进行牙种植时，更复杂的方法可能会显著改善美学效果（Wöhrle，1998；DeRouck 等，2009）。

上颌前牙区和上颌前磨牙区的人工牙冠可以认为是在美学区，人工牙冠和软组织的良好轮廓对于修复的成功至关重要。此外，种植体植入的位置和角度也会影响最终结果。

（一）软组织轮廓

在美学区修复缺牙时，必须存在足够厚度的软组织，以确保软组织轮廓成形，模拟天然牙龈组织形态。图 18-1 演示一名上颌左侧中切牙缺失的患者，该患者当时佩戴丙烯酸树脂可摘局部临时义齿（RPD），为促进局部软组织成形，以接受种植修复，将 RPD 的桥体底部修改为卵圆形样式，压迫局部软组织呈卵圆形凹陷，开始形成模拟牙龈边缘和牙间乳头

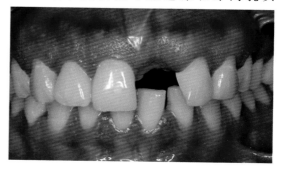

图 18-1　患者左上颌中切牙缺失。缺牙部位有足够的软组织。在植入种植体之前，用可摘义齿对软组织进行塑形

（Koutrach 和 Nimmo，2010；图 18-2、图 18-3）。

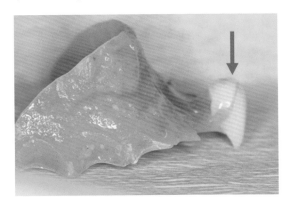

图 18-2 通过添加牙白色丙烯酸树脂对可摘局部义齿（RPD）进行修改，形成卵圆形凸起的桥体组织面形态（箭）

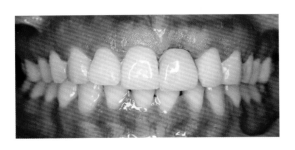

图 18-3 佩戴局部可摘义齿 RPD

制备手术导板，导板复制了 RPD 上中切牙的位置，并相应规划了种植体植入的位置和角度。采用不翻瓣种植手术，临时牙冠即刻修复。种植体植入最终扭矩超过 35 N·cm 时，通常表明种植体初期稳定性良好，建议即刻临时修复，而文献中的建议范围为：最低至 30 N·cm（Drago 和 Lazzara，2006；Ostman，Hell 和 Sennerby，2008），最高至 40～45 N·cm（Hui 等，2001；Nkenke 和 Fenner，2006）。临时牙冠在最大牙尖交错𬌗、前伸𬌗和任何侧方𬌗位置都必须没有咬合接触（Nkenke 和 Fenner，2006）。临时牙冠首选螺钉固位，以避免粘接固位时多余的粘接剂在手术伤口内的残留。图 18-4 至图 18-9 展示

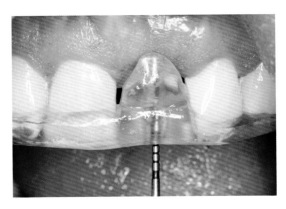

图 18-4 不翻瓣种植外科手术程序。使用种植外科导板辅助先锋钻确定种植位点和角度

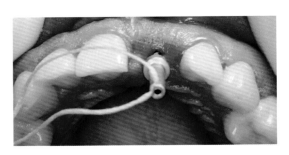

图 18-5 插入种植体方向指示杆的俯视图。显示种植窝洞初始预备的理想位置和角度，以及由局部可摘义齿卵圆形桥体塑造的软组织凹陷轮廓

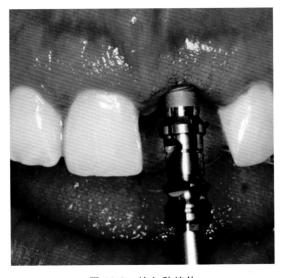

图 18-6 植入种植体

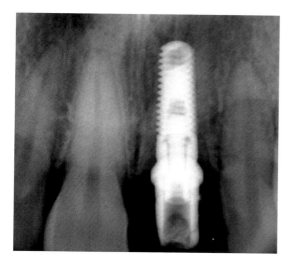

图 18-7　X 线片显示了种植体的理想位置

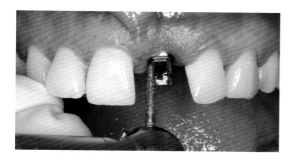

图 18-8　种植体携带体被截短,然后在技工室内重新成型,用作临时牙冠的临时基台,使用牙科高速手机、金刚砂车针在口内最终调磨临时基台的轮廓

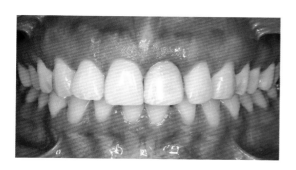

图 18-9　佩戴种植体支持的临时牙冠 8 周后,牙冠周围的软组织轮廓

了种植外科手术和临时修复过程。

（二）制作和安装最终牙冠

种植体形成骨结合后,去除临时冠,放置取模柱,取最终印模。为了将临时冠塑造的软组织轮廓转移至石膏模型上,将流动复合树脂注入牙龈组织和取模柱之间的空隙（图 18-10）。印模制取后,将种植体替代体与印模内的取模柱连接到一起（图 18-11）。

灌制工作模型,其中缺牙区牙龈由硅胶灌制（图 18-12）。制作最终牙冠的蜡型,完成塑型（图 18-13）,然后切削修整蜡型制作个性化基台的蜡型（图 18-14）,铸造个性化基台（图 18-15）,制作交付永久冠（图 18-16）。

三、牙列缺损患者多颗种植体支持的固定冠（桥）修复

当有多个种植体支持的牙冠连接在一起时,只有不多的解剖标志可以指导技工人员制作个性化基台。为此,石膏工作模型灌制完成后（图 18-17）,对种植体支持的最终牙冠制作诊断蜡型,诊断蜡型翻制石膏模型,然后制作透明的真空成型塑料模板（图 18-18）。透明的塑料模板用于帮助技工人员切削修整个性化基台轮廓（图 18-19）。

个性化基台铸造后要切削修整,以形成永久冠的共同就位道（图 18-20）。多个个性化基台必须有共同的就位路径,因为修复牙冠通常连接在一起以确保生物力学性能良好;为连冠制作铸造基底,验证就位道调整是否合适（图 18-21）。使用扭矩扳手在 30～35 N·cm 的扭矩下将个性化基台固定于种植体上,粘接固定永久修复冠（图 18-22）。

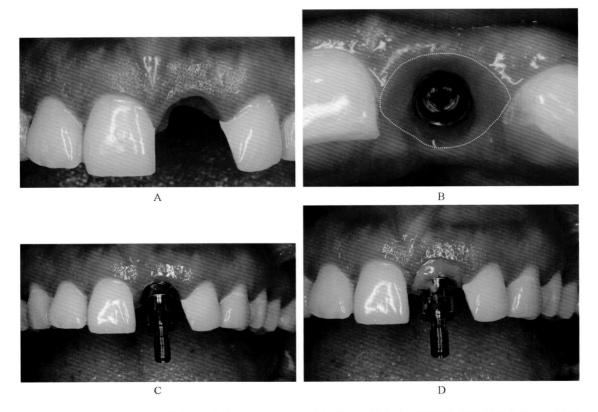

图 18-10 A. 去除临时冠后的软组织轮廓(8 周后)。B. 穿龈软组织轮廓咬合面视图,显示其经典的三角形形状。C. 种植体取模柱就位,显示取模柱和软组织之间的空隙。D. 为了防止软组织在印模制取过程中塌陷,在取模柱和软组织之间空隙内填充流动复合树脂

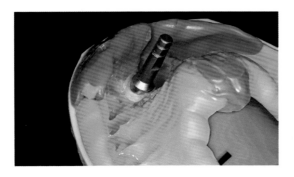

图 18-11 取模柱连接种植体替代体后的精确印模。显示取模柱上的流动复合树脂保存了临时牙冠塑造的穿龈轮廓

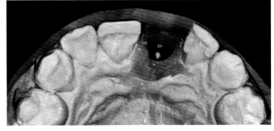

图 18-12 工作模型。显示软组织的硅胶仿制品,保留了临时牙冠形成的穿龈轮廓

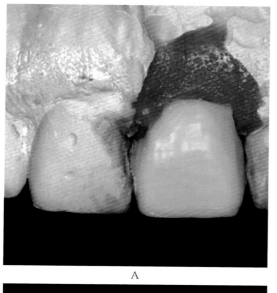

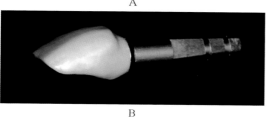

图 18-13　A. 最终冠蜡型完成塑形。B. 穿龈轮廓

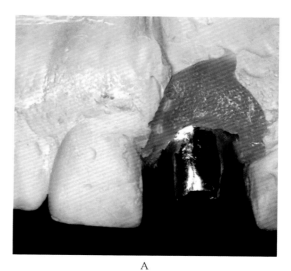

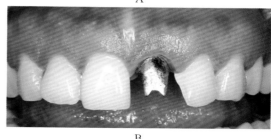

图 18-15　个性化铸造金基台：A. 石膏模型上；B. 口内

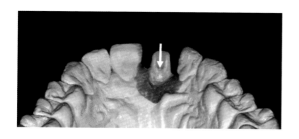

图 18-14　蜡型切削修整制作个性化基台，保留了临时冠塑造的穿龈轮廓。显示基台螺钉通道开口的位置理想（位于牙冠舌隆突；箭），说明种植外科手术导板确保了种植体植入正确位置

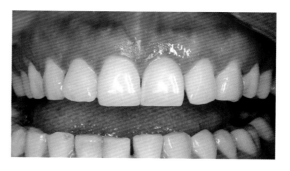

图 18-16　最终永久冠修复。显示牙冠周围理想的软组织轮廓，与对侧天然中切牙的轮廓相似

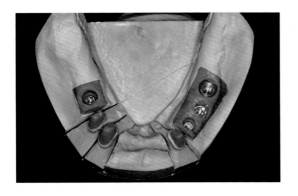

图 18-17　用于种植体支持义齿和常规修复义齿的工作模型，左侧下颌第一磨牙和前磨牙采用种植体支持联冠修复；右下颌第一磨牙采用种植体支持单冠修复

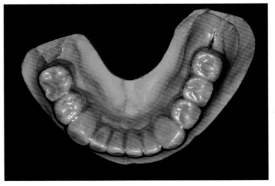

图 18-18　制作透明真空成形塑料模板

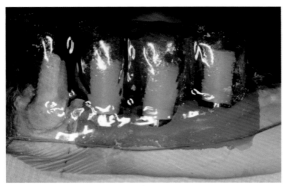

A

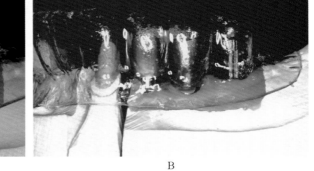

B

图 18-19　A. 借助透明的塑料模板，可以切削修整 UCLA 型基台。B. 个性化基台的蜡型

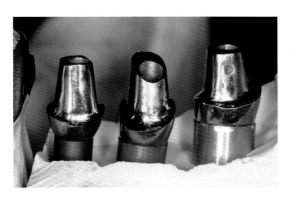

图 18-20　个性化基台。显示由于种植体植入位置理想，基台螺钉通道开口位于基台的咬合面

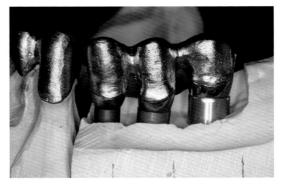

图 18-21　在个性化基台上试戴联冠的铸造基底

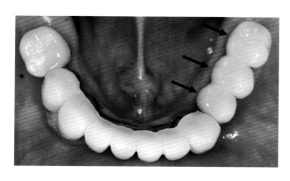

图 18-22　种植支持的永久修复联冠,口内咬合面视图

四、螺钉固位 vs. 粘接固位

最早的 Brånemark 设计的种植体支持固定式全口义齿使用螺钉固位,Zarb 和 Schmitt(1991)在设计义齿时继续采用该方案,由于这些修复体及其支持种植体的临床结果最初并不确定,因此出于谨慎考虑,采用允许义齿可拆卸取出的固定方法,即用螺钉固位。随着骨结合种植体用于部分缺牙修复的患者,最初也采用螺钉固位方案,但是很快发现,螺钉通道开口可能位于非常不方便的位置,常会影响美观性或咬合接触(Hebel 和 Gajjar,1997)。

牙医开始使用预成基台和个性化基台并在其上粘接固位常规牙冠和固定桥(FPD),但结果不尽相同。牙冠下方的基台固位螺钉松动始终是一个麻烦,为了重新拧紧基台固位螺钉,通常需要破坏粘接固位的牙冠以暴露螺钉通道。

随着对螺钉固位力学特性的专业知识发展与研究理解深入,以及螺钉及其连接部位设计制造的改进,螺钉松动就比较少见了。螺钉拧紧后,螺钉头端会向螺纹施加夹紧力,将基台牢固在种植体平台上。这种夹紧力称为预紧力。预紧力与施加在螺钉上的扭矩大小有关,但是术语"预紧力"与术语"扭矩"的

含义并不相同(Lang 等,2003)。最初是用手拧紧螺钉,但是产生的预紧力不足,因而专门设计了扭力扳手,使医生可以对基台螺钉施加最佳扭矩,该扭矩远远超过了手动产生的扭矩(图 18-23)。最佳扭矩可以确保在不超出螺钉抗拉强度的前提下,充分和适当地控制预紧力,如果扭矩超过螺钉的抗拉强度,将导致其在种植体内部断裂。

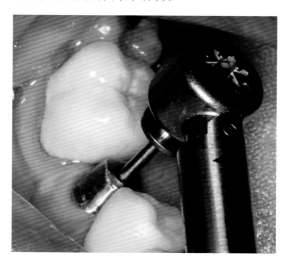

图 18-23　用扭矩扳手拧紧基台螺钉

螺钉拧紧后,可能还会失去一些预紧力。这是因为所有表面都具有微粗糙度,所以在拧紧螺钉时,其螺纹表面与种植体内螺纹表面(配合螺纹表面),以及螺钉头部与基台表面仅有微粗糙表面上的高点接触,缺乏精确的均匀接触。随着时间推移,这些高点会发生形变及由于微运动引起磨损,会在螺纹接头上产生沉降效果,结果是减小了预紧力,该过程称为嵌入松弛(Aboyoussef,Weiner 和 Ehrenberg,2000)。

螺钉拧紧后几乎马上可以观察到嵌入松弛的初始过程(一些预紧力的损失)(Cantwell 和 Hobkirk,2004)。如果医生使用扭矩扳手将螺钉拧紧至精确的扭矩测量值,然后 10 分钟后将螺钉重新拧紧至相同的扭矩值,通常可以进一步旋入螺钉。在此短时间内,

螺纹嵌合表面上的接触高点略有松弛,螺钉有轻微沉降,预紧力有所丧失;在更长的时间后,口腔功能还会使预紧力进一步损失。

制造商已开发出自润滑螺钉,在相同扭矩作用力下,自润滑螺钉可以比无润滑螺钉更深的嵌入种植体内螺纹中,从而产生更高的预紧力或夹紧力(Park 等,2010)。

对基台与种植连接的理解也得到了改善。最初的 Brånemark 型种植体在其平台上有高度为 0.7mm 的六角形,在外科医生将种植体旋入骨内时,该六角形设计用于防止外科植入携带体旋转,植入完成后,此六角形用于为种植体基台提供机械防旋转功能,但这个功能并不是专门设计的。通过机械连接设计改进,提供更确定的防旋转效果,可以减少螺纹连接上的应力。内部连接已成功研制,其向种植体内部深处延伸,旨在通过提高连接的抗旋转稳定性来减少螺钉松动可能性。然而,内部联系并不是万能的,如果修复体机械过载,最终将导致某些故障,使用内部连接时,由于机械过载,种植体内部连接本身可能会变形(Balfour 和 O'Brien,1995)

随着机械技术的进步,螺钉松动尽管没有完全消除,但也不再是一个问题。大多数医生在种植体支持的固定桥修复中放弃了螺钉固位,而采用粘接固位的方式。

五、咬合和生物力学

(一)种植体支持的固定义齿修复

在咀嚼过程中,天然牙牙周膜内的机械感受器引导下颌运动的三维轨迹。患者的前牙阻止后牙在前伸位接触(前牙引导),咀嚼行程将受到前牙触觉和触觉记忆的引导,下颌前牙经过上颌前牙且不接触,直到咀嚼行程最后一毫米,上下颌前牙才有滑动接触,但这种滑动接触与最大牙尖交错位的接触相比,时间短而且量级低(Gibbs 和 Lundeen,1982)。

骨结合种植体缺少牙周膜,因此对咬合接触所产生的感觉与天然牙所产生的感觉完全不同。据报道,种植体支持修复体的被动触觉阈值比正常天然牙高出 50 倍,也就是说,在患者感觉到力之前,种植体支持的修复体所承受的力要比指向天然牙的力大 50 倍(Jacobs 和 van Steenberghe,1993)。这种明显的感觉差异表明,患者可能容易在没有意识的情况下使种植体支持的修复体超负荷。

理解种植体支持的人工咬合的生物力学特点对种植团队的所有成员都至关重要,种植体植入位置不当会导致机械过载,咬合干扰也可能导致生物力学过载。机械负荷过载会导致种植体、修复体、种植体-基台连接或骨界面出现问题,问题可能包括慢性螺钉松动、螺钉断裂(图 18-24)、种植体断裂或骨结合丧失(Miyata 等,2000)。Eckert 等(2000)关于种植体断裂的回顾性研究中报道,大多数种植体出现螺钉松动早于种植体断裂,表明螺钉松动可能是生物力学过载的第一个迹象,最终导致更严重的并发症。

种植体支持方式也将影响生物力学。与直径为 3.75mm 的种植体相比,直径为 5mm 的种植体支持的下颌单颗磨牙可减少约 50% 的基台应变和牙冠微动(Soeng,Korioth 和 Hodges 2000;Geramy 和 Morgano,2004)。人工牙冠的微动是种植修复的重要考虑因素,据报道,种植体支持牙冠的微动会产生各种临床问题,包括软组织并发症(Dixon 等,1995)、骨质丧失(Hermann 等,2001)、螺钉断裂和松动等机械问题(Gratton,Aquilino 和 Stanford,2001)。确保良好的种植体植入位置、角度和分布,可以确保良好的生物力学,也可以通过种植连冠修复方式来改善生物力学(Guichet,Yoshinobu 和 Caputo,2002)。

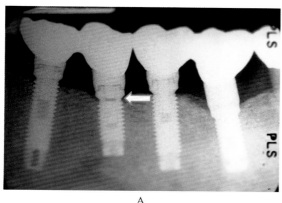
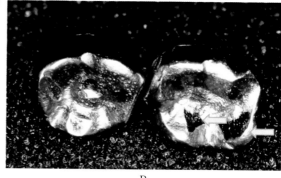

图 18-24 A. 在 X 线片上可看见螺钉断裂（箭）。B. 显示牙冠上有明显的咬合干扰痕迹（箭）

（二）种植体支持的覆盖义齿

对于种植体支持的覆盖义齿,咬合和生物力学也是重要的考虑因素。与传统全口义齿相比,种植体支持的覆盖义齿固位力及稳定性增强,可让患者更好地行使咀嚼功能,并改善神经肌肉活动（Heckmann 等,2009）,固位力和稳定性的提高使义齿承担了更大的咬合力（Rismanchian 等,2009）。对于医生来说,控制这种增大的咬合力所产生的应力就非常重要。

使用牙尖锐利突出的人工牙可以减少穿透食物所需的咬合力,能够改善咀嚼性能,从而减少导向种植体和牙槽嵴的力（图 18-25）（Ohguri 等,1999）。由于咀嚼运动包含侧方、前伸和后退三维方向的运动,因此,将全口义齿的人造牙排列成平衡咬合,即,允许牙在各咀嚼位置都能同时接触,可以增强义齿的稳定性,将咬合力均匀分配给牙槽嵴和种植体,增加患者的舒适度（图 18-26；Ohguri 等,1999；Khamis,Zaki 和 Rudy,1988；Sutton 和 McCord,2007）。

改良形式的平衡咬合将人工牙排列为跨牙弓平衡,而不是跨牙平衡（图 18-27）,术语"舌侧集中殆"被用来描述这种全口义齿的人造咬合关系（Pound,1970）,得到广泛认同,并且被提倡用于种植体支持的活动义齿修复。临床和体外研究表明,平衡的舌状咬合可以像传统的平衡咬合一样有效控制压力和增强咀嚼功能（Ohguri 等,1999；Khamis,Zaki 和 Rudy,1988；Sutton 和 McCord,2007）。

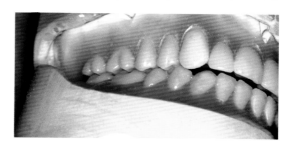

图 18-25 牙尖尖锐突出的人工牙减少了咬穿食物所需的咬合力（全口义齿蜡型）,咬合力的减小有利于种植体生物力学的改善和应力控制

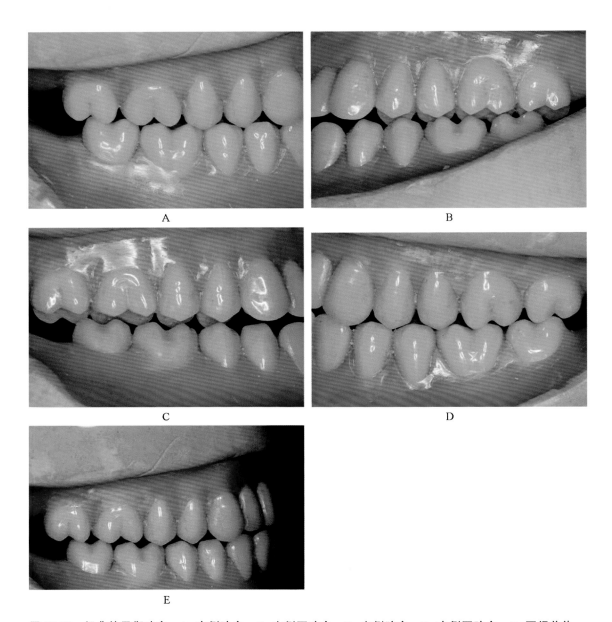

图 18-26　经典的平衡咬合。A. 右侧咬合。B. 左侧不咬合。C. 左侧咬合。D. 右侧不咬合。E. 下颌前伸

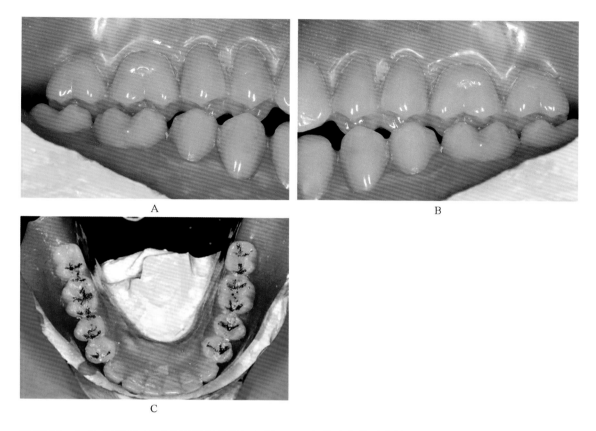

A

B

C

图 18-27　A,B. 舌侧集中殆(全口义齿蜡型),与图 18-25 中的咬合排列比较。C. 临床观察最终义齿和最终咬合平衡,显示上颌牙腭侧尖在咀嚼运动中所经过的路径

六、覆盖义齿和螺钉固位全口义齿的选择

(一)患者评估

应仔细评估选择覆盖义齿修复或螺钉固位的固定全口义齿修复,以确保可靠的结果。治疗计划从负责全口义齿制作的修复科医生开始,种植体支持的这两种全口义齿临床程序相似,因此,本节将同时讨论这些过程。

在计划选择修复体类型时,修复科医生必须确保种植体部件和修复体部件都有足够的空间。类似于传统全口义齿所使用的技术,空间评估是通过制作全口义齿蜡型来完成的。对全口义齿蜡型进行美学、语音和咬合垂直距离评估后,用新的正中关系记录验证颌位关系,新的记录必须与殆架颌位关系一致。

确定人造牙排列正确后,技工人员就可以对人造牙的咬合面和切缘位置进行压模记录,然后从蜡型上取出人造牙,放入压模中,并用粘性蜡粘接。现在可以评估人造牙的盖嵴部分与剩余牙槽嵴顶的关系,以确保有足够的空间。在制作覆盖义齿连接杆或螺钉固位全口义齿固定支架的过程中,技工人员也会使用一个类似的压模记录,用来确定连接杆或支架设计与人造牙位置的处于正确关系(图 18-28)。

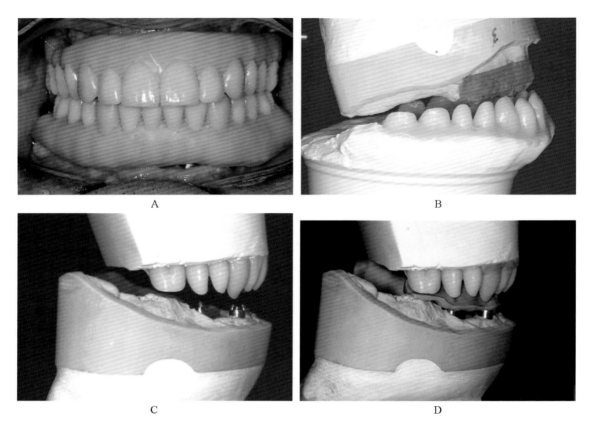

图 18-28　A. 患者的全口义齿蜡型,上颌为种植支持杆卡固位式覆盖义齿,下颌为种植支持螺钉固位的固定总义齿。B. 上颌牙记录位置,显示连接杆可用空间。C. 下颌牙记录位置,显示支架可用空间。D. 下颌支架样品及其与人工牙盖嵴部分的关系

(二)种植体植入

种植体支持的覆盖义齿设计有很多种选择。下颌最简单的设计是植入两颗种植体,伸出两个螺柱附件为义齿提供固位,种植体的最佳植入位置是尖牙舌隆突后方,精准的手术导板可以确保植入预期位置和避免植入偏差(图 18-29)。如果植入常规直径种植体并选择杆卡固位,则两个种植体中心之的距离应为 20mm,可以放置两个固位卡(图 18-30)。这个间距通常要求种植体植入尖牙舌隆突后方。如果设计植入四颗种植支持杆卡固位的下颌覆盖义齿,前牙区两颗种植体中心之间的距离应为 20mm,前牙区种植体与后牙区种植体中心之间的距离应为 13mm,以便在每侧两个种植体之间各放置一个固位卡。

对于上颌覆盖义齿,建议使用四个种植体,由于植入角度的问题,通常优先选择杆卡式固位,而不是单个螺杆附件固定(图 18-31)。两个前牙区种植体应植入尖牙舌隆突后方,两个后牙区种植体在上颌窦结构允许的情况下尽量向远中植入(图 18-32)。

如果选择螺钉固位的种植体支持全口义齿,种植体植入的位置很关键,要确保螺钉通道开口位于最终修复体中的最佳位置。手术导板可以辅助种植体的植入,在不损伤重要解剖结构的前提下,后牙区的两颗种植体应尽可能在远中位置植入。下牙槽神经在出颏

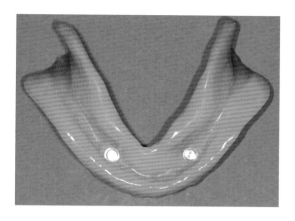

图 18-29　下颌覆盖义齿通过螺柱附件固位，种植体植入位置过于靠后。最佳位置应是紧贴尖牙舌隆突后方。使用种植外科手术导板能够避免此类错误

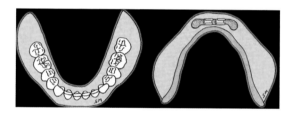

图 18-30　种植体支持的下颌覆盖义齿，由一根固位杆和两个固位卡共同固位。两颗常规直径种植体中心之间的距离应为 20mm

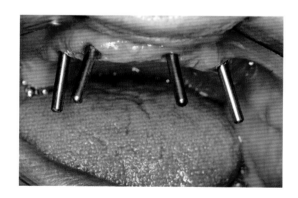

图 18-31　由于上颌牙槽突的形状，用于覆盖义齿的上颌种植体常呈发散方向，安置固位杆可以纠正这种方向差异

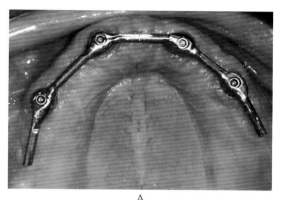

A

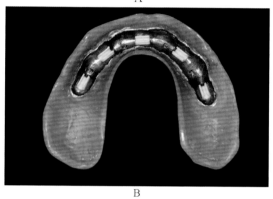

B

图 18-32　A. 上颌覆盖义齿的固位杆，显示固位杆悬臂超过最远端种植体，以支持咬合平台，后牙区种植体尽可能植入在上颌窦允许的最远端位置。B. U 型覆盖义齿组织凹面上的固位卡

孔之前常有一个约 2mm 的前襻，CBCT 扫描可以帮助定位颏神经前襻。下颌最后侧一颗种植体的远端表面应位于神经襻前 2mm。

七、作者的观点

　　任何种植支持修复体的最终结果都取决于治疗计划过程和团队合作方法。随着种植支持的修复技术引入，革命性的用种植体和螺钉固位下颌总义齿，提高了许多无牙患者的生活质量，这些修复方法的早期，不够重视美学效果，治疗计划也不那么重要，但如今，

患者对美观性、舒适性和功能性都寄予了很高的期望值，种植修复团队的所有成员必须清楚理解治疗过程中的所有步骤，包括治疗计划、手术植入（包括组织增量手术）、临床和技工室修复程序及后续维护。治疗计划必须从提供修复治疗的牙医开始，外科医生在没有听取修复科医生任何意见的情况下植入种植体已不再是可以接受的。本章简要概述了每个种植外科医生都必须了解的修复内容，不仅是种植体植入后要做什么，还有种植体植入前应做的工作。

参考文献

请扫二维码

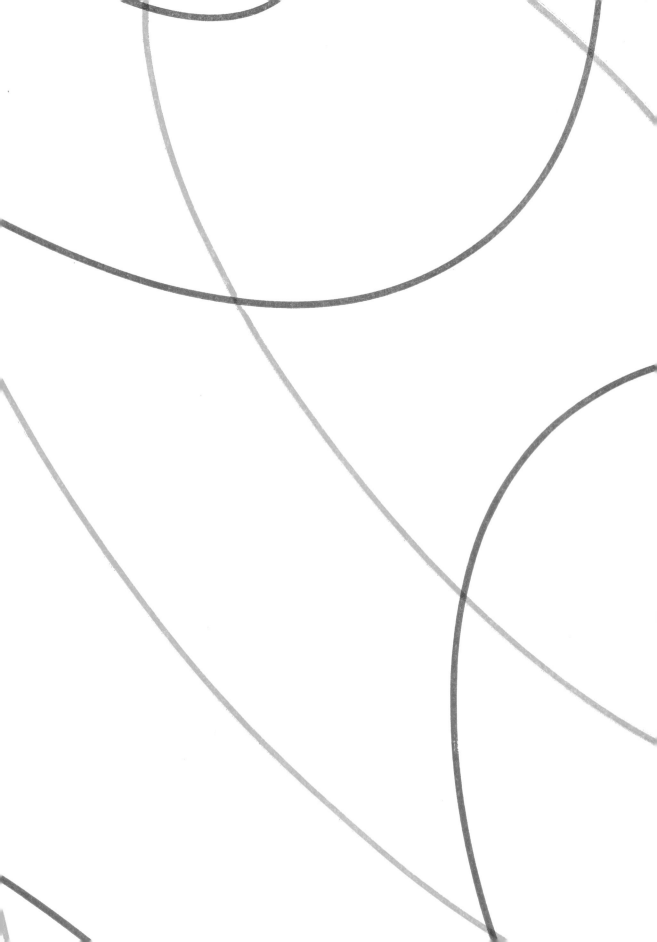